实用物理因素职业病学

主　审　王　生

副主审　严于兰

主　编　缪荣明　丁帮梅

副主编　何丽华　刘移民　匡兴亚

　　　　李智民　陈青松　余新天

编　委（按姓氏笔画排序）

王菁菁　代　浩　边寰锋　吉　洁　吕惠中

朱　旭　严茂胜　杨德一　吴　雪　吴艳艳

邱星元　邹剑明　张　程　张红兵　张素丽

张颖轶　陈　鸿　陈育全　林伟涛　林毓嫱

房中华　赵道昆　姚明莺　夏　倩　顾缨缨

钱桂亮　高　峰

人民卫生出版社

图书在版编目（CIP）数据

实用物理因素职业病学/缪荣明，丁帮梅主编.—北京：人民卫生出版社，2018

ISBN 978-7-117-26069-5

Ⅰ.①实⋯ Ⅱ.①缪⋯②丁⋯ Ⅲ.①物理因素-影响-职业病-防治 Ⅳ.①R135

中国版本图书馆 CIP 数据核字（2018）第 025143 号

| 人卫智网 | www.ipmph.com | 医学教育、学术、考试、健康，购书智慧智能综合服务平台 |
| 人卫官网 | www.pmph.com | 人卫官方资讯发布平台 |

实用物理因素职业病学

主　　编：缪荣明　丁帮梅
出版发行：人民卫生出版社（中继线 010-59780011）
地　　址：北京市朝阳区潘家园南里 19 号
邮　　编：100021
E - mail：pmph @ pmph.com
购书热线：010-59787592　010-59787584　010-65264830
印　　刷：北京铭成印刷有限公司
经　　销：新华书店
开　　本：710×1000　1/16　印张：13
字　　数：248 千字
版　　次：2018 年 4 月第 1 版　2018 年 4 月第 1 版第 1 次印刷
标准书号：ISBN 978-7-117-26069-5/R·26070
定　　价：46.00 元

打击盗版举报电话：010-59787491　E-mail：WQ @ pmph.com
（凡属印装质量问题请与本社市场营销中心联系退换）

序

物理因素是自然界一大类因素的总称。职业卫生学与职业医学主要关注存在于工作场所且对劳动者健康能够产生不良影响的物理因素。

职业卫生学形成于17世纪，前期主要研究化学因素（包括粉尘）的职业危害。进入20世纪，由于科学技术的快速发展，工作中（包括军事）接触物理因素的种类和强度不断增加，手传振动、电磁辐射、气象条件、噪声等危害先后引起科学工作者的重视并进行了大量研究，形成了具有明显特点的物理因素职业危害研究领域。

我国职业卫生学与职业医学的学科建立于20世纪50年代。在最早颁布的卫生标准和法定职业病名单中，均有物理因素及其所致职业病的内容。20世纪70年代我国开展了全国职业性噪声聋的调查，此后成立了全国性的"物理因素职业危害、劳动生理及工效学学组"，极大地推动了物理因素职业危害及其所致职业病的研究、临床和实践工作。20世纪80年代以后，陆续研制和颁发了主要物理因素职业接触限值、物理因素所致职业病诊断标准等，为保护劳动者健康、促进国民经济发展作出了重要贡献。近些年来，我国物理因素所致职业病的发病率呈上升趋势，发达国家中物理因素和工效学因素等所致疾病已经成为职业病或赔偿性疾病的主体，物理因素及其所致职业病在职业卫生与职业医学中所占比重越来越大。

随着科学发展、技术进步和人们对工作环境要求的提高，将有更多的物理因素引起人们的重视，如空气负离子、加速度，失重等，科学工作者应当及时加以研究。根据物理因素的特点，有条件的单位或个人可以开展物理因素适宜工作环境的研究，如合适温度、适宜照明等，创造良好的工作环境。

职业卫生学与职业医学旨在保护劳动者健康，直接关系到全民健康的伟大事业。为了适应我国学科发展和实际工作的需求，由国内职业病防治领域颇有建树的缪荣明主任医师和我国物理因素领域的知名专家、学者共同编写了《实用物理因素职业病学》。该书系统全面地介绍了目前主要物理因素的特点、致病机制、防护措施以及临床救护和治疗方法等，既具有深厚的专业理论知识，又有丰富的实践操作内容，大量案例的介绍使这本书更具有实用价值。

本书理论联系实际，内容丰富、全面，在汲取国外先进经验的基础上，结合我国的研究成果和临床实践，对物理因素所导致的职业危害提出了针对性强、在实际工作中行之有效的解决方法。编写时力求深入浅出、图文并茂，是物理因素职业病学领域第一本科学性、实用性都很强的专业用书。本书可作为从事职业卫生学和职业医学的教学、科研、实际工作者以及职业卫生管理人员参考用书，也可以作为本科生、研究生和临床教学、培训的参考读本。对于从事职业卫生服务的技术人员，从事劳动保护和工程设计等方面的专业人员，也是一本有重要参考价值的专著。

王　生

前　言

2016年8月中共中央总书记、国家主席习近平在全国卫生与健康大会指出：没有全民健康，就没有全面小康。要把人民健康放在优先发展的战略地位，以普及健康生活、优化健康服务、完善健康保障、建设健康环境、发展健康产业为重点，加快推进健康中国建设，努力全方位、全周期保障人民健康。

职业健康是全民健康的一个重要组成部分，随着我国经济社会的迅猛发展，科技进步和产业升级不断加快，职业健康问题日益受到全社会的关注。在经济和社会生活的发展、变革中，新技术、新工艺和新材料广泛应用，劳动者的职业结构、劳动过程和生产环境等也发生了巨大的变化，随之产生的职业病隐患和危害呈现出了新的特点、表现为新的形式。严重危害劳动者健康的原有职业卫生问题尚未全面解决，与新技术、新经济体制伴随而来的新职业危害问题又相继出现，突发公共卫生事件时有发生，防治任务更加繁重。职业病引发的社会问题也时有发生，对人民群众的生命财产安全乃至社会的和谐稳定产生了直接的影响，难以充分满足广大人民群众的需求与期盼。

在现实作业环境中，劳动者接触噪声、振动、温度变化和工作节奏的加快等物理因素不断增多，物理因素职业危害在职业卫生中所占的比重也越来越大，成为不容忽视的新的职业卫生问题，迫切需要对该类问题进行全面整理和分析，提供有针对性的解决方案，为全社会共同防治物理因素职业危害提供及时有效的指南。目前，有关物理因素职业病防治相关专著较少而陈旧。为了更好地满足社会各界的需求，我们在充分征询了本领域相关专家、学者意见的基础上，针对各级职业卫生管理工作及职业病防治工作者的实际需求，组织编写了本书，对物理因素职业病防治进行了全面的阐述，为相关领域职业病研究和实践提供了系统的参考。

全书包括概论、异常气温所致疾病、异常气压所致疾病、噪声所致疾病、振动所致疾病、电离辐射所致疾病、光辐射所致疾病、物理因素伤害和职业工效学等9个章节。从职业接触、致病机制、临床表现、诊断与鉴别诊断、治疗、预防等几个方面进行了系统的阐述，并设立了案例分析板块，使理论与临床病例相结合，便于读者理解与掌握。编著过程中我们参阅了大量国内外的文献、国际学术交流内容以及科技动态信息，力求能体现本领域的最新发展，及时反映国内外新的理论与技术进展，使本书的理论与实践的结合更加紧密。

在本书编写的过程中，编写组得到了许多德高望重的前辈专家的支持和鼓励，收获了许多宝贵的意见及建议。我们还邀请到了在职业性手臂振动病、减压病等物理因素所致职业病领域的国家标准制定者来负责多个章节的撰写工作。他们从十分繁重的临床医疗、科研与教学工作中抽出宝贵的时间，积极为本书赐稿，使本书增色甚多。

本书编写过程中，全体编委尽心尽力，相互通力合作，鉴于时间紧迫以及作者的视野和学术能力，在某些观点与取材方面的疏漏或不当之处在所难免，恳请各位专家及读者不吝赐教，惠予指正。

缪荣明　丁帮梅

目 录

第一章　概　述

第一节　职业卫生与物理因素职业病

在生产和工作环境中，与劳动者健康密切相关的物理性因素包括气象条件，如气温、气湿、气流、气压；噪声和振动；电磁辐射，如 α 射线、γ 射线、紫外线、可见光、红外线、激光、微波和射频辐射等。

一、物理因素的种类

在工作环境中，与劳动者健康密切相关的物理因素主要包括：

1. 气象条件，如气温、气湿、气流、气压。
2. 噪声、超声、次声等。
3. 振动。
4. 电磁辐射，通常分为电离辐射和非电离辐射，前者如 X 射线、γ 射线等；后者如紫外线、可见光、红外线、激光、微波和射频辐射、工频电磁场等。
5. 超高压直流电场。
6. 超重和失重等。

二、物理因素的特点

在职业卫生领域，与化学因素相比，物理因素具有以下一些共同特点：

1. 物理因素以能量状态存在于工作场所，而化学因素是以物质状态存在的。
2. 工作场所常见的物理因素中，除了激光是由人工产生的之外，其他因

1

素在自然界中均有存在。正常情况下，这些因素不但对人体无害，反而是人体生理活动或从事生产劳动所必需的，如气温、可见光等。因此，对于物理因素除了研究其不良影响或危害以外，还应研究其"适宜"的范围，如合适温度，以便创造良好的工作环境。

3. 每一种物理因素都具有特定的物理参数，如表示气温的温度、振动的频率和加速度、气压的压强等。这些参数决定了物理因素对人体是否造成危害以及危害程度的大小。

4. 工作场所中的物理因素一般有明确的来源，当产生物理因素的装置处于工作状态时，其产生的因素可能造成健康危害。一旦装置停止工作，则相应的物理因素便消失，不会造成健康损害。

5. 工作场所环境中物理因素的强度一般是不均匀的，多以发生装置或设备为中心向四周传播。如果没有阻挡，则随距离的增加呈指数关系衰减。在进行现场评价时应注意这一特点，并在采取防护措施时充分加以利用。

6. 有些物理因素，如噪声、微波等，可有连续波和脉冲波两种传播形式。不同的传播形式使得这些因素对人体危害的程度会有较大差异，因此在制订卫生标准时需要分别加以考虑。

7. 在许多情况下，物理因素对人体的损害效应与物理参数之间不呈直线相关关系。常表现为在某一强度范围内对人体无害，高于或低于这一范围才对人体产生不良影响，并且影响的部位和表现形式可能完全不同。例如，正常气温与气压对人体生理功能是必需的，而高温可引起中暑，低温可引起冻伤或冻僵；高气压可引起减压病，低气压可引起高原病等。

8. 除了某些放射性物质进入人体可以产生内照射以外，绝大多数物理因素在脱离接触后，体内便不再残留，因此对物理因素所致损伤或疾病的治疗，不需要采用"驱除"或"排出"的方法，而主要是针对损害的组织器官和病变特点采取相应的治疗措施。

根据物理因素的特点，在对工作场所进行劳动卫生学调查时要对有关参数进行全面测量。同时，针对物理因素采取预防措施时不是设法消除这些因素，也不是将其减少到越低越好，而是设法将这些因素控制在正常范围内。如果由于某些原因，工作场所的物理因素超出正常范围且对人体健康构成危害，而采取技术措施和个人防护又难以达到要求时，需采用缩短接触时间的办法以保护劳动者的健康。

第二节　物理因素职业病范围及目录演变

国际劳工组织（International Labor Organization，ILO）是一个以国际劳工

标准处理有关劳动问题的联合国专门机构，国际职业病目录是 ILO 诸多国际劳动标准的重要组成部分。1934 年第 18 届国际劳工大会将电离辐射所致疾病新增入国际职业病目录，这是首个被纳入该目录的物理因素职业病。直到 1980 年，噪声、振动、高气压等物理因素所致疾病才加入进来。2002 年第 90 届国际劳工大会通过并颁布第 194 号建议书《关于职业病名单及职业事故和职业病的登记与报告建议书》，国际职业病目录以其附件形式发布。自该目录颁布起，ILO 就开始着手准备目录的修订工作，包括评估全球职业病学科的研究进展，征求包括各成员国政府、雇主和工人等各方的意见。在此基础上，ILO 于 2005 年和 2009 年两次组织修订专家委员会进行技术磋商，并最终于 2010 年 3 月 25 日，经 ILO 第 307 届理事会正式批准发布 2010 年版国际职业病目录。这个最新版的目录中，物理因素所致的疾病包含七个条目，其中一条为开放条款，具体如下：

1. 噪声所致的听力损害。

2. 振动所致的疾病（肌肉、肌腱、骨骼、关节、外周血管或者周围神经紊乱）。

3. 高气压或低气压所致的疾病。

4. 电离辐射所致的疾病。

5. 包括激光在内的光（紫外线、可见光、红外线）辐射所致的疾病。

6. 极端气温所致的疾病。

7. 上述条目中没有提到的任何其他物理因素所致的疾病，条件是有科学证据证明或根据国家条件和实践以适当方法确定工作活动中这些物理因素的接触和工人所患疾病之间存在直接的联系。

欧盟推荐的职业病名单有两类，一类是有赔偿性质的职业病名单，此名单中的疾病与职业有直接的因果关系。主要由化学因素所致疾病、各种化学物质和因素所致皮肤病、吸入化学物质和因素所致疾病、感染和寄生疾病、物理因素所致疾病等 5 大类 132 种疾病组成，其中物理因素所致疾病 18 种；另一类是附加在前一类名单后、主要以预防为目的的职业病名单，此名单中的疾病被怀疑来源于职业，但尚不能确定其与所从事的职业有直接的因果关系，但随着危害严重性的增加和对疾病认知程度的提高，将被补充到前一类名单中。

美国作为世界头号经济强国，美国在职业病名单上采取的是开放式态度，即那些与工作有关的疾病均被认为是职业病。美国没有国家统一颁布的法定职业病名单，只有相关研究机构，如美国国立卫生研究院（National Institutes of Health，NIH）提出的建议性的名单，主要涉及急慢性中毒、气管类疾病、职业性癌症、过敏性肺炎、职业性传染病、肺间质类疾病、重金属类中毒和皮肤病等 217 种。美国职业安全与卫生研究所（National Institute of Occupational Safety and Health，NIOSH）根据疾病或损伤的发生频率和在个案中的严重程度、预防情况制定一个主要职业性疾病及伤害的前 10 位名单，其中涉及物理因素所致疾病的主要有：①骨骼肌肉系统损伤；②截肢，骨折，眼球损失，裂伤，创伤导致的死亡；③噪声引起的听力丧失。新加坡法定职业病共 31 种，其中物理因素职业病有气压病、压缩气体病、噪声所致耳聋、复发性上肢紧张。台湾地区《劳工保险职业病种类表》中，物理因素所致职业病有不良气象条件、非电离辐射、电离辐射、噪声、皮肤病、眼病、耳鼻喉口腔疾病及其他疾病，共 8 大类 23 种。香港法定职业病共 49 种，其中物理因素所致 9 种，分别为放射病、气压病、热内障、手部或前臂痉挛、膝部黏液囊炎、手肘黏液囊炎、手部或前臂腱鞘炎、职业性失聪、腕管综合征。

20 世纪 50 年代初期，面对百业待兴的国家经济和恶劣的生产条件，我国政府一方面集中优势迅速恢复和发展国民经济；另一方面积极建立以保障劳动者权益为目的的社会保险制度。原卫生部参考原苏联保健部 1956 年颁布的《职业病表》，根据当时经济、生产和技术条件，将危害工人、职员健康和影响生产比较严重并且职业性比较明显的 14 种疾病列入《职业病名单》（以下简称"《1957 版名单》"），其中物理因素所致职业病包含热射病和热痉挛、日射病、职业性难听、潜涵病、高山病和航空病、振动性疾病。

随着我国经济体制改革，逐步形成了以公有制为主体、多种所有制并存的经济模式，同时，由于生产发展及生产方式的改变，《1957 版名单》确定的范围已经不能满足职业病防治工作需要。为此，原卫生部组织专家对《1957 版名单》进行了修订。1987 年，原卫生部、财政部、劳动人事部、中华全国总工会联合公布了调整修订后的职业病名单（以下简称"《1987 版名单》"）。这一次修改规范了职业病的名称，将潜涵病改为减压病、高山病改为高原病、职业性难听改为噪声性耳聋；将热射病和热痉挛、日射病统一归类为中暑。

2001 年 10 月 27 日第九届全国人大常委会第二十四次会议审议通过《中华人民共和国职业病防治法》（以下简称《职业病防治法》），并于 2002 年 5 月 1 日正式实施。为配合《职业病防治法》的实施，原卫生部会同原劳动保障部组织相关专家对《1987 版名单》进行了修订，并于 2002 年 5 月 23 日联合发布《关于印发<职业病目录>的通知》（以下简称"《2002 版目录》"），《2002 版目录》将职业性放射性疾病从物理因素所致职业病中独立出来，使职业病分类从 9 类扩展到 10 类，还将局部振动病修改为手臂振动病。

2011 年 12 月 31 日，全国人大常委会审议通过关于修改《职业病防治法》

的决定，明确"职业病的分类和目录由国务院卫生行政部门会同国务院安全生产监督管理部门、劳动保障行政部门制定、调整并公布"。为贯彻落实新修订的《职业病防治法》，适应我国职业病防治工作的新情况、新形势，进一步保障劳动者的健康权益，2013 年国家卫生计生委、安全监管总局、人力资源社会保障部和全国总工会联合组织对《2002 版目录》进行了调整，发布了新的《职业病分类和目录》（以下简称"《2013 版目录》"）。新的职业病目录中，物理因素所致职业病新增冻伤和激光所致眼（角膜、晶状体和视网膜）灼伤。

随着生产发展和技术进步，劳动者接触的物理因素越来越多，如超声、次声、工频电磁场、超高压直流电场、超重和失重等。其中有些因素在一般生产过程中虽然也有接触，但由于强度小，对人体健康不产生明显影响，不易引起人们的注意。在新的科技行业和生产工艺过程中，上述这些因素的强度可有明显增加，可能对劳动者的健康造成危害。因此，需要通过职业卫生与职业医学理论和实践来识别疾病并证明疾病与所从事工作之间的联系，通过不断更新、补充，以满足职业病防治工作需要。

（缪荣明、杨德一）

参 考 文 献

1. 何凤生. 中华职业医学. 北京：人民卫生出版社，1999.

2. 金泰廙，王生，邬堂春. 现代职业卫生与职业医学. 北京：人民卫生出版社，2011.

3. 孙贵范. 职业卫生与职业医学. 第 7 版，北京：人民卫生出版社，2012.

4. 金泰廙，傅华，周志俊，等. 职业卫生与职业医学. 上海：复旦大学出版社，2015.

5. 李涛，王焕强，李德鸿.《职业病分类和目录》修订概况. 中华劳动卫生职业病杂志，2014，32（10）：798-800.

6. 李涛，李德鸿，王焕强. 我国职业病目录的历史沿革以及对存在问题的探讨. 中华劳动卫生职业病杂志，2012，30（10）：721-724.

7. Eun-A Kim, Seong-Kyu Kang. Historical review of the List of Occupational Diseases recommended by the International Labour organization（ILO）. Annals of Occupational and Environmental Medicine，2013，25（1）：1-10.

8. European Commission. Information notices on occupational diseases：a guide to diagnosis. 2009.

9. 张敏. 国际劳工组织 2010 版国际职业病名单. 职业卫生与应急救援，2010，28（5）：228-229.

10. 李涛，王焕强. 台湾地区职业病名单与大陆《职业病目录》的比较. 中华劳动卫生职业病杂志，2013，31（4）：241-245.

11. 聂武，周安寿. 中外职业病名单简述及对调整我国职业病目录的几点建议. 中国工业医学杂志，2010（1）：59-61.

12. 李智民，沙焱，罗孝文，等. 中国与新加坡职业健康监护及职业病诊断制度比较研究. 工业卫生与职业病，2011（6）：321-324.

13. 李智民，罗孝文，沙焱，等. 新加坡与香港职业健康监护和职业病诊断鉴定制度现状及比较分析. 中华劳动卫生职业病杂志，2011，29（6）：462-464.

第二章　异常气温所致疾病

第一节　概　　述

空气的冷热程度被称为空气温度，简称气温。生产环境中的气温除取决于大气温度外，还受太阳辐射、工作热源和人体散热等的影响。所产生的热能通过传导和对流，加热生产环境中的空气，并通过辐射加热四周的物体，从而形成二次热源。这使受热空气的面积增大，温度进一步升高。生产环境中的气温异常可以对作业工人的健康产生危害。

（一）高温

一般认为，工作地点有散热比较大的生产性或非生产性热源，导致工作环境气温较高就是高温作业场所。在我国规定，高温作业（heat stress work）是指有高气温或有强烈的热辐射或伴有高气湿相结合的异常气象条件，WBGT指数（wet bulb globe temperature index）超过规定限值的作业。WBGT指数又称湿球黑球温度指数，是综合评价人体接触作业环境热负荷的一个基本参量，单位为℃。

1. 在工业企业中，高温作业场所类型可分为：

（1）高温、强辐射作业场所：冶金工业的炼焦、炼铁、轧钢等车间；机械制造工业的铸造、锻造、热处理等车间；陶瓷、玻璃、搪瓷、砖瓦等工业的炉窑车间；火力发电厂和轮船的锅炉间等。这些生产场所的气象特点是气温高、热辐射强度大，而相对湿度较低，形成干热环境。

（2）高温、高湿作业场所：其特点是高气温、气湿，而热辐射强度不大。主要是由于生产过程中产生大量水蒸气或生产上要求车间内保持较高的相对湿度所致。例如印染、缫丝、造纸等工业中液体加热或蒸煮时，车间气温可达35℃以上，相对湿度常达90%以上。潮湿的深矿井内气温可达30℃以上，相对湿度达95%以上。如通风不良就形成高温、高湿和低气流的不良气象条件，亦即湿热环境。

（3）夏季露天作业场所：夏季的农田劳动、建筑、搬运等露天作业，除受太阳的辐射作用外，还受被加热的地面的周围物体放出的热辐射作用。露天作业中的热辐射强度虽较高温车间为低，但其作用的持续时间较长，加之中午前后气温升高，又形成高温、热辐射的联合作业环境。

2. 高温作业所致的疾病　高温可导致急性热致疾病（如刺热、痱子和中暑）和慢性热致疾病（慢性热衰竭、高血压、心肌损害、消化系统疾病、皮肤疾病、热带性嗜睡、肾结石、缺水性热衰竭等）。中暑是我国规定的法定职业病的一种。

中暑（heat stroke）是高温环境下由于热平衡和（或）水盐代谢紊乱等而引起的一种以中枢神经系统和（或）心血管系统障碍为主要表现的急性热致疾病（acute heat-induced illness）。

（1）致病因素：环境温度过高、湿度大、风速小、劳动强度过大、劳动时间过长是中暑的主要致病因素。过度疲劳、未热适应、睡眠不足、年老、体弱、肥胖和抗热休克蛋白抗体均易诱发中暑。

（2）发病机制与临床表现：中暑按发病机制可分为三种类型：即热射病（heat stroke，含日射病 sun stroke）、热痉挛（heat cramp）和热衰竭（heat exhaustion）这种分类是相对的，临床上往往难于区分，常以单一类型出现，亦可多种类型并存，我国职业病名单统称为中暑。

1）热射病：人体在热环境下，散热途径受阻，体温调节机制失调所致。其临床特点为突然发病，体温升高可达40℃以上，开始时大量出汗，以后出现"无汗"，并伴有干热和意识障碍、嗜睡、昏迷等中枢神经系统症状，死亡率甚高。

2）热痉挛：由于大量出汗，体内钠、钾过量丢失所致。主要表现为明显的肌肉痉挛，伴有收缩痛。痉挛以四肢肌肉及腹肌等经常活动的肌肉为多见，尤以腓肠肌为最。痉挛常呈对称性，时而发作，时而缓解。患者神志清醒，体温多正常。

3）热衰竭：多数认为在高温、高湿环境下，皮肤血流的增加不伴有内脏血管收缩或血容量的相应增加，因此不能足够的代偿，致脑部暂时供血减小而晕厥。一般起病迅速。先有头昏、头痛、心悸、出汗、恶心、呕吐、皮肤湿冷、面色苍白、血压短暂下降，继而晕厥，体温不高或稍高。通常休息片刻即可清醒，一般不引起循环衰竭。

在这三种类型的中暑，热射病最为严重，尽管迅速救治，仍有20%～40%的病人死亡。

3. 预防

（1）热致疾病的预防：按照高温作业卫生标准采取一系列综合防暑降温措施是预防与控制热致疾病与热损伤的必要途径。

高温作业卫生标准：高温作业时，人体与环境的热交换和平衡既受气象因素，又受劳动代谢产热的影响。制订卫生标准应以机体热应激不超出生理范围（例如，直肠体温<38℃）为依据，对气象诸因素及劳动强度作出相应的规定，以保证工人的健康。自 20 世纪初以来，已从气象因素、生理以及心理等研制了一系列综合指标。例如：实感温度（effective temperature，ET），它是让受试者在各种温度、湿度和风速的环境体验热的感觉，凭经验制订出来的综合指标，包括了气象各因素以及人的热感觉。WBGT 指数乃湿球、黑球和干球温度的加权平均值，也是综合性的热负荷指数。还有波球温度（bots ball，BB）、表观温度（apparent temperature，AT）、热负荷指数（heat stress index，HSI）等。这些指标还有局限性，多没有考虑代谢产热、衣着、身体高矮胖瘦。另外，它测定的是瞬时值，而暴露时间长短对于健康效应至关重要。

（2）防暑降温措施：多年来，我国总结了一套综合性防暑降温措施，对保护高温作业工人的健康起到积极作用。

1）技术措施：

①合理设计工艺流程：合理设计工艺流程，改进生产设备和操作方法是改善高温作业劳动条件的根本措施。如钢水连铸、轧钢、铸造、搪瓷等的生产自动化，可使工人远离热源，同时减轻劳动强度。热源的布置应符合下列要求：尽量布置在车间外面；采用热压为主的自然通风时，尽量布置在天窗下面；采用穿堂风为主的自然通风时，尽量布置在夏季主导风向的下风侧；对热源采取隔热措施；使工作地点易于采用降温措施，热源之间可设置隔墙（板），使热空气沿着隔墙上升，经过天窗排出，以免扩散到整个车间。热成品和半成品应及时运出车间或堆放在下风侧。

②隔热：隔热是防止热辐射的重要措施。可以利用水或导热系数小的材料进行隔热，其中尤以水的隔热效果最好，水的比热大，能最大限度地吸收辐射热。

③通风降温：自然通风（natural ventilation）：任何房屋均可通过门窗、缝隙进行自然通风换气，高温车间仅仅靠这种方式是不够的，热量大、热源分散的高温车间，每小时需换气 30~50 次以上，才能使余热及时排出，此时必须把进风口和排风口配置得十分合理，充分利用热压和风压的综合作用，使自然通风发挥最大的效能；机械通风（mechanical ventilation）：在自然通风不能满足降温的需要或生产上要求车间内保持一定的温湿度时，可采用机械通风。

2) 保健措施:

①供给饮料和补充营养:高温作业工人应补充与出汗量相等的水分和盐分。补充水分和盐分的最好办法是供给含盐饮料。一般每人每天供水 3～5L,盐 20g 左右。在 8 小时工作日内汗量少于 4L 时,每天从食物中摄取 15～18g 盐即可,不一定从饮料中补充。若出汗量超过此数时,除从食物摄取盐外,尚需从饮料适量补充盐分。饮料的含盐量以 0.15%～0.2% 为宜。饮水方式以少量多次为宜。在高温环境劳动时,能量消耗增加,故膳食总热量应比普通工人为高,最好能达到 12600～13860kJ。蛋白质增加到总热量的 14%～15% 为宜。此外,可补充维生素和钙等。

②个人防护:高温工人的工作服,应以耐热、导热系数小而透气性能好的织物制成。防止辐射热,可用白帆布或铝箔制的工作服。工作服宜宽大又不妨碍操作。此外,按不同作业的需要,供给工作帽、防护眼镜、面罩、手套、鞋盖、护腿等个人防护用品。特殊高温作业工人,如炉衬热修、清理钢包等工种,为防止强烈热辐射的作用,须佩戴隔热面罩和穿着隔热、阻燃、通风的防热服,如喷涂金属(铜、银)的隔热面罩、铝膜隔热服等。

③加强医疗预防工作:对高温作业工人应进行就业前和入暑前体格检查。凡有心血管系统器质性疾病、血管舒缩调节功能不全、持久性高血压、溃疡病、活动性肺结核、肺气肿、肝、肾疾病、明显的内分泌疾病(如甲状腺功能亢进)、中枢神经系统器质性疾病、过敏性皮肤疤痕患者、重病后恢复期及体弱者,均不宜从事高温作业。

3) 组织措施:我国防暑降温已有较成熟的经验,关键在于加强领导,改善管理,严格遵照国家有关高温作业卫生标准搞好厂矿防暑降温工作。根据地区气候特点,适当调整夏季高温作业劳动和休息制度。休息室或休息凉棚应尽可能设置在远离热源处,必须有足够的降温设施和饮料。大型厂矿可专门设立具空气调节系统的工人休息公寓,保证高温作业工人在夏季有充分的睡眠与休息,这对预防中暑有重要意义。

(二)低温

低温,俗称寒冷,按我国气象部门规定,凡是当地 24 小时降温 10℃ 以上或 48 小时降温 12℃ 以上,且最低气温降至低于 5℃ 以下的强冷空气称为寒潮。低温作业是指在生产劳动过程中,工作地点平均气温等于或低于 5℃ 的作业。按照工作地点的温度和低温作业时间率,可将低温作业分为 4 级,级数越高冷强度越大。人体局部或全身处于寒冷环境下,导致机体热量散失过大引起的局部组织或全身性损伤成为冷伤。见表 2-1。

表 2-1　低温作业分级

低温作业时间率（%）	温度范围（℃）					
	≤5~0	<0~-5	<-5~-10	<-10~-15	<-15~-20	<~-20
≤25	I	I	I	II	II	III
>25~50	I	I	II	II	III	III
>50~75	I	II	II	III	III	IV
≥75	II	II	III	III	IV	IV

注：凡低温作业地点空气相对湿度平均等于或大于 80% 的工种应在本标准基础上提高一级。

1. 低温作业主要包括寒冷季节从事室外及室内无采暖设备的作业，以及工作场所有冷源装置的作业，如：如渔业、农业、矿业、土建、通讯、运输、环卫、警务、快递、室外制造业等。这些作业人员在接触低于 0℃ 的环境或介质（如制冷剂、液态气体等）时，均有发生冷伤的可能。

2. 低温对人体的影响表现　冷伤是低温引起的人体组织细胞的损伤，分为冻结性冷伤和非冻结性冷伤，冻结性冷伤又分为局部性和全身性。局部冻结性冷伤一般称作冻伤，是由冰点以下的低温造成组织细胞冷冻所致的损伤。

（1）全身性冷损伤：全身性冷伤亦可指低体温，发生在核心温度低于 35℃、体温降至 30℃ 左右时。它的直接损伤作用决定了损伤的程度，包括冻僵和冻亡。低体温可分为事故性低体温、继发性低体温和人工低体温。事故性低体温又可分为陆地型低体温（冷空气暴露所致）和浸泡型低体温（冷水浸泡所致）。继发性低体温主要是继发于严重感染或创伤、代谢异常、中枢神经功能障碍、中毒等。临床施行的低温麻醉及体外循环可造成人工低体温。如按冷暴露时间长短、低体温发病缓急，又可分为急性低体温、亚急性低体温、亚慢性低体温、慢性低体温和间歇性低体温。

发生全身性冷损伤和人体核心温度下降时，维持人体正常生物化学反应及生理功能的各种酶类活性降低甚至活性丧失，导致人体细胞的能量代谢、细胞的分泌与吸收、离子跨膜转运、细胞电生理活动等发生改变，从而影响人体的正常生理功能。

主要临床表现为随着人体核心温度的降低，全身性冷伤的程度加重，临床表现的症状所涉及的器官组织损伤愈发明显。开始时人体代谢率增加，呼吸、心率增快，血压升高，四肢温度下降。逐渐出现寒战、反应迟钝、行动笨拙、思维混乱。当核心温度低于 30℃ 时可出现意识模糊甚至丧失、血压下降、呼吸变慢、心律不齐、室颤等。核心温度低于 25℃，出现深度昏迷、血压测不出、发生肺水肿、肾脏衰竭和心脏停搏，大部分患者出现脑死亡。

依据冷暴露史或病史、体检与辅助检查结果和体心温度测定一般可确诊。神志不清或昏迷伤员主要依据体心温度测定（使用读数可达20℃以下的低读数体温计）。常依据体心温度高低进行全身性冷伤的分度：35~32℃为轻度低体温，32~28℃为中度低体温，低于28℃为重度低体温。

现场急救时要尽快将患者脱离寒冷环境，包裹身体保暖。如出现呼吸心跳停止，尽早开始心肺复苏，并应尽快送医院救治。复苏过程中首先要维持呼吸道通畅，吸氧，必要时进行人工呼吸。

（2）局部性冷伤，与人在低温环境中暴露时间长短有关。按损伤性质可分为：

1）冻结性冷伤：指由于人体短时间内暴露于极低气温下，或长时间暴露于0℃以下而引起的组织冻结性病理改变，亦可称为冻伤。

冻结-融化直接损伤血管内皮和组织细胞，是冻伤发生的重要机制。其主要临床表现为冻伤多出现在暴露部位，可发生在任何皮肤表层上，以面部、耳鼻、四肢等处最为多见。临床表现最初为寒冷感和针刺样疼痛、皮肤苍白或蜡黄，继而出现麻木和知觉丧失。后期发展为局部皮肤呈暗紫色，有皮下硬结、淤血、肿胀，并且出现灼痒和胀痛的主观感觉，当局部温暖时更加明显。还可出现结节或水疱，水肿、破溃处易形成糜烂或溃疡，可继发感染、化脓，甚至在肢端形成坏疽。

2）非冻结性冷伤：指人体长时间处于0~10℃的低温潮湿环境下造成的冻伤，组织不发生冻结性病理改变。包括冻疮和战壕足、浸渍足（手）等。

非冻结性冷伤发病机制较为复杂，各种因素相互关联，缺血-再灌注损伤在非冻结性冷伤的发病中发挥重要作用。另外，长时间冷暴露可使血管舒张反应减弱或消失，外周血管持续收缩，成为发病的早期机制。去甲肾上腺素释放增多，摄取、代谢减慢，使血管平滑肌长时间强烈收缩，皮肤血流量减少，组织缺氧，造成组织损伤。其他神经递质和肽类递质在冷致血管收缩中可能起更重要的作用。应激反应可引起肢体出汗与血管收缩，进一步加重损伤程度。

发病早期患病部位皮肤灰白或苍白、感觉消失，局部麻木，皮肤浸软、可出现轻度水肿、无冻结，常不能触及脉搏搏动。脱离冷环境或复暖后，患处皮肤开始明显充血、水肿，可出现痒感和严重烧灼痛，肢体近端感觉恢复而远端未恢复，可有水疱。患肢血管充盈、脉搏搏动有力。发病8小时仍不能触及脉搏者多为严重深部冷伤。随着时间延长，患处红肿热痛减轻、患肢远端仍冷。内、外环境因素引起肢体冷却，刺激因素消除后肢体长时间持续冷敏感性增高，是突出的症状。持续、明显的感觉丧失不多见，但小范围的麻木可伴伤员终生。少数重伤员的水肿可导致反复真菌感染。重伤员可有干性组织坏死。

3. 防护

（1）做好防寒和保暖工作：应按照《工业企业设计卫生标准》和《采暖、通风和空气调节设计规范》的规定，提供采暖设备，使作业地点保持合适的温度。除低气温外，应注意风冷效应（wind-chill effect）。以冷环境下，裸露、无风状态作为比较的基础，风冷等感温度乃因风速所增加的冷感相当于无风状态下产生同等冷感的环境温度。美国政府工业卫生协会（ACGIH）在冷环境负荷标准采用风冷等感温度来评价低气温与风对机体的联合制冷效应，来准备御寒服装。在风冷等感温度−32℃环境下不得长时间工作。若在风冷等感温度−7℃环境持续工作，必须在附近建立暖和的庇所。

（2）注意个人防护：环境温度低于−1℃，尚未出现中心体温过低时，表浅或深部组织即可冻伤，因此，手脚和头部的御寒很重要。寒冷季节从事室外作业及室内冷藏作业应有充分的防寒保暖装备，如防寒服、鞋、帽、手套等；低温作业人员的御寒服装其面料应具有导热性小，吸湿和透气性强的特性。在潮湿环境下劳动，应发给橡胶工作服、围裙、长靴等防护用品。工作时若衣服浸湿，应及时更换或烘干。没有特殊防护情况下不应在寒冷环境中睡眠；如遭寒流袭击，要迅速找寻避风寒处，不断做全身缓慢动作，切勿畏缩不动；教育、告知作业人员体温过低的危险性和预防措施：肢端疼痛或寒战（提示体温可能降至35℃）是低温的危害信号，当寒战十分明显时，应终止作业。劳动强度不可过高，防止过度出汗。禁止饮酒，酒精除影响注意力和判断力外，还由于使血管扩张，减少寒战，增加身体散热而诱发体温过低。

（3）增强耐寒体质：人体皮肤在长期和反复寒冷作用下，会使得表皮增厚，御寒能力增强，而适应寒冷。故经常冷水浴或冷水擦身或短时间的寒冷刺激结合体育锻炼，均可提高对寒冷的适应。应充分保证热能食物和油脂食物，增加脂肪和蛋白质的摄取，提供较多的能量和提高耐受力，提供足够、新鲜的蔬菜。

（4）建立合理的劳动休息制度，避免在低温环境中一次停留时间过长。

第二节　中　暑

职业性中暑是在高温作业环境下，由于热平衡和（或）水盐代谢紊乱而引起的以中枢神经系统和（或）心血管障碍为主要表现的急性疾病。

一、职业接触

根据《工业企业设计卫生标准》（GBZ 1—2010）中规定，高温作业是指在高气温、或有强烈的热辐射，或伴有高气湿相结合的异常气象条件下，WBGT 指数超过规定限值的作业。高温作业按其气象特点可分为三个基本类型：

1. 高温、强热辐射作业　其气象特点是气温高、热辐射强度大，而相对湿度较低，形成干热环境。如冶金工业的炼焦、炼铁、轧钢等车间；机械制造工业的铸造、锻造、热处理等车间；陶瓷、玻璃、搪瓷、砖瓦等工业的炉窑车间、火力发电厂的锅炉和汽机厂房；石化厂的加热反应装置等。

2. 高温、高湿作业　其气象特点是高气温、高气湿，而热辐射强度不大。如印染、缫丝、造纸等车间；矿下作业等。

3. 夏季露天作业　其特点是除受太阳的直接辐射作用外，还受到加热的地面和周围物体二次辐射源的附加热作用。如夏季的农田劳动、建筑、搬运、室外环境保洁等露天作业。

二、致病机制

中暑主要是由于高温环境下人体热平衡和（或）水盐代谢紊乱等引起的。

1. 体温调节　正常人的体温是相对恒定的。当环境温度变化时，经外周和中枢温度感受器的温度信息在视前区-下丘脑前部（PO/AH）体温调节中枢整合后，通过调节机体的产热和散热活动，维持体温相对恒定。人体通过辐射、传导、对流和蒸发等热交换方式，使中心体温保持在正常变动范围内。高温环境本身和劳动所涉及的肌肉与精神活动均增加代谢产热；皮肤是散热的主要部位，蒸发散热是最重要而有效的散热方式。热射病是中暑的一种类型，其发病机制是由于人体在热环境下，散热途径受阻，体温调节机制失调所致。

2. 水盐代谢　出汗量是高温作业工人受热程度和劳动强度的综合指标，一个工作日出汗量 6L 为生理最高限度，失水不应超过体重的 1.5%。汗液的主要成分是水和盐，还含有钾、钙、尿素氮、葡萄糖、乳酸、氨基酸、维生素 B_1、维生素 B_2 等。环境温度越高，劳动强度越大，人体出汗则越多。汗液的有效蒸发率在干热有风的环境中高达 80% 以上，散热良好；但在湿热风小的环境，有效蒸发率则经常不足 50%，汗液难以蒸发，往往成汗珠流下，不利于散热。一般高温作业工人一个工作日出汗量可达 3000~4000g，经汗排出盐 20~25g，故大量出汗可以导致水盐代谢障碍。热痉挛的发病机制就是由于大量出汗，体内钠钾过量丢失所致。

3. 循环系统　高温环境下从事体力劳动时，心脏要向高度扩张的皮肤血管网输送大量血液进行散热，又要向工作肌输送足够的血液保证工作肌的活动，且要维持适当的血压。另一方面，由于出汗丧失大量水分和体液转移至肌肉而使有效血容量减少。这种供求矛盾使得循环系统处于高度应激状态。心脏向外周输送血液的能力取决于心排出量，而心排出量又依赖于最大心率和血管容量。如果高温作业时，工人已达最大心率，机体蓄热又不断增加，心排出量不能再增加维持血压和肌肉灌流，这可能导致热衰竭。

4. 消化系统　高温环境下，由于出汗散热和工作肌需要，血液重新分配，消化系统血流减少，胃肠道收缩和蠕动减弱，唾液分泌减少。如果高温环境下，内脏器官等血流不减少，则皮肤血流散热减少，可能引起热衰竭。

5. 神经系统　高温环境下，可出现中枢神经系统抑制，肌肉工作能力下降，机体产热减少，热负荷减轻。

6. 泌尿系统　高温环境下，大量出汗丢失水分，肾血流量和肾小球过滤率下降，尿液排出减少。如不及时补充水分，由于血液浓缩增加肾脏负荷，可导致肾功能不全。

7. 热适应　热适应是人在热环境工作一段时间后对热负荷产生适应的现象。一般在高温环境劳动数周时间，机体可产生热适应。热适应的状态并不稳定，停止接触热一周左右返回到适应前的状况，即脱适应。病愈或休假重返工作岗位者应注意重新热适应。热适应者对热的耐受能力增强，这不仅可提高高温作业者的劳动效率，且有助于防止发生中暑。但人热适应有一定限度，超出限度仍可引起生理功能紊乱。

三、临床表现

不同类型的中暑，其临床表现不同。

1. 轻症中暑　轻症中暑主要表现为在高温作业场所劳动一定时间后，出现头昏、头痛、口渴、多汗、全身疲乏、心悸、注意力不集中、动作不协调、面色潮红、大量出汗、脉搏快速等症状，体温升高至38.5℃以上。

2. 热射病　热射病（包括日射病）亦称中暑性高热，其特点是在高温环境中突然发病，体温高达40℃以上，疾病早期大量出汗，继之"无汗"，可伴有皮肤干热及不同程度的意识障碍等。

3. 热痉挛　热痉挛主要表现为明显的肌痉挛，伴有收缩痛。好发于活动较多的四肢肌肉及腹肌等，尤以腓肠肌为著。常呈对称性，时而发作，时而缓解。患者意识清，体温一般正常。

4. 热衰竭　起病迅速，主要临床表现为头昏、头痛、多汗、口渴、恶心、呕吐，继而皮肤湿冷、血压下降、心律紊乱、轻度脱水，体温稍高或正常。

四、诊断与鉴别诊断

1. 诊断　依据《职业性中暑诊断标准》（GBZ 41—2002），根据高温作业人员的职业史（主要指工作时的气象条件）及体温升高、肌痉挛或晕厥等主要临床表现，排除其他类似的疾病，可诊断为职业性中暑。按中暑临床表现分为轻症中暑和重症中暑两级，重症中暑又分为热射病（包括日射病）、热痉挛和热衰竭三型，也可出现混合型。

2. 鉴别诊断　根据职业接触史和临床表现，通常可明确诊断中暑。热射病主要应与其他引起高热伴有昏迷的疾病作鉴别诊断，如脑炎和脑膜炎、脑型疟疾、产后感染、脑出血昏迷等。

五、治　疗

1. 轻症中暑　迅速脱离高温现场，到通风阴凉处休息；给予含盐清凉饮料及对症处理。

2. 重症中暑　迅速予以物理降温和（或）药物降温；纠正水与电解质紊乱；对症治疗。

3. 其他处理　中暑患者经及时处理，一般可很快恢复，不必调离原作业。

六、预　防

1. 防暑的工程控制措施

（1）控制对流热传递，改变空气温度和流动：当干球温度低于皮肤表面温度时，通过局部和全面通风增加皮肤表面的空气流动，可以促进身体散热。当干球温度超过皮肤表面温度时，可以通过换入冷空气或蒸发或冷却的方式降低气温，降低风速减少对流热传递。在一个大车间，局部冷却对工人是一种有效的防暑措施。

（2）减少辐射热传递的措施包括：降低生产过程的温度，但是这往往与工艺过程的温度要求相矛盾；重新布置热源，对热源采取绝缘或冷却措施；在热源和工人间视角内设置辐射发射屏蔽；改变热源表面材料的辐射系数。在以上措施中，辐射反射屏蔽是比较容易安装，也是成本最低的。辐射反射屏蔽可以减少 80%~85% 的辐射热负荷。

（3）增加汗液蒸发散热：通过风扇或鼓风机增加空气流速或通过空调降低空气水蒸气压的方法，促进汗液蒸发。

2. 限制高温暴露时间　避开高温季节中午温度较高时作业；高温区域设备的维护和检修工作尽量安排在一年中的非高温季节；合理组织工作、休息；为工人提供凉爽的休息场所，如空调房或遮阴处；减少高温暴露时间；当员工感觉不适时，允许工作中断；增加水补充等。

3. 减少代谢热负荷　增加体力劳动的机械化程度，减少工作时间，增加劳动力。

4. 增加耐热能力　各人的热适应能力存在差异。实行一个合理的热适应计划，可提高员工在高温环境中的工作能力，降低发生中暑的风险。接触高温 1~2 周内，人体逐渐热适应。对于老员工，从事高温作业第一天，高温暴露时间不应超过工作时间的一半，第二天不应超过 60%，第三天不超过 80%，第四天不超过 100%。对于新员工，第一天高温暴露时间不应超过工作时间的 20%，之后每天高温暴露时间增加不超过 20%。为了确保通过汗液和尿液流失的水分得到补充，合理补充和摄入水分对热耐受和预防中暑很重要。维持体液电解质平衡有助预防中暑。对于未热适应的工人（限盐饮食），在高温刚开始暴露的前两天需要食物中补充盐分，补偿汗液流失的盐分。

5. 加强个体防护　为高温作业岗位提供防暑降温服，如水冷式防护服，风冷式防护服，冰袋背心等。

6. 加强职业健康监护　组织高温作业岗位按照《职业健康监护技术规范》（GBZ 188—2014）进行上岗前、在岗期间的职业健康检查，若发现以下任何一种疾病，则禁止员工从事高温作业：

（1）未控制的高血压。

（2）慢性肾炎。

（3）未控制的甲状腺功能亢进症。

（4）未控制的糖尿病。

（5）全身瘢痕面积 20% 以上（工伤标准的八级）。

（6）癫痫。

7. 加强高温相关职业卫生培训　培训内容包括高温危害，中暑诱发因素，中暑的临床表现，中暑的急救措施和预防措施，工人在中暑预防中的责任，高温环境监测和健康监护的目的，防暑防护用品的使用等。

七、案例分析

患者，男性，18 岁，某食品厂装卸工。

1. 职业史及职业病危害因素接触史　1998 年 8 月 10 日应聘在某食品厂做装卸工（临时试工 3 天）。8 月 11 日下班后患者感觉发热、头痛、头晕、恶心；因天气炎热，当晚睡眠欠佳。次日仍坚持上班，送货往返途中均坐在无空调的 2 吨运输车驾驶室内 2 个多小时，因体力不支，只搬过一箱食品。气象资料显示，8 月 11 日最高温度 39℃，相对湿度 55%，8 月 12 日最高温度 37℃，相对湿度 72%。当天上午返厂后患者提出无法继续工作，于中午离场后不久，突然昏迷，急送当地铁路局中心医院急诊救治。

2. 临床表现　体态肥胖，深昏迷，压眶反射消失，双瞳孔等大等圆（直径 2.5mm）；血压 16/7.5kPa，全身皮温高、无汗，腋温 41.5℃。颈软，皮肤、黏膜无黄染及皮疹，未及肿大浅表淋巴结；两肺呼吸音粗，未闻及干湿性啰音；心率 130 次/分，律齐；腹软，肝脾未及；双下肢不肿；病理反射未引出，四肢肌张力不高。入院后曾排出咖啡样大便（潜血试验阳性）。

3. 诊断　重症中暑。

4. 案例分析 高温作业是指在高气温，或有强烈的热辐射，或伴有高气湿相结合的异常气象条件下，WBGT 指数超过规定限值的作业。职业性中暑是在高温作业环境下，由于热平衡和（或）水盐代谢紊乱而引起的以中枢神经系统和（或）心血管障碍为主要表现的急性疾病。其典型表现为高温环境下人体热平衡和（或）水盐代谢紊乱。按中暑临床表现分为轻症中暑和重症中暑两级，重症中暑又分为热射病（包括日射病）、热痉挛和热衰竭三型，也可出现混合型。

本例中的患者两天工作日的气象条件为高温环境，法人不重视我国的劳动安全卫生法规，未进行就业前期体检及预防中暑卫生知识宣传教育，以致患者出现先兆中暑症状时仍未及时采取治疗措施，直至发展到重症中暑的深昏迷阶段才送往医院抢救，贻误了最佳治疗的时机。患者体胖，本身耐热功能较差，又为新接触高温作业者，对高温环境下从事强体力劳动尚未适应，导致严重中暑。

第三节 冻 伤

冻伤，即局部冻结性冷伤，指接触严寒环境或介质（制冷剂、液态气体等）导致身体局部组织温度低于组织冻结温度（-3.6~-2.5℃，亦称生物冰点），局部组织经冻结和融化过程而导致的损伤，其特点是组织细胞发生冻结。冻伤主要由于低温、潮湿，也与风速、防寒保暖管理措施、耐寒能力及适应能力有关。

一、职业接触

1. 发生冻伤常见的职业包括寒冷季节从事户外作业，或室内无采暖或有冷源设备的低温条件下的作业，如林业、渔业、农业、矿业、护路、通讯、运输、环卫、警务、投递、制造业（户外）等。

2. 易发生冻伤的工种有石油和天然气生产工人、林业工人、汽车司机、建筑工人、户外维修工人、邮递员、清洁工、食品冷藏工人、接触化学制冷和低温介质的工人等。

3. 职业性接触介质（如制冷剂、低沸点液态气体）均有发生冻伤的可能。常见的介质有固体二氧化碳（干冰）、液氮、液氨、液氯、氟利昂等，由于沸点过低，在常压下蒸发的瞬间可形成-268.9~-29.8℃的低温。如果防护不到位，就有可能使身体直接接触制冷剂，导致快速冻伤。

二、致病机制

职业性冻伤分组织冻结和融化两个阶段，冻结-融化直接损伤血管内皮细胞是其发生的重要机制。慢速冷冻使细胞外水分冻结形成冰晶体，可直接破坏细胞膜、改变细胞粒子跨膜浓度梯度、改变细胞内 pH 和蛋白质结构，导致细胞脱水死亡。组织温度持续降低时，细胞间隙冰晶体扩大造成细胞机械性损伤。除物理损伤机制外，冻伤损伤微血管内皮细胞可引起血管完整性丧失，导致血液循环障碍；血管内皮细胞破坏通过多种机制诱发凝血机制障碍、血栓形成；和受损的内皮细胞与 PMN 黏附，释放多种血管活性物质和大量细胞毒性介质，如氧自由基、PMN、TNF，导致缺血-再灌注损伤。冻伤引起的血管内皮细胞损伤、凝血机制障碍和缺血-再灌注损伤最终造成血液循环障碍，导致组织细胞因缺血、缺氧而坏死。

三、临床表现

冻伤多为散发。但寒冷季节在户外进行集体作业时，如防护不当，在短时间内可能爆发大量病例。冻伤多见于身体末梢暴露部位，如手、足、颜面、耳和鼻等部位等。冻伤的症状和体征突出表现在受冻部位复温融化后。最初表现为暴露部位知觉丧失、皮肤冻结变硬、肤色苍白。冻结部位融化后皮肤可呈红色、暗红色、青紫色甚至青灰色，局部充血、水肿；出现轻至重度刺痛或烧灼样痛，甚至出现感觉减退或消失；可出现浆液性水疱或血疱；患处结痂后形成痂，脱落形成溃疡；可形成干性坏疽，亦可继发感染形成气性坏疽或湿性坏疽。

1. 冻伤部位　冻伤多发生在身体的末梢部位，主要为四肢末端，下肢冻伤最多见（约占一半以上），其次为手、耳、鼻，面颊也占一定比例。冻伤常为两侧对称发生，且足部冻伤往往先于其他部位发生。有报道 843 例住院冻伤患者中，下肢冻伤和上肢冻伤分别占患者总数的 53% 和 47%；多数为双侧同时冻伤，如 41% 为双手冻伤，55% 双下肢冻伤，10% 双手和双下肢同时冻伤，14% 双耳冻伤。

冻伤的部位不局限于手和足部。职业性接触引起冻伤的原因，多是制冷剂、液态气体的泄漏。如因氯仿泄漏，皮肤沾有氯仿溶液而冻伤，头面部、胸腹部、臀部四肢皮肤冻成紫红色，总面积45%。乘运液氮的汽车，汽车相撞后液氮溅出，冻伤上下肢，背部及臀部，面积 5%～35%。

2. 冻伤损伤程度　与冷暴露时的环境温度、风速、持续冷暴露时间以及着装情况、冷习服情况等有关。冻伤按照病理程度分为Ⅰ度、Ⅱ度、Ⅲ度和Ⅳ度冻伤。Ⅰ～Ⅱ度为轻度冻伤，主要损伤皮肤；Ⅲ～Ⅳ度为重度冻伤，主要损伤皮肤、皮下、肌肉和骨骼。在冻结状态下，患部的临床表现为皮肤呈灰白色，触之冷、硬，运动正常或受限，感觉丧失。冻结融化后，各度冻伤的临床表现有明显不同。一般情况下，多见Ⅰ、Ⅱ度冻伤，Ⅲ度冻伤较少，Ⅳ度冻伤更少。

Ⅰ度冻伤：损伤表皮层，可自愈。常由短时间冷空气暴露或接触冷物体所致。早期症状为肤色白，运动正常。复温融化后，皮肤呈红色或微紫红色，局部热，有轻度刺痛或烧灼感，2~3 小时内出现水肿，无水疱。5~10 天内表皮脱屑，长者可持续 1 个月。7~10 天痊愈，不留瘢痕。有时在数周或数月仍有局部多汗和冷敏感等后遗症。

Ⅱ度冻伤：损伤表皮和真皮，以明显的充血、水肿和水疱为特点。冻结融化后，皮肤呈红色或暗红色，明显水肿，触之有灼热感；局部疼痛、跳痛、刺痛较剧，持续 3~10 天；融化后 12~24 小时出现较大澄清浆液性水疱，水疱内充满橙黄或粉红色透明液体，往往连成片，水疱底呈鲜红色。如无合并感染，症状逐渐减轻，水疱干燥后形成较薄痂皮，脱痂后痊愈。病程约 3 周，无组织丢失。可留有长期的感觉神经病变，常伴有明显的冷过敏。无组织丢失。

Ⅲ度冻伤：损伤全层皮肤和皮下组织。冻结状态下，冻区皮肤肤色苍白，触之冷、硬、无感觉，运动受限。冻结融化后，冻区肤色转为紫红或青紫色，温度较低，明显水肿；感觉迟钝或消失；冻后 12~24 小时出现较大、散在的厚壁血性水疱，疱底呈暗红色，感觉迟钝。水肿一般 5~6 天后消退。如无继发感染，水疱逐渐干燥，可造成全层皮肤和皮下组织坏死，形成较厚痂皮，脱痂后可形成瘢痕，局部渗出较多。可见骨－筋膜室综合征。如继发感染，可出现湿性坏疽或气性坏疽。干性坏死出现坏死组织分界线的时间一般需要 1~2 个月，从坏死组织完全脱落，健康肉芽的出现和上皮形成，往往需要 2~3 个月以上的时间，组织坏死后留有瘢痕，影响功能。

Ⅳ度冻伤：伤及全层皮肤及其下的神经、肌肉、骨骼等深层组织。复温前呈冰冷蜡状，无自主运动能力。复温后冻区皮肤为紫蓝色或青灰色，皮肤温度低，中度水肿，感觉丧失；仅有少数小的厚壁血性水疱，疱液咖啡色、疱底污秽，严重时无水疱，局部渗出多；被动运动恢复，但肌肉固有功能缺失。冻区无感染时，冻后 2~3 周冻区逐渐干燥变黑，组织干性坏死（木乃伊化），45 天才能确定坏死分界线，坏死组织自行脱落形成残端或需截肢，病程约 2~3 个月。如合并感染形成湿性坏疽，甚至发生气性坏疽。因为肌肉、骨骼等均发生坏死，可导致截肢致残废。

四、诊断及鉴别诊断

1. 诊断　根据《职业性冻伤的诊断》（GBZ/T 278—2016）进行诊断，标准中规定：根据明确的在低于 0℃ 的寒冷环境作业史，或短时间接触介质（制冷剂、液态气体等）的职业史，具有受冻部位冻结时和（或）融化后的临床表现，参考工作场所职业卫生学调查以及实验室检查结果，综合分析，并排除其他原因所致类似疾病，方可诊断职业性冻伤。

（1）依据冷暴露史、临床症状与体征，一般并无困难。冻伤的诊断首先要确定冻伤的严重程度。由于组织冻伤过程具有高度的可逆性，早期很难从外观上分清重度损伤和坏死。

（2）实验室检查　影像学检查可早期判断冻伤的程度，如平片可以显示软组织肿胀、骨质疏松和骨膜炎等，还可发现骨与关节软骨损伤所致关节异常、感染性骨关节炎以及末端指趾骨的情况。早期动脉造影可发现血管分支血流变化情况。磁共振或血管增强磁共振技术能够早期直接确定血管阻塞、周围软组织缺血界线，从而能够早期进行手术清创覆盖。用^{99m}锝亚甲基磷酸盐作骨扫描，在冻伤后 2 小时内即可判断其存活范围。

（3）职业性冻伤的诊断以冻伤程度、冻伤面积、痊愈后可能造成的组织丢失与功能障碍程度为依据综合进行诊断与分级，分为一级、二级、三级和四级冻伤。

一级冻伤：具备以下任何一项者：①Ⅰ度冻伤；②Ⅱ度冻伤面积<10%。

二级冻伤：Ⅱ度冻伤面积≥10%且<50%。

三级冻伤：具备以下任何一项者：①Ⅱ度冻伤面积≥50%；②Ⅲ度冻伤面积<10%。

四级冻伤：具备以下任何一项者：①Ⅲ度冻伤面积≥10%；②Ⅳ度冻伤；③冻伤造成任一指（趾）缺损或功能障碍；或耳、鼻任一部位损伤；④冻伤同时伴有严重心、肺、肾脏等任一脏器功能损害。

2. 鉴别诊断　根据严寒环境或介质职业接触史，职业性冻伤通常可明确诊断。但是要注意职业性冻伤与冻疮的鉴别，主要根据受冻部位初期和复温融化后的症状和体征进行鉴别。

职业性冻疮：非冻结性冷伤，发病机制较为复杂，缺血-再灌注损伤在其发病中发挥重要作用。发病早期患病部位皮肤灰白或苍白、感觉消失，局部麻木，皮肤浸软、可出现轻度水肿、无冻结，常不能触及脉搏搏动。脱离冷环境或复暖后，患处皮肤开始明显充血、水肿，可出现痒感和严重烧灼痛，肢体近端感觉恢复而远端未恢复，可有水疱。患肢血管充盈、脉搏搏动有力。发病 8 小时后仍不能触及脉搏者多为严重深部冷伤。随着时间延长，患处红肿热痛减轻、患肢远端仍冷。内、外环境因素引起肢体冷却，刺激因素消除后肢体长时间持续冷敏感性增高，是突出的症状。持续、明显的感觉丧失不多见，但小范围的麻木可伴伤员终生。少数重伤员的水肿可导致反复真菌感染。重伤员可有干性组织坏死。

五、治　疗

1. 现场急救　立即脱离寒冷环境或低温介质，移至防风保暖场所，采取保暖措施。对处于冻结状态的伤部，只有确认融化后无再次冻结危险时，方可采取温水快速复温措施，直至指（趾）远端皮肤潮红、肢体变软。后送过程中注意保暖，防止外伤。如无温水快速复温条件，可立即后送医疗单位救治。如既无温水快速复温条件，又无法快速后送时，可利用救护者的体温实施复温进程。但严禁采用拍打按摩、冷水浸泡、冰雪搓擦或明火烘烤等方法复温。伴有眼、呼吸道损伤或化学性中毒时，参照相应诊断标准及处理原则或请专科医师诊治。

2. 快速复温　对患者快速进行复温是最根本的救护措施。一般冻伤的标准初始治疗是在 40~42℃ 的水中浸浴 15~30 分钟进行快速复温。但根据损伤的部位不同，在实施上应采用不同的方法：若为单个肢体的损伤，可采用小型容器进行，损伤的肢体需完全浸于复温液体中；若为无法实现浸浴的部位（如耳、鼻等），可采用温热的湿性敷料覆盖；若为多发部位，可采用烧伤浸浴设备对患者进行全身的浸浴复温治疗。在复温过程中需监测复温液（复温敷料）的温度，将其严格控制在 40~42℃；复温液可采用生理盐水，不推荐应用酒精、碘伏等对创面有刺激性或可能使创面着色的消毒物品。可将患者浸入温度适宜的温水中，浸泡的时间不宜过久，当患者冻伤皮肤渐渐由青紫转为红润，恢复规则的心跳及呼吸后即可脱离热水环境。如果现场找不到温水，救护人员可将患者用棉被或毛毯裹住，将热水袋或暖壶置于其腋下及腹股沟处。救护人员也可利用自身的体温来进行热量的传输，以自己的胸部、腹部、腋下等温暖处贴紧冻伤人员。并通过进饮食补充热量。急救过程中，要防止冻伤部位发生二次机械性损伤，搬动时要小心，以免引起骨折。对于局部的冻伤可用温水浸透毛巾进行局部热敷。

3. 创面处理　浅度冻伤：首次复温后，浅度冻伤通常需采用包扎疗法。若创面内出现水疱，需要行疱液引流，并保留完整水疱皮，每日行消毒换药及浸浴治疗（详见第 4 条）。创面局部可选择生长因子类的药物外用，以促进其自身修复。若无感染，浅度冻伤创面通常可在 2 周左右自行愈合。

深度冻伤：首次复温后，若创面内出现血疱，除非张力极高，否则可暂不予引流处置，待其自行吸收。深度冻伤创面在伤后 3~4 天，通常也需行包扎治疗，可不采用外用药物，仅以干洁的敷料包扎。3~4 天后，创面逐渐出现干性坏死，此时创面可开始采用暴露治疗。深度冻伤很难自行愈合，若采用保守治疗方案，需 3 周以上的时间，且后期会出现瘢痕；绝大多数的深度冻伤创面，在坏死界限清楚后，需行手术治疗。

4. 手术治疗　在明确出现局部循环损伤或出现骨筋膜室综合征后才进行切痂，只有痂下感染不能用药物控制时才进行早期清创手术。通过临床实验观察，Ⅲ度冻伤患者如无继发感染，大多在伤后 30 天左右可以脱痂愈合，Ⅲ度、

Ⅳ度冻伤在伤后 45 天坏死已基本定型，难以再恢复，若不及时手术，容易并发气性坏疽等严重感染。一般认为冻伤截肢时机一般在冻伤后 30~45 天为宜。目前，通过放射性核素扫描技术以及磁共振技术，能够早期确定损伤范围，采用皮瓣及游离皮瓣技术覆盖骨骼及神经肌腱，最大限度地保存肢体长度及功能。

5. 其他处理

（1）感染的防治：可用无菌生理盐水反复冲洗创面，擦干后局部按照冻伤的程度采用包扎或暴露疗法。及时进行细菌培养，根据培养的结果合理适当使用抗生素。

（2）水疱的处理：小的水疱可不处理，待其自行吸收；大的水疱和血性水疱需切开引流，但要保留皮片以保持水疱皮的完整，促进结痂；坏死组织、局部病灶要及时给予清创换药，警惕坏疽的发生。

（3）抗血栓治疗：根据病情早期应用链激酶溶栓具有显著效果，特别是在冻伤后 24 小时内积极进行溶栓，可有效地降低截肢的可能性。研究还发现使用血小板抗凝剂异布诺芬或己酮可可碱联用阿司匹林可显著减轻组织损伤。

（4）镇痛治疗：局部疼痛较轻者给予盐酸曲马多或非甾体类等镇痛药。疼痛剧烈者应给予哌替啶或吗啡肌内注射。同时加强心理辅导，安慰患者情绪。

（5）其他治疗：①高压氧治疗能有效减少组织坏死范围，降低截肢的可能性。②真空负压吸引主要应用在局部表层的冻伤创面，能有效防止创面感染，保持创面清洁，促进皮岛生长，有效缩短愈合时间。③局部冻伤创面给予神经阻滞药麻醉，能缓解疼痛，改善血管紧张度，防止血栓形成，减轻炎症反应。④红光治疗仪是通过对生物体产生光化学作用，使细胞线粒体的过氧化氢酶活性增加，促进细胞再生和伤口的愈合。另外，还应给予保护脏器、营养支持、适当锻炼、精神心理等干预。

（6）其他：如需劳动能力鉴定，按 GB/T 16180 处理。

六、预　　防

1. 做好防寒和保暖工作　应按《工业企业设计卫生标准》和《采暖、通风和空气调节设计规范》的规定，在寒冷作业环境，为工作人员提供采暖设备，使作业地点保持合适的温度。

2. 注意个人防护　对于低温作业环境，应注意工人手、脚和头部的御寒。低温作业人员的御寒服装面料应具有导热性小，吸湿和透气性强的特性。在潮湿环境下劳动，应发给橡胶工作服、围裙、长靴等防湿用品。工作时若衣服浸湿，应及时更换并烘干。教育、告知工人体温过低的危险性和预防措施：肢端疼痛和寒战（提示体温可能降至 35℃）是低温的危险信号，当寒战十分明显时，应终止作业。劳动强度不可过高，防止过度出汗。禁止饮酒。

3. 增强耐寒体质　人体皮肤在长期和反复寒冷作用下，会使表皮增厚，御寒能力增强而适应寒冷。故经常冷水浴或冷水擦身或较短时间的寒冷刺激结合体育锻炼，均可提高对寒冷的适应。此外，适当增加富含脂肪、蛋白质和纤维素的食物摄取。

4. 既往有冻伤史、雷诺病、闭塞性血管病、慢性肺疾病和周围神经病患者不宜从事严寒地区户外作业。

七、案例分析

患者，男性，36 岁。

1. 职业史及职业病危害因素接触史　1997 年 6 月 16 日上午 8 时，患者未作任何防护，给某海上平台中央空调压缩机添加氟利昂。当他旋开一压缩机滤嘴螺丝时，空调压缩机内的氟利昂泄漏，喷至其右手（接触时间约为 1 分钟），患者顿时觉右手冰凉，部分皮肤变为苍白，并迅速变为紫色。因无明显不适，戴上橡胶手套后继续工作。1 小时后，去医务室就诊。

2. 临床表现　患者神志清醒，无胸闷、气促等中毒症状。体温、呼吸、脉搏、血压正常，心肺正常。右手可见：掌背、腕背、前臂桡侧部分皮肤呈紫褐色、呈片状，面积约为 2.5cm×12cm，未见水疱，无明显红肿。

3. 治疗　入院后，予以温水冲洗患肢后，采取暴露疗法，保持创面清洁干燥；肌注 TAT 预防破伤风，口服阿莫西林，预防继发感染。第 4 天，部分紫褐色皮肤开始脱落，露出光滑、红嫩的新生皮肤。第 10 天，受损皮肤完全脱落，露出红嫩的再生皮肤；在愈合过程中，创面始终干燥、无渗出、无红肿，无继发感染。在冻伤后第 15 天，新生的皮肤与正常皮肤比较，除新生的皮肤有少许色素沉着外，无明显差别，痊愈。

4. 诊断　氟利昂致右手皮肤 Ⅰ 度冻伤。

5. 案例分析　冻伤，即局部冻结性冷伤，指接触严寒环境，导致身体局部组织温度低于组织冻结温度（-3.6～-2.5℃，亦称生物冰点），局部组织经冻结和融化过程而导致的损伤，其特点是组织细胞发生冻结。冻伤的主要病因有低温、潮湿，也与风速、防寒保暖管理措施、耐寒能力及适应能力有关。寒冷地区低温下作业，或接触介质（如制冷剂、液态气体等）时，均有发生职业性冻伤的可能。工业上引起冻伤的常见制冷剂包括：二氧化碳（干冰）、液氮、液氨、氟利昂等。由于沸点低，瞬间蒸发，降温迅速，如果防护不当，就有可能因接触到制冷剂造成意外冻伤。人体在低温环境暴露时间不长时，能依靠温度调节系统，使人体深部温度保持稳定。但暴露时间较长时，中心体温逐渐降低，就会出现一系列的低温症状：出现呼吸和心率加快，颤抖等，接着出现头痛等不适反应。当中心体温降到 30~33℃时，肌肉由颤抖变为僵直，失去产热的作用，将会发生死亡。长期在低温高湿条件下劳动（如冷冻库工人）易引起肌痛、肌炎、神经痛、神经炎、腰痛和风湿性疾患等。

本例中氟利昂属多卤烷烃类，是致冷剂，可致机体冻伤。本例患者了解氟利昂这些危险性，但是抱侥幸心理，不按公司规定戴供氧式面具及橡胶手套，违规操作，是导致冻伤事故的主要原因。本例患者，考虑到海上平台工作环境差，易于发生继发感染，故予以 TAT、阿莫西林预防感染。整个愈合过程创面修复良好、无并发症、无继发感染，愈合较快，取得较好的疗效。

第四节　气　湿

空气湿度是表示空气中水汽含量和湿润程度的气象要素，在一定的温度下在一定体积的空气里含有的水汽越少，则空气越干燥；水汽越多，则空气越潮湿。在此意义下，常用绝对湿度、相对湿度、比较湿度、混合比、饱和差以及露点等物理量来表示。

气湿是指生产环境中的相对湿度。相对湿度（relative humidity），用 RH 表示，指空气中实际水汽压与当时气温下的饱和水汽压之比的百分数表示，取整数。气湿作为工作场所中气象条件的一个重要因素，研究发现其对劳动者的健康影响与气温共同起相加作用，而职业病目录中也未有气湿所致职业病的明确规定，本节只对其进行简单的介绍。

1. 低气湿　相对湿度 30% 以下。

（1）冬季的高温车间可能会出现低气湿的情况。

（2）低气湿会导致劳动者皮肤干燥，鼻窦和喉咙刺激，以及眼睛瘙痒等身体不适。长时间生活在低湿度环境下还会造成呼吸道黏膜干燥发炎。湿度低也会危及眼睛和皮肤，眼睛干涩不舒服，损伤皮肤。

2. 高气湿　相对湿度 80% 以上。

（1）高气湿主要来自水分的蒸发和蒸汽的排放。高气湿环境在纺织、缫丝、印染、造纸、制革、屠宰以及潮湿的矿井等作业场所可见，同时这些环境中工作岗位温度较高，两个因素会在致病上起相加作用。

（2）高气湿的不良影响：如导致睡眠困难，容易滋生各种霉菌，有害细菌和尘螨等。释放进空气的霉菌孢子还会诱发过敏，哮喘发作，刺激眼睛、鼻子或喉咙，及引起其他呼吸道疾病。如果已经患有呼吸道疾病，空气湿度过大的危害更大。

（陈青松、严茂胜）

参考文献

1. 金泰廙，王生，邬堂春，等. 现代职业卫生与职业医学. 北京：人民卫生出版社，2011.

2. 金泰廙. 职业卫生与职业医学. 第 7 版. 北京：人民卫生出版社，2012.

3. 赵金垣. 临床职业病学. 第 2 版. 北京：北京大学医学出版社，2010.

4. 何凤生. 中华职业医学. 北京：人民卫生出版社，1999.

5. 彭开良，杨磊. 物理因素危害与控制. 北京：化学工业出版社，2006.

6. 肖启华，陈嘉榆. 氟里昂致皮肤冻伤一例报告. 中国职业医学，1997（6）：29.

7. 唐仕川，邢娟娟，张超，等. 高温职业危害风险分级与分级管理研究. 中国安全生产科学技术，2015（7）：156-161.

8. 白瑞. 高温作业危害及其防护. 现代职业安全，2012（7）：32-33.

9. 夏玉静，刘嘉赢，黄金祥，等. 职业性冻伤诊断标准的制订. 中华劳动卫生职业病杂志，2016，34（10）.

10. 职业性中暑诊断标准：GBZ 41—2002.

11. 职业性冻伤的诊断：GBZ 278—2016.

12. 李涛，郝岱峰，柴家科. 冻伤防治研究进展. 人民军医，2009，52（7）：467-468.

13. 林文敏，林燧，等. 某市冷冻厂低温作业工人健康影响调查. 中国职业医学. 2007，34（4）：351-352.

14. 张学东，蒋东旭. MEBT/MEBO 治疗特殊部位轻度冻伤 120 例临床分析. 中国医药指南，2012，10（3）：85-86.

15. 王玉山，曲延生，于振邦. 局部冻伤的治疗体会（附 38 例报告）. 中国伤残医学，2001，9（4）：18-19.

第三章 异常气压所致疾病

第一节 概　述

　　不良的物理因素包括异常气温、异常气压、噪声、振动和放射线等因素，异常气压指高于或低于正常大气压的情况。职业接触高气压的工种很多，如潜水作业人员，水下环境对人体来说毕竟是严酷的异常环境，如呼吸气体的供应、静水压、水温、水的密度和阻力、光和声在水中的传播等因素，都与正常大气压的情况迥然不同。在许多因素作用下，机体会产生相应的反应，还可能发生特殊的病症或创伤，即潜水疾病，其中因压力变化过速所致的疾病为减压病。水下作业时，身体每下潜10m，大致相当于增加一个大气压的压力，所增加的压力称附加压。附加压和地面大气压的总和，称总压或绝对压。沉箱作业所承受的压力，一般为0.10~0.30MPa。机体在高气压环境下，肺泡内各种气体分压随之增高，并立即与吸入压缩空气中各种气体的分压相平衡。氮在体液内的溶解量与气压高低和停留时间长短成正比。当人体由高气压环境逐步转向正常气压时，体内多余的氮便由组织中释放而进入血液；并经肺泡逐渐缓慢地排出体外，无不良后果。当减压过速，超过外界总气压过多时，就无法继续维持溶解状态，于是在几秒至几分钟内以气泡形式聚积于组织和血液中；减压愈快，产生气泡愈速，聚积量也愈多。在减压病的发病机制中，气泡形成是原发因素。

　　航空病又称高空减压病，是减压病的一种类型。人自地面迅速上升到8000米以上高空，即由正常的一个大气压上升至低于一个大气压而又无适当防护的空间，空气中氮分压骤然下降，体液和组织中释放出的氮不能及时排出体外，而存留在组织和血液中，形成气泡。另一种异常压力环境是指低于正常大气压的情况，如在高原地区从事职业活动，因低氧环境可以导致高原病。

在职业病诊断标准体系中，与压力变化相关的职业病有三种：减压病、高原病和航空病，相对应的现行诊断标准分别是《职业性减压病诊断标准》（GBZ 24—2006）、《职业性航空病诊断标准》（GBZ 93—2010）、《职业性高原病诊断标准》（GBZ 92—2008），新版《职业性减压病的诊断》（GBZ 24—2017）修订已于 2017 年 9 月 30 日发布，2018 年 4 月 1 日开始实施。本章节重点介绍高原病、航空病和减压病的职业接触、致病机制、临床诊治和主要的预防措施。

第二节　高　原　病

职业性高原病是在高原低氧环境下从事职业活动所致的一种疾病。高原低气压性缺氧是导致该病的主要病因，机体缺氧引起的功能失代偿和靶器官受损是病变的基础。临床上根据发病急缓可分为急性和慢性高原病，转至低海拔地区后可获改善。

一、接触机会

随着高原地区的经济开发和国防建设的发展，进入高原的人群日益增多，由平原进入高原的各类建设人员、边防战士，以及世居高原者登上海拔更高的地区时均可发病。

二、致病机制

1. 机体对高原低氧的习服与适应　高原环境有多种因素作用于人体，如低氧、低温、低湿、紫外线辐射强及气候多变等，其中低氧是产生损伤作用的最关键因素。在高原地区，由于大气中氧分压降低，大气与肺泡中氧分压之差随海拔高度的增加而逐渐缩小，直接影响肺泡气体交换，引起血红蛋白结合氧量减少，向组织内释氧功能亦发生障碍，导致缺氧。初登高原或高原居民进入海拔更高的地区时，低氧可通过外周化学感受器（主要为颈动脉体）刺激呼吸中枢引起通气增加，使机体吸入更多的氧气进行代偿，此过程即人体对高原低氧的适应过程，约经 1~3 个月，可逐渐过渡到稳定适应，称为"高原习服（altitude accliamtization）"。一旦此种适应过程失偿，则会发生急性或慢性高原病。

人体对高原习服的快慢和好坏，与进驻高原的速度及体力负荷有关。此外，精神紧张、疲劳、营养不足、低温、感染、生活习惯和个体差异等因素对高原习服也有较大影响。

2. 高原脑水肿（high altitude cerebral edema）　　高原脑水肿是以脑水肿、昏迷为特征的急性高原反应，其发生是机械性因素与化学性因素共同所致。

机械因素主要有：低压低氧引起神经细胞内钠泵和离子运转失常，钠离子在细胞内积聚，脑细胞能量代谢障碍、细胞内渗透压上升；低压低氧引起脑血管代偿性扩张，通透性增加，液体渗出过多，脑脊液循环不畅，压力增加，引起颅内压增高；脑血流量增多，流体静压增高，细胞间液积聚过多，引起间质性脑水肿。

化学因素则主要是低氧诱导一些能影响通透性的化学介质，如缓激肽、组胺、花生四烯酸、氧自由基以及一氧化氮等化学介质的释放，其中尤其是低氧造成的自由基大量生成，更可通过脂质过氧化反应，造成细胞膜结构损伤，导致血脑屏障通透性增高，也加重脑水肿。近年来发现血管内皮生长因子（VEGF）也是引起脑血管通透性增强的强效因子；而高原缺氧可引起脑内VEGF含量升高，使脑血管内皮细胞间的紧密连接的结构和功能蛋白的表达异常，造成脑血管内皮通透性增加。

3. 高原肺水肿（high altitude pulmonary edema）　　高原肺水肿是急性缺氧引起的以肺动脉高压、毛细血管通透性增强、肺循环液体漏至肺间质和肺泡为特征的一种急性高原反应。其发病机制较为复杂，目前尚未完全阐明。下述机制可能与高原肺水肿发病有关：①低压低氧使肺小动脉收缩引起肺动脉压增高，导致肺泡气—血屏障发生非炎性渗漏，屏障通透性增加，大量液体进入肺间质和肺泡，肺泡上皮对进入间质液体的主动重吸收和消散功能障碍，使肺泡内液体过度积聚。②低压低氧时交感神经兴奋，儿茶酚胺分泌增多，外周血管收缩，血液被动进入肺循环；肺循环血栓栓塞和肺小动脉分布不均匀，低压低氧和肺动脉压等因素损伤毛细血管，使毛细血管壁通透性增强。③低压低氧时抗利尿激素分泌增多和肾素-血管紧张素-醛固酮系统活动增强，醛固酮分泌增多导致水钠体内滞留。

4. 红细胞增多症　　红细胞增多症是造血系统对高原缺氧的一种慢性病理性高原反应。长期低氧性肺泡通气不足，通气与血流比值下降，氧弥散距离增加，致使机体摄氧能力减弱，血氧饱和度下降，出现显著的动脉低氧血症。由于组织长时间缺氧，肾脏促红细胞生成因子产生增多，使血浆中促红细胞生成素原变为促红细胞生成素，刺激骨髓红细胞生成增多，使单位容积血液内红细胞数和血红蛋白量增加。另外，红细胞数的过度代偿增生，进一步引起血液黏稠度增加，血流缓慢，加重低氧血症，刺激肾内、外促红素的生成和分泌，加重病情。

5. 高原心脏病　　高原心脏病是长期缺氧直接或间接累及心脏而引起的心脏损伤，也属于一种慢性病理性高原反应。发病的主要环节是缺氧引起的，称为"高原心脏病"。低氧促进大量的缩血管介质如内皮素（ET-1）、血管内皮因子、白介素（IL）、血小板活化因子（PAF）等释放，使肺血管收缩，血管阻力增加，是肺动脉高压的病理基础。长期慢性低氧，通过神经、体液反射，引起肺小动脉痉挛，血管平滑肌增殖，肺血管重构，致肺小动脉肌层增厚，甚至发生肺小动脉硬化、肺循环阻力增大，管腔狭窄，是肺动脉高压的解剖学基础。以上原因都可引起右心室后负荷增加，导致右心室肥厚；还有红细胞增多，血液黏滞度增高，促进肺动脉压增高，也是部分高原心脏病患者右心室扩大的原因。另外，高原缺氧对心肌及传导系统的直接损害，也是高原心脏病的重要原因。

三、临床表现

高原病多发生于初登高原时，特别是登高过程中和登上高原的最初几天内，称为"急性高原病（acute high altitude disease）"，机体逐渐适应后，发病随之减少；但个别人由于代偿功能差，也可以发展为具有器质性病变的"慢性高原病（chronic high altitude disease）"。

（一）急性高原反应

初入海拔3000m以上地区，大多数人都可出现高原反应症状，多在到达高原数小时或数日内发生。主要症状为头痛、头昏、失眠、食欲不振、恶心、呕吐、胸闷、气短、发绀、乏力、尿少等，头痛常为前额痛，经常伴有眩晕，头痛严重时可有视力障碍，但眼底检查正常。有些可出现口唇和甲床发绀及手、足和颜面水肿、麻木等。经过休息或1~2日之后可自愈；严重病例可发展为高原肺水肿或高原脑水肿。

（二）急性高原病

1. 高原脑水肿　高原脑水肿多见于快速进入4000m以上地区者，发病率约为1%~3%，死亡率较高。常于夜间急性发病，过重的体力负荷、感冒、极度困乏、呼吸道感染是主要诱因。临床表现为颅内压增高（剧烈头痛、恶心、频繁呕吐、脉搏缓慢、血压上升、视乳头水肿等）及一系列神经精神症状。早期（昏迷前期）临床上常有三种类型。①以抑制表现为主的渐进型：主要表现为萎靡不振、表情淡漠、生活懒散、嗜睡等。②以兴奋表现为主的急发型：多在24小时内转入昏迷期。主要表现为欣快多语、情绪高亢、精神恍惚、注意力不集中、定向力、判断力障碍、烦躁不安、易激怒、时哭时笑、拒绝治疗、甚至寻衅滋事、殴人毁物，往往在兴奋中突然倒地昏迷。③无前驱表现的暴发型：在急剧活动中突然倒地、四肢抽搐、颈项强直、大小便失禁、人事不省。以上三种类型如不及时治疗，最终都进入昏迷。昏迷后，可出现抽搐、呕吐、大小便失禁、尿潴留；重者可见呼吸不规则、瞳孔对光反射迟钝，有时出现病理反射、视盘水肿和出血等。脑脊液正常，但压力可稍偏高。

2. 高原肺水肿 高原肺水肿是常见致命的急性高原病，多发生在快速进入3500m以上地区时，寒冷、上呼吸道感染、过度劳累、过量饮酒、精神紧张及重症急性高原反应是主要诱因。常见于25岁以下男性，发病率为0.5%~1.5%。通常在进入高原后12~42小时发病，多在夜间睡眠时起病，可能与平卧时回心血量增多和低氧血症加重有关。病情进展快、对机体危害大，如救治不及时，可在短时间内（12小时）病情恶化，甚至死亡。多数发病初期有头痛、头昏、全身无力、食欲不振、精神萎靡等急性高原反应症状，继之出现咳嗽、心慌、气促、胸闷，最显著特征是咯出白色泡沫痰或粉红色泡沫痰，痰量少则几口，多至大量从鼻口涌出。突出体征表现为肺部湿啰音，以双肺占绝大多数，前后左右布满大中小水泡音，伴有痰鸣，其他表现有唇、舌、耳垂、指甲、颜面不同程度发绀，部分患者心尖区或肺动脉瓣区有Ⅱ~Ⅲ级吹风样杂音或奔马律，肺动脉瓣第二心音亢进或分裂。如有剧烈头痛、眩晕、复视、呕吐、谵妄、烦躁等神经精神症状时，提示可能合并脑水肿。

（三）慢性高原病

1. 高原红细胞增多症 多发生于海拔3000m以上地区，海拔为4800m时，该病发病率可达70%。症状主要有头痛、头昏、耳鸣、乏力、气短、胸闷、睡眠障碍、局部感觉异常等。体征主要表现在口唇、面颊部、耳轮边缘、指趾、甲床等部位呈青紫色，眼结膜充血，皮肤紫红、静脉扩张等。实验室检查可见红细胞增多，血红蛋白增高，白细胞总数及分类变化不大。此外，毛细血管脆性增加，血液黏滞度明显增大。骨髓检查显示红细胞系统增生活跃，以中、晚幼红细胞增生为明显。

2. 高原心脏病 多见于海拔较高地区（>3000m），移居者往往在进入高原6~12个月后发病。起病隐匿，发展缓慢，主要表现为乏力、心悸、胸闷、头昏、疲乏、呼吸困难、咳嗽等症状。体检常有呼吸急促、发绀、肺动脉瓣第二音亢进或分裂，重症者出现尿少、颈静脉充盈或怒张、肝大、下垂性水肿等右心衰竭体征。胸部X线检查可见肺动脉段和圆锥隆突、肺纹理增粗紊乱；右室增大多见，偶见全心增大。心电图可见右室肥厚、心肌劳损、不完全性右束支传导阻滞、心律失常及多发性期前收缩，并可见肺性P波。

四、诊断与鉴别诊断

（一）诊断及分级标准

我国已颁布《职业性高原病诊断标准》（GBZ 92—2008），诊断原则为：

急性高原病是近期进抵高海拔地区，因严重低气压性缺氧，发生以呼吸和中枢神经系统损害为主的急性疾病，并排除其他原因所引起的类似疾病，方可诊断。

慢性高原病应根据从业人员在海拔 2500m 以上地区工作，因长期低气压性缺氧，发生代偿性红细胞增多、心脏扩大等符合"高原转低条件"的表现，转至低海拔地区一年后，仍未恢复，结合职业卫生学调查，并排除其他病因引起的类似疾病后，方可诊断。

1. 急性高原反应　由低海拔进抵高海拔地区数小时到数天内出现头痛、头昏、恶心、呕吐、心悸、胸闷、气短、发绀、乏力、食欲不振、睡眠障碍、尿少等；经休息或对症处理后，上述症状数日内可缓解或消失。

2. 急性高原病

（1）高原脑水肿：急速进抵海拔 4000m 以上（少数人可在海拔 3000m 以上）高原，具有以下中枢神经系统表现之一者：

1）可伴有不同程度精神症状（如表情淡漠、精神忧郁或欣快多语、烦躁不安等），或有步态蹒跚、共济失调。

2）不同程度意识障碍（如嗜睡、朦胧状态、意识浑浊，甚至昏迷），可出现脑膜刺激征、锥体束征。

3）眼底检查出现视乳头水肿和（或）视网膜渗出、出血。

（2）高原肺水肿：近期抵达海拔 3000m 以上高原，具有以下表现之一者：

1）静息状态时出现呼吸困难、发绀、咳嗽、咳白色或粉红色泡沫状痰，肺部出现湿性啰音。

2）胸部 X 线检查显示，以肺门为中心向单侧或双侧肺野的点片状或云絮状阴影，常呈弥漫性、不规则分布，亦可融合成大片状；可见肺动脉高压及右心增大征象。

3. 慢性高原病

（1）高原红细胞增多症：在具备男性 Hb≥210g/L、女性 Hb≥190g/L（海拔 2500m 以上）或男性 Hb≥180g/L、女性 Hb≥160g/L（海拔 2500m 以下）的条件下，再按症状、体征严重程度"计分"（见附录），以确定诊断分级：

1）轻度高原红细胞增多症：累计计分 3~7 分。

2）中度高原红细胞增多症：累计计分 8~11 分。

3）重度高原红细胞增多症：累计计分≥12 分。

（2）高原心脏病

1）轻度高原心脏病：肺动脉平均压>20mmHg 或肺动脉收缩压>30mmHg，且胸部 X 线片、心电图、超声心动图检查有一项以上显示右心增大。

2）中度高原心脏病：肺动脉平均压>40mmHg 或肺动脉收缩压>60mmHg，右心增大、活动后乏力、心悸、胸闷、气促，并有发绀、轻度肝大、下垂性水肿，肺动脉瓣第二心音亢进或分裂等。

3）重度高原心脏病：肺动脉平均压>70mmHg 或肺动脉收缩压>90mmHg，稍活动或静息时出现心悸、气短、呼吸困难，明显发绀、肝大、下垂性水肿、少尿等。

（二）鉴别诊断

1. 急性高原反应　应与急性上呼吸道感染、急性胃肠炎等鉴别。

2. 高原肺水肿　应注意排除心肌梗死、肺栓塞、心力衰竭、肺炎等心肺疾患及鼠疫等急性传染病。

3. 高原脑水肿　应与代谢性或中毒性脑病、脑血管意外、颅脑创伤、癫痫、脑膜炎、脑炎等相鉴别。

4. 高原红细胞增多症　应注意排除肺慢性疾患，如肺气肿、支气管炎、支气管扩张、肺泡纤维变性、肺癌等引起的低氧血症等，导致的继发性红细胞增多及真性红细胞增多症。

5. 高原心脏病　应注意排除其他心血管疾病，特别是慢性阻塞性肺疾患、肺源性心脏病及原发性肺动脉高压症。

五、治　　疗

1. 急性高原反应　轻者不需治疗，一般经休息数日可自愈。对病情较重者，可给予间断吸氧及对症治疗（镇静剂、氨茶碱等）。维生素 C 和维生素 E、复方党参、红景天等也均可提高机体对低氧的耐受能力，减轻高原反应症状，对预防急性高原反应也有明显作用。

2. 急性高原病

（1）高原脑水肿：首先应绝对卧床休息，对于以兴奋性症状为主的病人，给予镇静剂、持续高流量给氧（清醒后可间断给氧）；高压氧治疗也有一定疗效；并给予50%葡萄糖、甘露醇、呋塞米、肾上腺皮质激素、ATP、细胞色素 C、辅酶 A 等，以减轻脑水肿，改善脑细胞代谢，增加能量生成，促进恢复；注意水、电解质平衡，预防感染。病情稳定后可尽速转至低海拔区继续治疗。

（2）高原肺水肿：需绝对卧床休息、保暖、注意防止上呼吸道感染，并给予充分吸氧，重者氧流量可达 6～8L/min，对治疗肺水肿至关重要。疑有心功能不全者可用毛花苷 C、呋塞米，注意观察水、电解质情况并注意补钾，烦躁不安者可适当镇静。另可早期使用地塞米松（10～20mg 稀释后缓慢静脉注射），每日 3～4 次，可减少肺毛细血管渗出，解除伴发的支气管痉挛；也可用氨茶碱250mg 稀释后缓慢静脉注射，每日两次以解除支气管痉挛和降低肺动脉压；如无低血压，可口服或舌下含化硝苯地平 10mg 以降低肺动脉压。如症状仍不缓解，可采用气管插管，持续性正压充分给氧，病情稳定后迅速转至低海拔地区。

3. 慢性高原病

（1）高原红细胞增多症：首先应避免剧烈活动，充分休息，但不宜绝对卧床，以免发生血栓和栓塞，给予间断低流量吸氧 1~2L/min，持续 1~2 小时，每天 3~4 次。使用静脉放血疗法，以保持正常血容量和黏滞度，每次 200~400ml，1 周进行 1~2 次，达到最适血细胞比容（50%~52%）后，可根据血象改为每 3 个月放血 1~2 次。还可采用血液等容稀释疗法，即每次从静脉放血 300~500ml 后输入等量的稀释液（如低分子右旋糖酐、生理盐水等），以保持血容量正常，降低血红蛋白浓度、血液黏稠度和血管阻力，加快血流，改善微循环。药物治疗仍无重大突破，研究证明，乙酰唑胺、抗凝药、内皮素受体拮抗剂、前列环素、扩血管药物、钙拮抗剂及中草药（红景天、党参、人参、银杏叶等）等药物能够部分缓解慢性高原病症状。

（2）高原心脏病：应注意充分休息，病情较轻者可坚持间断低流量吸氧；关键治疗是降低肺动脉压，常选用氨茶碱、洋地黄类药物、钙通道阻滞剂（硝苯地平、维拉帕米）、β受体阻滞剂（普萘洛尔等）。心功能不全者可给予低盐饮食、利尿剂及营养心肌药物（丹参、党参、维生素 C 等）。

确诊为"慢性高原病"人员，不应再返高海拔地区工作。需要进行劳动能力鉴定，按 GB/T 16180《劳动能力鉴定　职工工伤与职业病致残等级》标准执行。

六、预　　防

1. 进入高原前，应作好医学检查。

2. 应实施逐步登高，以逐步习服适应。

3. 进入高原后，应避免过量饮酒，多食碳水化合物、多种维生素和易消化食物。

4. 注意保暖，预防急性上呼吸道感染；发现类似高原反应症状应及时给予吸氧治疗。

5. 认真开展健康监护工作，以及时掌握职工健康状况。

七、案例分析

患者，男性，42 岁，因意识不清 10 小时，伴小便失禁 2 次，抽搐 1 次入院。患者于 2013 年 6 月到西藏日喀则地区开展援藏工作，当地海拔 3800m，当时出现头晕、头痛、失眠、鼻出血等症状，吸氧后可缓解。2013 年 12 月初回家休假 3 个月，2014 年 2 月 28 日患者休假返藏，当时不少援藏干部均出现头痛、胸闷失眠、心率加快、呼吸困难、血压升高、肺水肿等高原反应。患者也出现睡眠差等高原反应，但仍坚持工作。2014 年 3 月 15 日患者突然出现意识不清伴尿失禁及抽搐，当时立即送往日喀则地区人民医院，查头颅 CT、MRI 未见异常，诊断为"高原病，缺血缺氧性脑病，脑水肿，呼吸性碱中毒"，给予吸氧、抗炎、营养神经、脱水降颅压、止痉等对症治疗后，患者神志转清，转至上海进一步诊治。入院后查头颅 MRI：双侧额顶叶皮层下及左侧小脑半球异常信号，考虑发作后继发的缺血性改变可能大。认知功能：认知功能轻度减退。继续给予营养神经、改善认知功能、脱水、抗炎、止痉等治疗，病情好转后出院。

查体：神清，呼吸平稳，查体合作。BP：130/82mmHg，全身皮肤黏膜无黄染，口唇无发绀。双肺呼吸音清，未闻及明显干、湿性啰音。HR：78 次/分，律齐，各心瓣膜听诊区未闻及明显病理性杂音。腹软，无压痛、反跳痛，肝脾肋下未及。双下肢无水肿。四肢肌力、肌张力正常。双侧病理征未引出。

患者先后两次进入西藏海拔 3800m 环境下连续工作，第一次入藏后出现高原反应，休假 3 个月后第二次进藏后再次出现高原反应，未休息及对症处理，于 15 天时突然出现意识不清、抽搐等中枢神经系统表现，发病的特点符合急性高原脑水肿的临床表现，在排除了急性脑血管病及其他疾病后，职业性高原病诊断明确。

第三节　航　空　病

航空病是指在飞行等气压变化过程中，所引起的航空性中耳炎、航空性鼻窦炎、变压性眩晕、高空减压病、肺气压伤 5 种疾病。

一、接　触　机　会

在航空飞行环境中工作的航空人员均有机会接触前述气压变化，如：①空勤人员，包括驾驶员、领航员、飞行机械员、飞行通信员、乘务员、航空安全员；②空中交通管制员；③飞行签派员。

二、致　病　机　制

1. 航空性中耳炎　传统的观点认为，在飞机上升过程中，舱内气压下降，鼓室内气压相对增高，形成正压，此时鼓膜可略向外膨隆，正常生理情况下，能自动调节。当鼓室内、外压差达到 10~20mmHg（1.33~2.67kPa）时，咽鼓管被冲开，部分气体自鼓室内排出，鼓室内、外压力基本恢复平衡。在继续上升的过程中，舱内气压继续降低，咽鼓管可再次开放。此过程反复发生，因此在升压过程中，除非咽鼓管有严重的阻塞，一般不会引起气压性鼓室损伤。飞机下降过程中，舱内气压不断增高，鼓室内形成负压，鼓膜向内凹陷，产生耳压感和听力减退，此时，咽鼓管不能自行开放，必须主动作咽鼓管通气动作才能使之开放，让外界气体进入鼓室，使鼓室内外压力恢复平衡，鼓膜复位，耳压感及听力减退现象消失；但当中耳腔内负压增大到一定程度时，即使再做主动通气动作也难以使咽鼓管开放，鼓腔内负压不断增加，耳痛等症状也不断加重，最终导致鼓膜破裂。最近有人提出原发性耳气压伤和继发性耳气压伤的观点，指出原发性耳气压伤与下降时咽鼓管通气阻力有关，继发性耳气压伤与鼻（咽）科的炎症（Ⅰ型，如鼻窦炎鼻息肉）、畸形（Ⅱ型，如鼻中隔偏曲鼻甲肥大）、变态反应（Ⅲ型，如变态反应性鼻炎鼻窦炎）、肿瘤（Ⅳ型，如鼻窦囊肿、鼻腔鼻窦肿瘤）有关。此外，也与中耳腔的气压代谢有关（如氧吸收性航空性中耳炎）。

2. 航空性鼻窦炎　鼻窦有4对，左右对称，分别称额窦、上颌窦、筛窦与蝶窦，是与鼻腔相通的含气空腔。正常情况下，无论在飞机上升减压或下降增压过程中，鼻窦向鼻腔的开口都可保证空气自由出入，使窦腔内、外气压保持平衡。如果因为窦腔黏膜发炎肿胀或有赘生物存在而造成阻塞，外界气体不能自由进出窦腔内，会引起窦腔黏膜充血、水肿、液体渗出，产生疼痛。重者有窦腔黏膜剥离、出血。

3. 变压性眩晕　变压性眩晕亦称"压力性眩晕"，是由于在上升等气压变化过程中出现短暂的眩晕发作。由于飞行环境下外界压力突然变化，中耳建立起相对高压且两耳压力不平衡的条件下发生急性眩晕。可能与中耳相对高压导致内耳循环障碍有关。

有研究表明当外界压力变化而产生中耳相对高压时，内耳血流明显减少，耳蜗内的毛细血管或微循环在压力上升时极易受到损害，导致内耳静脉和毛细血管内血流淤滞从而产生循环障碍，引起血氧含量降低而影响前庭系统的功能。

近期感冒病史特别是尚未彻底治愈者，也容易诱发变压性眩晕。

4. 高空减压病　高空减压病是由于在人体组织、体液中溶解生理惰性气体-氮气离析出来形成了气泡，压迫局部组织和栓塞血管等引起的一系列临床症状。症状与栓塞和压迫的部位有关。

必须指出，高空减压时出现体内氮气过饱和溶解状态，必须超过正常饱和度的2倍以上，才会从溶解状态变成气泡。一般来说，在8000m高空，人体组织及体液内溶解氮气的过饱和度是正常饱和度的2倍以上，所以8000m高度是高空减压病的阈值高度。

5. 肺气压伤　与潜水减压病肺气压伤相同。

三、临床表现

1. 航空性中耳炎　航空性中耳炎主要表现为在飞行下滑等气压变化过程

中出现耳压痛、耳闷塞、耳鸣等症状。有时为剧痛，伴有不同程度听力下降。严重者出现混合性耳聋。耳镜检查示鼓膜内陷、充血，血管扩张，黏膜充血及水肿。

耳镜检查鼓膜损伤的分度为：

Ⅰ度可见鼓膜内陷，锤骨柄及松弛部充血。

Ⅱ度除上述表现外，鼓膜周边也有充血。

Ⅲ度鼓膜呈弥漫性充血，靠近鼓膜周边的外耳道皮肤也可发红，鼓膜表面可有血痂，有时可见鼓室内有积液或积血。

Ⅳ度鼓膜破裂。

低压舱耳气压功能检查受试者在"下降"过程中出现明显的耳压痛，声导抗检查示咽鼓管功能不良，可有助于诊断。拟行耳气压功能检查前应先询问受试者有无感冒并行声导抗检查，患感冒或咽鼓管功能不良时暂缓低压舱检查。

2. 航空性鼻窦炎　主要症状为局部剧痛，额窦损伤常有眼刺激症状。患者常述下降和俯冲过程中出现前额部疼痛、流泪、眼部胀痛，甚至出现视物模糊。X射线柯-瓦氏位拍片或CT等影像学检查示窦腔模糊影。

低压舱耳气压检查受试者在"下降"过程中可出现明显的鼻窦区疼痛。拟行鼻窦气压功能检查前先询问受试者有无感冒并行鼻窦X射线拍片检查，患感冒或鼻窦X射线拍片示窦腔有炎症时暂缓低压舱检查。

3. 变压性眩晕　变压性眩晕亦称"压力性眩晕"，是由于在飞行上升等气压变化过程中出现短暂的眩晕发作。主要表现为一过性眩晕。初次患病者常伴有精神不振、工作能力下降、头晕、恶心、呕吐、出汗等。严重者出现神经性耳聋。

低压舱耳气压检查受试者在"下降"过程中出现眩晕和眼球震颤，可做诊断。

4. 高空减压病

（1）皮肤：瘙痒、刺痛、蚁走感、斑疹、丘疹、皮下出血等。

（2）关节：关节和肌肉疼痛，轻度者降至地面后症状明显减轻或消失。重度者降至地面后症状不减轻，甚至出现屈肢症，表现为上下肢大关节酸、胀、撕扯、针刺或刀割样痛，位于深层，患肢保持屈位可减轻疼痛，但局部无红、肿、热，用血压计气囊打气或局加压包扎可缓解疼痛。

（3）神经系统：脊髓受损引起的截瘫、感觉障碍、大小便失禁或潴留；脑部损伤引起头痛、感觉异常、颜面麻木、运动失调、轻瘫、偏瘫、语言障碍、记忆丧失、共济失调、情绪失常或体温升高，重者可昏迷、死亡；前庭和听觉系统受损引起的眩晕、耳鸣、耳聋；视觉系统受累时可引起复视、斜视、视觉模糊、暂时失明、同侧闪光性偏盲、视野缺失或缩小。

（4）循环系统：发绀、脉细数、四肢发凉、心前区压榨感，严重者出现低血容量性休克、播散性血管内凝血、猝死。

（5）呼吸系统：肺血管广泛气栓可伴有肺间质水肿及小支气管痉挛，引起胸部压迫感、胸骨后灼痛、不可抑制的阵发性咳嗽、呼吸困难。

（6）腹部脏器受累：可引起恶心、呕吐、上腹绞痛及腹泻。

（7）疲倦：减压病的气泡可随机累及机体各部位，且可随循环血流移位，症状可在短时间内发生变化。

上述症状、体征以皮肤瘙痒和肢体疼痛较多、较早，神经系统表现次之。

低压舱"上升"高空耐力检查，用于发现高空减压病的易感人员。应注意的是，在低压舱检查过程中，如受试者出现难以忍受的耳压痛、鼻窦区疼痛、眩晕和前庭自主神经反应，则应上升到出现症状的高度，稍做停留后以较慢的速度"下降"至地面，以免给受试者造成伤害。

5. 肺气压伤

本病起病较急，主要表现为胸痛、呼吸浅促、咳嗽，可有肺出血和咯血。严重者陷入昏迷，出现循环功能障碍。可能并发气胸、纵隔气肿。

四、诊断与鉴别诊断

（一）诊断及分级标准

根据确切的航空飞行等气压变化暴露史，具有相应的临床表现及辅助检查资料，参考职业卫生学检测结果，进行综合分析，排除其他因素后，方可诊断。

1. 航空性中耳炎 在飞行下降等气压变化过程中出现耳压痛等症状，依据鼓膜及纯音测听、声导抗检查结果，必要时低压舱检查前后的对比发现作出分级诊断。

（1）轻度：鼓膜Ⅱ度充血，纯音测试可出现传导性聋，声导抗检查 A 型或 C 型曲线。

（2）中度：鼓膜Ⅲ度充血，纯音测试传导性聋，声导抗检查 C 型或 B 型曲线。

重度：出现下列表现之一者：

1）鼓膜破裂。

2）混合性聋。

3）窗膜破裂。

4）粘连性中耳炎。

5）后天原发性胆脂瘤型中耳炎。

6）面瘫。

2. 航空性鼻窦炎 在飞行下降等气压变化过程中出现鼻窦区疼痛等症状，依据低压舱检查前后的鼻窦影像学对比发现，作出分级诊断。

（1）轻度：鼻窦区疼痛轻，影像学对比发现，鼻窦出现模糊影。

（2）重度：鼻窦区疼痛重，且伴有流泪和视物模糊，影像学对比发现，鼻窦出现血肿。

3. 变压性眩晕 在飞行上升等气压变化过程中出现眩晕等症状，依据低压舱检查前后，前庭功能眼震电图和纯音测试的对比检查，作出分级诊断。

（1）轻度：眩晕伴水平型或水平旋转型眼震，前庭功能和听力正常。

（2）重度：除眼震外，伴有前庭功能异常或神经性聋。

4. 高空减压病 在高空暴露后出现特征性症状和体征，依据临床和实验室检查，必要时低压舱检查，作出分级诊断。

（1）轻度：皮肤瘙痒、刺痛、蚁走感、斑疹、丘疹和肌肉关节轻度疼痛等，下降高度、返回地面后症状明显减轻或消失。

（2）中度：肌肉关节疼痛明显，甚至出现屈肢症，返回地面后症状未完全消失。

（3）重度：出现下列表现之一者：

1）神经系统 站立或步行困难、偏瘫、截瘫、大小便障碍、视觉障碍、听觉障碍、前庭功能紊乱、昏迷等。

2）循环系统 虚脱、休克、猝死等。

3）呼吸系统 胸骨后吸气痛及呼吸困难等。

4）减压无菌性骨坏死。

5. 肺气压伤 在飞行等情况下发生意外迅速减压后，出现呼吸道症状，依据临床检查和影像学资料作出分级诊断。

（1）轻度：胸部不适、胸痛、咳嗽等呼吸道症状，经数小时或数天可以自愈。

（2）重度：出现下列情况之一者：

1）咯血。

2）呼吸困难。

3）意识丧失。

4）肺出血、肺间质气肿或气胸。

（二）鉴别诊断

诊断航空性中耳炎时要注意和分泌性中耳炎相区别，并要注意是否有感冒及下降速度过快等诱因，此外还要注意与早期鼻咽癌、航空性牙痛相鉴别。诊断航空性鼻窦炎时要注意和慢性鼻窦炎、航空性牙痛相鉴别。变压性眩晕需与其他有类似表现的眩晕疾患如梅尼埃病、内耳先天畸形等相鉴别。高空减压病应排除缺氧、过度换气等其他因素所致类似病症。肺气压伤按标准诊断一般并不困难。

五、治 疗

（一）航空性中耳炎

1. 治疗原则　基本治疗原则是积极采取措施，以恢复鼓室内外气压的平衡。

（1）轻度

1）积极治疗原发于鼻（咽）科的Ⅱ类疾病。

2）用减充血剂滴鼻，行咽鼓管吹张。

3）用苯酚甘油滴耳止痛。

4）抗感染和口服稀化黏素类药物。

（2）中度

1）继续以上治疗。

2）耳部理疗。

3）有鼓室积液不易排出者，行鼓膜穿刺术或鼓膜切开术。

（3）重度

1）鼓膜破裂者，预防中耳感染（禁用点耳剂）。

2）神经性耳聋、面瘫者对症治疗。

3）窗膜破裂者头抬高30°~40°卧床观察，必要时行手术探查修补术。

4）粘连性或胆脂瘤型中耳炎者行手术治疗。

2. 其他处理

（1）在飞行下降等气压变化过程中行吞咽、运动下颌、捏鼻吞咽及运动软腭等咽鼓管主动通气动作。无效时佩戴面罩的飞行员可借助面罩加压，其他人员可采用捏鼻鼓气（Val-salva法）被动开放咽鼓管，但时间应控制在1秒内。

（2）当出现急性气压损伤时，应临时停飞，经治疗咽鼓管功能恢复正常再参加飞行。

（3）患继发性航空性中耳炎行鼻（咽）科Ⅱ类疾病手术治疗者，术后应经低压舱检查，耳气压功能和鼻窦气压功能均恢复正常方可恢复飞行。

（4）患航空性中耳炎反复治疗无效，在患者自愿的情况下可行鼓膜造口术，否则应终止飞行；对造成内耳损害和其他并发症者，应根据损害程度和疗效、飞行机种、飞行职务决定飞行结论。

（5）其他相似气压变化环境的职业暴露人员，参照飞行人员的处理原则执行，但采用捏鼻鼓气的时间可不必严格控制。

（二）航空性鼻窦炎

1. 治疗原则

（1）轻度

1）积极治疗原发于鼻（咽）科的Ⅱ类疾病。

2）鼻窦通气引流，减充血剂滴鼻。

3）局部理疗。

4）抗感染和口服稀化黏素类药物。

（2）重度

1）继续以上治疗。

2）可行窦口开放、血肿清除等手术治疗。

2. 其他处理

（1）在飞行下降等气压变化过程中行吞咽、运动下颌、捏鼻吞咽及运动软腭等咽鼓管主动通气动作。无效时佩戴面罩的飞行员可借助面罩加压，其他人员可采用捏鼻鼓气（Val-salva法）使窦口开放，但时间应控制在1秒内。

（2）当出现急性气压损伤时，应临时停飞，经治疗鼻腔鼻窦功能恢复正常再参加飞行。

（3）患航空性鼻窦炎经手术治疗者，术后应经低压舱检查，耳气压功能和鼻窦气压功能均恢复正常方可恢复飞行。

（4）患航空性鼻窦炎反复治疗无效者，应终止飞行。

（5）其他相似气压变化环境的职业暴露人员，参照飞行人员的处理原则执行，但采用捏鼻鼓气的时间可不必严格控制。

（三）变压性眩晕

1. 治疗原则

（1）轻度

1）积极治疗原发于鼻（咽）科的Ⅱ类疾病。

2）用减充血剂滴鼻，行咽鼓管吹张。

3）耳部和鼻部理疗。

4）抗感染和口服稀化黏素类药物。

（2）重度

1）继续以上治疗。

2）眩晕者抗眩晕治疗。

3）耳鸣耳聋者按神经性耳鸣耳聋给予相应治疗。

4）其他器质性病变所致者，针对病因治疗。

2. 其他处理

（1）在飞行上升等气压变化过程中，行吞咽等主动开放咽鼓管动作，以平衡双侧的中耳腔压力。

（2）当出现变压性眩晕时，应临时停飞，经检查治疗后，低压舱模拟飞行不再诱发眩晕者再参加飞行。

（3）患变压性眩晕经检查治疗后，低压舱模拟飞行不能消除症状者，应终止飞行；对器质性患者应根据病变损害程度、飞行机种和职务决定飞行结论。

（4）其他相似气压变化环境的职业暴露人员，参照飞行人员的处理原则执行。

（四）高空减压病

1. 治疗原则

（1）发生高空减压后，立即下降高度，并尽快返回地面。

（2）轻度高空减压病降至地面后症状消失，用面罩呼吸纯氧观察 2 小时，然后，在不吸氧条件下继续观察 24 小时后，无症状或体征出现者，可恢复一般性工作。

（3）中重度高空减压病，或高空减压病观察期间症状复发者，均立即送加压氧舱治疗。在运送过程中吸纯氧，出现休克者给予抗休克治疗。

（4）对症治疗。根据具体病情还可给予补液扩容、改善微循环、呼吸兴奋剂、强心剂、镇静剂、肾上腺皮质激素等药物治疗。

2. 其他处理

（1）对首次高空暴露人员进行全面体检，特别注意心脏彩超检查，发现卵圆孔未闭等可能右向左分流的先天性畸形者，禁止高空暴露。

（2）对可能发生高空暴露人员，进行低压舱高空耐力检查，对易感者，禁止参加高空飞行。

（3）两次高空低压舱上升之间至少要间隔 48 小时。

（4）未装备密封增压座舱或舱内余压较小的飞机进行高空飞行前，或低压舱上升高空耐力检查前，暴露人员均应进行吸氧排氮。

（5）发生高空减压病，经治疗症状消失者，在恢复一般性工作至少 48 小时以后，才可恢复飞行或体育活动；重度高空减压病治疗后有后遗症，或低气压暴露反复出现高空减压病者，应终止飞行。

（6）其他相似气压变化环境的职业暴露人员，参照飞行人员的处理原则执行。

（7）低压舱内工作人员要定期进行长骨 X 线拍片，以早期发现无菌性骨坏死。

（五）肺气压伤

1. 治疗原则

（1）迅速减压后，立即下降高度，并尽快返回地面。

（2）轻度：给予对症治疗，经数天或数周后多可自愈而完全恢复。

（3）重度：根据不同病情给予相应处理。

（4）对伴发减压病者，立即送加压氧舱治疗。

2. 其他处理

（1）肺气压伤治愈后肺功能正常者，可恢复飞行。

（2）肺气压伤治愈后遗留肺功能障碍者，应终止飞行。

（3）其他相似气压变化环境的职业暴露人员，参照飞行人员的处理原则执行。

六、预　防

1. 就业前和定期的体格检查。

2. 加强身体锻炼。

3. 遵守操作规程，改进作业方法，改善作业环境，执行国家职业卫生标准，对飞行环境中的职业危害及时进行识别、评价和控制。

4. 加强个人防护，普及航空病预防知识。

5. 加强医学监护，及时发现病人，及时处理。

七、案 例 分 析

男性，33岁，行低压舱高空耐力检查。上午8：30地面吸氧排氮60分钟（舱外约30分钟，舱内无上升高度时约30分钟），9：30进入低压舱，戴供氧面罩，吸常压纯氧，按常规检查程序上升舱内气压（相当于飞行高度），按检查程序在10000m高度应停留30分钟。停留15分钟后，该飞行员主诉心情烦躁、无力，肩部、肘部关节感觉发涩，生理监测指标显示心率95次/分，心电图无异常。主试者立即以最大安全速度下降，舱内高度降到3000m时主诉症状有所缓解，下降到地面高度后仍主诉头晕、乏力，肩部、肘部关节有异常感觉，颈部胸部四肢皮肤有异常感觉，安静休息后症状未缓解并有加重趋势。立即予呼吸纯氧，转送至医院进行高压氧治疗，并给以改善循环、活血化瘀等对症支持治疗。出院后1个月电话随访，无不适主诉。

根据高空暴露史（低压舱上升）、高空停留时间及主诉表现，并主要根据高压氧加压治疗后症状消失，本病例可确诊为低压舱检查导致高空减压病。高空减压病具有一定的隐蔽性，且其发病具有滞后性和延续发展性，如不及时治疗会发生严重后果，所以，早期发现、正确诊断显得尤为重要。

第四节　减　压　病

减压病为在高气压下工作一定时间后，在转向正常气压时，因减压过速所致的职业病。最初发现减压病是在潜水工作者中，故俗称潜水员病或沉箱病，泛指人体因周遭环境压力急速降低时造成的疾病。凡从事高气压作业，如潜水作业、隧道和沉箱作业；失事潜艇艇员从海底脱险快速上浮；飞行人员乘坐非加压舱快速升高；或在低压舱中模拟飞行升空；高压舱的密闭性发生故障；高压舱治疗患者发生意外等情况，因减压不当等均可发生减压病。减压病是由于高压环境作业后减压不当，体内原已溶解的气体超过了过饱和界限，在血管内外及组织中形成气泡所致的全身性疾病。减压病包括急性减压病（decompression sickness，DCS）和减压性骨坏死（dysbaric osteonecrosis，DON）。在减压后短时间内或减压过程中发病者为急性减压病。缓慢演变的缺血性骨或骨关节损害为减压性骨坏死，主要发生于股骨、肱骨和胫骨。

一、接　触　机　会

1. 潜水作业　包括在干、湿式加压舱中的模拟潜水。潜水员急速上浮，或在长时间或深潜后没有进行减压停留。

2. 高气压作业　包括沉箱工、隧道工等。工程人员从加压后排除地下水的沉箱或坑道出来时。

3. 失事潜艇外出的脱险人员。

4. 加压舱与高压氧舱内的病人和工作人员。

5. 飞行人员乘坐无密封式增压坐舱的飞机，或在低压舱内模拟飞行上升高空，或增压坐舱的密封性在高空突然破损。

6. 太空人进行太空漫步，或舱外活动时，而宇航服内的压力较舱内压力低时。

以上这些状况都会使溶在身体组织内的气体（主要是氮气）溶出，在体内形成气泡致病。最早记载减压症的报告在 1841 年，由一位采矿工程师发现很多煤矿工人从隧道高压环境出来后出现肌肉抽痛的状况。潜水艇驾驶员朱利尔斯（Juius H. Kroehl）在 1867 年的潜水艇试验中因减压病丧生。迄 1985 年，我国 3260 名受检者中患减压性骨坏死 259 人，患病率 11.5%，其中渔业与水库业患病率相当高，分别为 19.8% 和 16.0%，而德国和美国更高，分别为 50.5% 和 60.0%。

二、致病机制

减压过速，原高压状态下溶于组织和血液中的氮气溶出，形成气泡。减压所导致气泡，可发生在任何部位，可在血管外，也可在血管和淋巴管内。血管内主要见于静脉系统及有一定血液灌流而流速较慢的组织。血管内气泡主要形成空气栓子（气栓），造成血管栓塞、血管痉挛、组织缺氧缺血、坏死、淤血，致使毛细血管通透性增加，而出现渗出坏死、细胞内外水肿、组织水肿，导致肺气哽、肺水肿、低血容量性休克。血管外主要见于溶解惰性气体较多或供血条件较差、脱饱和较困难的一些组织，如脂肪、肌肉、韧带、关节囊的结缔组织和中枢神经系统的白质等。血管内气泡形成后，还引起一系列生物化学变化，主要是血液-气体界面上的表面活性作用，即激活凝血因子Ⅻ，促使血小板凝聚，进而释放儿茶酚胺、组胺、5-羟色胺等致使小动脉、静脉收缩，导致循环灌流减少，毛细血管血流停滞，同时激活凝血酶原，凝血时间缩短，最终导致血管内凝血。血管外气体可压迫、撕裂、刺激组织致使皮肤斑、疹、痒、关节疼痛、内耳眩晕、神经系统麻痹、瘫痪、昏迷。又因组织出血，细胞外间隙出血性扩张，渗出增加，又促使低血容量性休克和组织水肿。因组织、血管缺氧损伤继之细胞释放κ+、肽、组织胺和蛋白水解酶等，后者又可刺激产生组胺和5-羟色胺，此类物质可作用于微循环系统，最终使血管平滑肌麻痹，微血管阻塞，进一步减低组织中氮的脱饱和速度。气泡还可作为一种刺激因子而引起全身性"应激反应"。

减压性骨坏死的发病机制尚不十分清楚，可能与骨骼内气泡的特殊作用有关。骨骼是一个不能扩张的组织。股骨、肱骨、胫骨等长骨内黄骨髓含脂量高，血流很缓慢，减压时会产生多量气泡，直接压迫骨骼内的血管；骨骼营养血管内也有气栓与血栓，容易造成局部梗塞，最终缓慢地引起无菌性的缺血性骨坏死，又称减压性骨坏死或无菌性骨坏死。其形成除了骨骼内气泡的特殊作用外，还有血管内、外气泡所致的循环障碍、脂肪栓塞、血小板凝聚、气体引起渗透压改变、自体免疫等作用的综合结果。

影响或加重减压病发病的因素有：①减压的幅度：压力大幅下降会有较高出现减压病的可能。②水下上升至水面的速度：上升越快，患上减压病的风险亦越高。③重复暴露：在短时间内（约数小时）重复潜水或上升超过海拔18000呎以上亦会增加患上减压病的风险。④水下滞留时间：高气压环境滞留时间愈久，愈容易得到减压病。⑤环境温度：有些证据指出低温环境中更易造成减压病的发生。潜水员在水下作业常受低温刺激可反射性地引起血管收缩，妨碍惰性气体脱饱和和增加发病机会。⑥水流速度快、风浪大或软泥质水底等条件下潜水时，体力消耗增大，呼吸、循环加速，从而促进惰性气体饱和和增加减压病发生。⑦机体本身的因素，如年龄在 40 岁以上、临下潜前饮酒、过度疲劳、大片瘢痕组织，都可促发减压病；身体不健壮、中枢神经系统功能欠佳、呼吸循环功能不良、不能顺利地完成惰性气体脱饱和过程，易发病；肥胖者较易发生减压病，因惰性气体在多脂肪组织中的溶解度比在水组织中要大得多，而且血液灌流较差，脱饱和较慢，易发病；精神过分紧张、恐慌或情绪不稳定时，不利于惰性气体脱饱和，易发病。⑧操作因素：严格按规定安全潜水或按规定进行加压锻炼的潜水员，减压病的发生率都较低。技术不熟练者比技术熟练者消耗大，容易疲劳，促进惰性气体饱和而不利于脱饱和，易发病。不适当减压也是减压性骨坏死发病的主要原因。大量研究资料表明，减压性骨坏死还与年龄、工龄、潜水深度和时间、潜水后减压情况及有无急性减压病病史有关。若一旦发生急性减压病而未及时进行有效的加压治疗，减压性骨坏死的发病率则更高。急性减压病的轻重还与减压性骨坏死的轻重有关。

三、临床表现

（一）急性减压病

急性减压病是全身性疾病，轻者仅表现为皮肤瘙痒，较重者出现明显的关节疼痛，轻者有劳累后酸痛，重者可呈搏动、针刺或撕裂样难以忍受的剧痛。疼痛部位在潜水作业者以上肢为多，沉箱作业则以下肢为多，严重者多伴有其他系统严重症状，可瘫痪、休克，甚至猝死。现按各系统表现分述如下：

1. 皮肤　表现为皮肤瘙痒、蚁走感、灼热感及出汗，出现似猩红热样斑或荨麻疹样丘疹及大理石样斑纹。皮肤瘙痒出现较早，而且多见，常是轻型减压病的唯一症状。

2. 关节、肌肉和骨骼　关节疼痛是常见症状，发生在四肢关节和肌肉附着点。疼痛常从一点开始向四周扩展，由轻转重，屈位时可稍缓解，因而患者常保持患肢于屈位，故称谓"屈肢症（bends）"。疼痛局部无红、肿、热及明显压痛，一般治疗可稍缓解，但不能根本解除。

3. 神经系统　常见脊髓受损，表现为各种类型的截瘫，感觉减退或缺失，病理反射阳性。若脑部受损，可发生头痛、颜面麻痹、运动失调、单瘫、偏瘫、失语、失写、精神失常。严重者发生昏迷甚至猝死。听觉系统受损时出现耳鸣、听力减退，也有突然出现耳聋者。前庭功能障碍时出现眩晕、恶心、呕吐，亦称"潜水眩晕症（staggers）"。视觉系统障碍出现复视、视野缩小、视力减退、偏盲、暂时失明等。

4. 循环系统　表现为脉搏细弱、频速、血压下降、心前区紧压感、皮肤及黏膜发绀、四肢发凉。严重者可致低容量性休克和弥散性血管内凝血。

5. 呼吸系统　主要表现为肺栓塞，称谓"气哽（chokes）"，出现剧烈阵咳、咯血、呼吸急促、气喘、胸骨后不适，深吸气时灼热感加重。重者引起休克和肺水肿。

6. 消化系统　胃、大网膜、肠系膜的血管内有多量气泡时，可引起恶心、呕吐及上腹部急性绞痛及腹泻。腹痛、腹泻常伴发脊髓损伤。

（二）减压性骨坏死

临床表现主要是四肢大关节及其附近的肌肉关节疼痛，四肢麻木，软弱无力，关节活动受限，严重者出现跛行甚至致残。病变的分布主要在肱骨上端（肱骨头、颈部）和股骨上端（股骨头、颈部），其次是股骨下端和胫骨上端。最早检出减压性骨坏死的病例是从事潜水作业 7 个月后，而有人在脱离高气压作业时未发生骨质病变，时隔数年（5 年以上）后发生减压性骨坏死，此称为"迟发性减压性骨坏死"。

1. X 线检查表现如下：

（1）囊变透亮区：囊变影通常呈圆形、椭圆形、分叶状或多个成簇，有时呈不规则形。单个或多发，直径约 3～20mm。囊壁一般有明显的硬化边缘，厚 0.5～1mm。囊区内无骨结构，以体层片较为明显。在囊变影周围可有明显的硬化条索骨纹影。在骨坏死区内可见单个或多个透亮区，大小形态不一，边缘不规则。个别透亮区范围较大，直径可达 3～4mm。

（2）致密斑片影：孤立或多发，大小不一，自数毫米至数厘米不等，形态各异，有时呈串状或簇状、边缘不甚锐利。斑片影内部密度不一，密度低者可见紊乱或融合的骨纹，密度高者白如象牙，以致看不清骨结构。在肱骨、股骨和胫骨等处均可出现。

（3）致密条纹影：致密条纹形态可呈不规则线状、蛇行状、旋涡状、绒毛状、乱麻状或胡须状。边缘不甚锐利，宽约 2～5mm，长可达数厘米。条纹影间可夹杂大小不一的钙化斑点和小透亮区。此种改变和周围正常骨松质的骨纹走向和分布不同。多见于肱骨头和颈部以及股骨颈至粗隆间。

（4）新月状致密影：系指紧贴关节面内上缘的新月状致密影。其内上缘边缘锐利，外下缘与正常骨质分界清楚，边缘不整，可见花边状，亦可部分模糊，并逐渐移行于正常骨质中。最多见于肱骨头，少数见于股骨头，可占肱骨头或股骨头面积的 1/6～1/2，有时在病灶中见有透亮区。

（5）髓腔钙化：常见于股骨中下段和胫骨上段，也可见于肱骨上中段。表现为髓腔内边缘锐利的条带状及斑点斑片聚合而成的不规则钙化影，早期阴影密度较淡，呈斑点状或短条状（股骨、胫骨病灶早期加拍侧位片较易发现），以后密度逐渐增加，范围也可逐步扩大。最大长径可达 20cm，横径可达 4cm 左右，形态很不规则。部分钙化髓腔的四周可有一钙化环，内部杂有不规则的透亮区。

（6）关节面破坏和关节损害：初期，股骨头或肱骨头的关节面边缘略示模糊变形，随之关节面裂开，骨皮质出现线条状透亮带，并与关节面下的骨坏死区相连接。破坏继续进展，除死骨形成外，关节面的部分着力处塌陷，范围可逐渐扩大，使股骨头或肱骨头呈不规则的变形。与此同时，髋臼或肩关节盂也相应出现破坏与变形。

2. CT 和 MRI 检查　CT 和 MRI 作为一种较为敏感的断层扫描技术，在国内外已被广泛应用。磁共振成像（MRI）和计算机断层扫描（CT）各有优势。MRI 和 CT 的成像原理不一样。CT 是利用 X 线穿透人体来成像；MRI 则是利用人体内含有的氢质子发射出的信号成像的。CT 检查基本上可用于全身各个部位，特别用于观察出血或病变内合并出血或钙化灶、骨骼病变等。MRI 则在软组织检查等方面优于 CT，多用于神经系统病变、骨髓髓腔内的病变及四肢软组织病变等。CT 检查可以发现钙化、致密区、囊样改变等表现，研究发现囊样改变可作为减压性骨坏死的早期诊断指标。Bolte H. 等学者通过对 32 名海军潜水员的研究发现，MRI 较 X 线有较高的检出率。CT 检查中发现的减压性骨坏死早期病变小囊性样改变，在 MRI 检查中的阳性表现为 T1WI 见局部低信号（图 3-1）和 T2WI 表现为局限性信号升高（图 3-2），或出现特征性的"双线征"（图 3-3），在诊断减压性骨坏死中具有重要的意义。

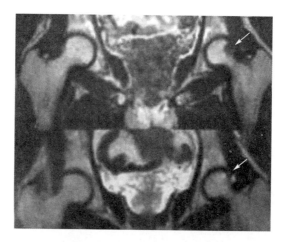

▲ 图 3-1　MRI 检查 T1WI 低信号

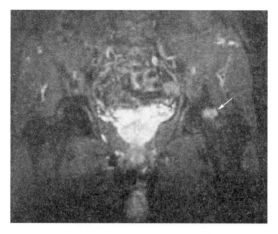

▲ 图 3-2 MRI 检查 T2WI 高信号

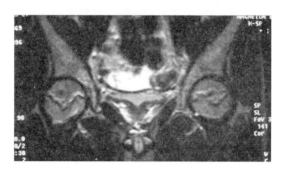

▲ 图 3-3 MRI 检查"双线征"

四、诊断与鉴别诊断

（一）急性减压病

1. 诊断原则 急性减压病的诊断主要依据有高气压作业且减压不当史；有出水或出舱后 36 小时内出现由于体内气泡引起的减压病的临床症状及体征；经综合分析并排除其他原因所引起的类似疾病，方可诊断。可疑病例经加压治疗后症状能减轻或消失者，即通过诊断性加压以明确诊断。根据现行《职业性减压病的诊断》标准进行诊断。

2. 诊断分级

（1）轻度：皮肤表现如瘙痒、丘疹、大理石样斑纹、皮下出血、水肿等。

（2）中度：主要发生于四肢大关节及其附近的肌肉骨关节痛。

（3）重度：有下列情况之一者为重度：

1）神经系统：站立或步行困难、偏瘫、截瘫、大小便障碍、视觉障碍、听觉障碍、前庭功能紊乱、昏迷等。

2）循环系统：虚脱、休克等。

3）呼吸系统：胸骨后吸气痛及呼吸困难等。

3. 鉴别诊断

（1）注意与呼吸功能障碍，低血容量休克，血管内凝血，血栓形成的相关疾病鉴别。可并发中枢神经系统末梢神经症状、呼吸功能障碍或有低血容量休克，血管内凝血，血栓形成。

（2）应考虑与重劳动后肌肉疲劳酸痛，关节、韧带、肌腱的扭伤，膝关节半月板损伤及组织劳损等鉴别。腹痛应与阑尾炎、脾破裂、胃及肠腔内胀气等鉴别。特别注意与肺气压伤的鉴别，还要与氮麻醉、缺氧、氧中毒、二氧化碳中毒等相鉴别。

（二）减压性骨坏死

1. 诊断原则　有高气压作业史、多数还有急性减压病史；X 线片见到主要发生于肱骨、股骨及胫骨的或骨关节坏死表现，经综合分析，并排除骨岛等正常变异和其他骨病，方可诊断。根据现行《职业性减压病诊断标准》（GBZ 24—2006）进行诊断。

2. 诊断分级　根据骨骼影像学改变分期。

（1）Ⅰ期：具有下列表现之一者：

1）X 线片显示：股骨、肱骨及（或）胫骨见有局部的骨致密区、致密斑片、条纹及（或）小囊变透亮区，后者边缘可不整或是分叶状，周围绕有硬化环。骨改变面积，上肢不超过肱骨头的 1/3，下肢不超过股骨头的 1/3。

2）CT 显示：股骨、肱骨及（或）胫骨见小囊变透亮区。

（2）Ⅱ期：X 线片显示：骨改变面积，上肢或下肢超过肱骨头或股骨头的 1/3，或出现大片的骨髓钙化。

（3）Ⅲ期：X 线片显示：病变累及关节，关节面模糊、破坏、变形、死骨形成，关节间隙不规则或变窄，髋臼或肩关节盂破坏、变形，骨质增生和骨关节损害等。患病关节有局部疼痛和活动障碍。

最新修订版标准已于 2017 年 9 月 30 日颁布，2018 年 4 月 1 日起实施。新修订的标准在Ⅰ期减压性骨坏死的诊断中，增加了 MRI 检查的指标，并参考最新《中华医学会骨科分会股骨头坏死临床诊疗规范》，根据双肩、双髋和（或）双膝关节的临床表现和骨骼影像学改变，对减压性骨坏死诊断分期进行了调整。病损的部位、面积或体积及有无关节塌陷是分期或分度的关键要素。

3. 鉴别诊断　X 线片鉴别诊断，须注意与以下诸项鉴别：

（1）骨岛：系在骨化过程中局部骨化变异而遗留下的钙化斑，大多呈圆形、椭圆形或不规则形，直径 3～10cm 不等。骨岛边缘清楚而锐利，有时有刺状突出，其四周为松质骨结构，多见于股骨和胫骨两端松质骨内。

（2）软骨岛：系长骨或扁骨骨化过程中局限性骨化障碍而残留的软骨组织。多见于股骨颈，边界清楚，通常单发，直径 4～10cm。大多为圆形透亮影，并可见有邻近重叠或跨越的骨纹。

（3）肱骨头假囊变：是正常人肱骨头外侧邻近大结节处的囊样骨质疏松区，常双侧发生。其内缘为肱骨头骨小梁丰富的干骺部分，常是凸出的弧形。上端联接骨骺生理愈合部分的遗迹，外缘为大结节阴影。上缘一般不甚清楚，并逐渐移行于肱骨头的松质骨中；下缘的外端常与大结节阴影呈直角。有时在肱骨头中部可见数个直径约 5mm 的圆形透亮区，边缘欠清晰。

（4）长骨骨髓钙化：可见于高磷酸酶血症等少见病，综合分析后不难鉴别。

（5）髋关节骨关节病：可见于成人股骨头缺血性坏死及各种原因所致的退行性骨关节病。

五、治　　疗

加压治疗是急性减压病最佳治疗方法，应尽快进行。及时送入高压舱中再加压治疗减压病是唯一有效的方法，可使90%以上的急性减压病获得治愈。当时未能及时或正确加压治疗而留有症状者，仍应积极进行加压治疗。若病人有中枢神经系统症状，特别是如果对加压治疗的反应不佳或迟缓，应采取降低脑或脊髓肿胀的措施。

加压治疗的对象：①一旦确诊，必须加压治疗。②对一些一时难以确诊的病例，应尽可能做到鉴别性加压处理，目的是明确诊断。③减压中明显违反操作规则者，虽不一定很快出现症状，应尽早进行预防性加压治疗。④经加压治疗后复发的病人。如果急性减压病后未能及时进行加压治疗，或未进行正确的治疗而某些症状仍未消失者，不论发病多久，只要有加压治疗的条件，仍应积极进行加压治疗，以免失去可能治愈的机会。加压治疗愈早愈好，以免时间过久招致组织严重损害而产生持久的后遗症。

加压治疗方案的选择，应根据作业时气压、在高压环境下暴露时间、病变性质及患者症状对高气压作用的反应等条件综合判断后决定，主要根据治疗中症状、体征改善情况。一旦方案确定，则在高压下停留的时间、减压程序和减压过程中的吸氧方法等都须严格按照选定的加压方案执行。

在加压治疗的同时，采取各种辅助治疗措施，促进加压治疗的疗效。辅助治疗的措施有：①吸氧：呼吸纯氧对减压病急救有很好的作用。在缺乏加压舱或快速上升时，氧疗对于怀疑减压病者是有效的急救措施。②补液：较重的病人使用右旋糖酐静脉滴注，既可维持血容量提高血压，促进惰性气体脱饱和，又可支持肾功能；③药物：服用阿司匹林 0.3g 口服，每日 2 次，地塞米松 10mg 静脉推注，连用 2~3 天以及其他对症处理如给中枢兴奋药、升压药、抗凝剂，纠正水和电解质失衡和对截瘫的处理等。④对症处理：出舱后如残留轻度疼痛或水肿，可行热水浴、热敷、红外线等理疗。⑤支持疗法：主要是加压治疗过程中的营养保证。

目前尚未找到根治减压性骨坏死的最佳方案，仍需继续研究。可采用综合治疗的方法，如加压治疗加高压氧治疗，配合使用扩张血管药和用红外线与超短波理疗等。骨坏死病灶较大或波及关节面，则采用手术治疗。若股骨头有较广泛的萎陷，但髋臼良好，则可采用股骨头切除术，同时置换人工股骨头。若髋臼和关节面已累及，可考虑全髋关节重建术。

其他处理：高气压作业后按规定减压，并且未发生急性减压病者，体内仍有产生气泡的可能；Ⅰ、Ⅱ期的减压性骨坏死者无自觉症状，因此，高气压作业人员应每年作一次体格检查，如果发生过急性减压病，或者肩、髋关节长时间疼痛和活动障碍，可以提前检查。脱离高气压作业时无减压性骨坏死者进行健康检查的期限应延长到 3 年。如果发现可疑病灶，应检查到确诊为止；如确诊有减压性骨坏死，以后应每年检查。

六、预　　防

严格遵守减压规则是最重要的预防减压病发生的措施。中国交通部、铁道部已制订了具体规定。由于减压过程中，吸入二氧化碳愈多，减压病发病率也愈高，因此，降低二氧化碳十分重要。国外有人建议在隧道中空气成分的最低要求：氧 20%~22%、甲烷<10%、二氧化碳<2000ppm、一氧化碳<20ppm、油或颗粒物 5mg/m³。此外，要做好潜水供气（高压管路系统、装备检查、检修、保养、配气）及潜水技术保证等工作。

七、案例分析

患者，男性，59 岁，某基础工程公司工人。

1. 职业史及职业病危害因素接触史　患者于 1986—2000 年 11 月在某基础工程公司工作，主要从事钳工，维修、检修时需要进入隧道高气压环境操作，平均每年有两次，每次两小时左右，压力 0.22~0.23MPa，加压和减压时间根据承受压力大小和作业时间长短由随队医生控制。每次作业一般需 4~5 人协作，无不适。其中 1997 年间一工程中接触高气压较多，累计约 20 小时。2009 年 7 月在市某区中心医院检查，X 线平片示：左股骨颈可疑小囊变。CT：左股骨颈小囊变。MRI：左股骨头低信号影，右股骨上端低信号影，左右髋臼低信号影。诊断为职业性减压病（Ⅰ期减压性骨坏死）。随后每年随访一次，右下肢跛行明显，但影像学检查未见明显进展。

2. 临床表现　在车间加压阶段曾因鼓膜疼痛暂停。不定期进行加压治疗。2006 年因左髋疼痛在某医院诊断为腰椎退行性变。本次（2017 年 6 月）因左髋关节疼痛 10 年，右下肢跛行 8 年入院。入院查体：神清，呼吸平稳。BP：100/60mmHg。全身皮肤黏膜无黄染，口唇无发绀。左上臂可见长约 8cm 手术疤痕。双肺呼吸音清，未闻及明显干、湿性啰音。HR：76 次/分，律齐，各心瓣膜听诊区未闻及明显病理性杂音。腹软，无压痛、反跳痛，肝脾肋下未及。双下肢无水肿，直腿抬高试验（+），左下肢疼痛性跛行。

3. 实验室及辅助检查　X 线平片：右股骨头关节面模糊、破坏。CT：左股骨颈小囊变；右髋关节盂可见小点状致密影，髋臼及股骨颈可见小囊样低密度影，关节面边缘骨质增生，关节间隙未见异常。

4. 诊断　职业性减压病（Ⅲ期减压性骨坏死）。

5. 案例分析

（1）高气压作业人员因不正当减压所致的减压性骨坏死常常在脱离高气压作业后数年仍然会发病，或原有疾病状态仍然会加重。

（2）该患者多年前即有右下肢疼痛性跛行，但与影像学检查结果不平行，近期检查结果证明了部分患者在脱离高气压作业后，因残留在体内的氮气泡进一步造成血管堵塞、组织缺血缺氧，最终导致更为严重的减压性骨坏死。依据GBZ 24—2006《职业性减压病诊断标准》符合职业性减压病（Ⅲ期减压性骨坏死）的诊断。

（匡兴亚）

参考文献

1. 何凤生，王世俊，任引津. 中华职业医学. 人民卫生出版社，1999，954-971.

2. 周安寿，丁茂柏，王建新，等. 其他职业病及诊断鉴定管理. 第一版. 化学工业出版社，2011，18-25.

3. 赵金垣. 临床职业病学. 第 2 版. 北京大学医学出版社，2010，454-461.

4. 吴天一. 我国高原医学研究进展. 高原医学杂志，2005，15（1）：1-8.

5. Peter H. Hackett，Robert C. Roach. 高原脑水肿. 青海医学院学报，2005，26（1）：19-26，32.

6. 周其全，高钰琪. 急性高原病与微血管病. 中国微循环，2006，10（2）：103-107.

7. 乔人立，刘双. 急性高山病的预防与治疗. 国际呼吸杂志，2007，27（16）：1276-1280.

8. 冯建明，沈括. 慢性高原病的诊治进展. 中国实用内科杂志，2007，27（1）：75-77.

9. 李素芝，郑必海，周其全. 高原地区重症急性高原病并发多器官功能障碍的结果分析. 高原医学杂志，2006，16（1）：5-7.

10. 徐先荣，张扬，金占国，等. 航空性中耳炎的实验研究. 临床耳鼻咽喉科杂志，2006，

20 (22)：230-231.

11. 吴家林，徐先荣，孙增银. 飞行员咽鼓管通气阻力的测量及耳气压伤的预防. 军医进修学院学报，2010，31 (2)：125-126，137.

12. 徐先荣，张扬，马骁莉，等. 飞行人员鼻腔结构异常的诊治和鉴定. 解放军医学杂志，2009，34 (4)：478-480.

13. 徐先荣. 变压性眩晕———一种特殊的眩晕类型. 临床耳鼻咽喉科杂志，2007，21 (7)：290-292.

14. 郑军，徐先荣，刘成刚，等. 高空迅速减压飞行人员的临床诊治和医学鉴定. 中华航空航天医学杂志，2005，16 (2)：130-134.

15. 殷东辰，郑晓惠，刘晓鹏. 低压舱检查至高空减压病 1 例. 东南国防医药，2011，13 (5)：427，432.

16. 陶恒沂，练庆林. 潜水医学. 第 6 版. 第二军医大学出版社，2001，112-129.

17. 闫文颖，李大庆，张在仁. CT 诊断系统性红斑狼疮性胫骨上端骨坏死 1 例. 中国医学影像学杂志，2002，10 (3)：163.

18. 匡兴亚，倪为民，续晋铭，等. 减压性骨坏死影像学早期诊断研究. 中华劳动卫生职业病杂志，2000，18 (5)：283-284.

19. 匡兴亚，倪为民，戴克戎，等. 计算机辅助定制型人工关节治疗 Ⅲ 期减压性骨坏死一例. 中华劳动卫生职业病杂志，2001，19 (3)：215-216.

20. 匡兴亚，倪为民，续晋铭，等. 潜水员减压性骨坏死影像学检查 26 例随访观察. 工业卫生与职业病 2006：31 (6)：384-386.

21. 匡兴亚，倪为民，续晋铭，等. 减压性骨坏死影像学病灶特征分析. 中华航海医学与高气压杂志，2005，12 (4)：222.

22. 唐小锋，袁凤梅，马恒，等. 急性脊髓型减压病的 MRI 诊断. 中华放射学杂志，2008，42 (4)：346-349.

23. 左东红，周涛，张军. 骨梗死 X 线、CT、低场强 MRI 影像学表现. 陕西医学杂志，2012 年 10 月第 41 卷第 10 期：1375-1376.

24. 贾绍环，张锐. 早期股骨头缺血性坏死的 MRI 诊断. World Latest Medicine Information (Electronic Version) 2016 Vol. 16 No. 40：130.

25. 武方明. 窦霞核磁共振对骨坏死的诊断及临床应用价值. 中外医学研究，第 11 卷，第 5 期（总第 193 期）2013 年 2 月：51-52.

26. Heyer-D, Schontag-H, Maas-R. Dysbaric osteonecrosis in professional divers：MRT as a screening method. Rofo-fortschr-geb-rontgenstr-neuen-bildgeb-verfahr, 1994, 161 (4)：335-340.

27. Schultze J, Nauert T. Megnetic resonance tomography in occupational medical expert appraisal of dysbaric osteonecrosis. Arbeitsmedizin umweltmedizin, 1996, 31 (11)：449-454.

第四章　噪声所致疾病

第一节　概　　述

一、职业性噪声的来源和种类

我们每天都生活在各种声音的环境中。声音作为信息传递着人们的思维和感情，所以声音是人们生活中不可缺少的重要因素。但是，当其超过一定限度和范围时，就会干扰人们的生活和工作，使人感到烦躁，甚至会危害人身健康。什么是噪声呢？从物理学的观点讲，噪声就是各种不同频率和声强的声音的无规律的杂乱组合。如汽车的喇叭声，柴油机的排气声等。从生理学观点讲，凡是使人烦躁的，讨厌的，不需要的声音都叫噪声。噪声是相对的，在不同时间，人们从事不同的活动时，对声音的感觉也是不同的。据此，国家在规定噪声标准时，按睡眠、交谈和思考等不同情况，规定了不同的要求标准。城市噪声主要来源于工业生产、交通运输、建筑施工和公共活动等几个方面。工业生产噪声是指工厂机器在运转过程中，由于机器的震动、摩擦、撞击以及空气扰动等产生的声音。交通噪声是指飞机、火车、汽车、拖拉机和轮船等在行驶过程中产生的噪声。公共活动噪声主要指公共娱乐场所、建筑设施和人群活动等产生的噪声。建筑施工噪声是指推土机、打桩机、搅拌机和凿岩机等的噪声。交通噪声具有活动性，影响范围大，对工厂、机关、学校、医院、科研单位及居民都会产生干扰。工业生产及建筑施工噪声有一定的局限性。但是，一般强度高，干扰较大。

根据生产性噪声产生的不同情况，职业性噪声根据噪声来源可分为下列三种：①空气动力性噪声：如鼓风机、通风机、排风机、空压机、燃气轮机、喷气飞机和火箭等产生的噪声，它是由于气体振动产生的。②机械性噪声：如织布机、球磨机、剪板机、滚镀、滚光、电锯、冲床和刨床等产生的噪声，是由于机械加工或撞击摩擦引起振动产生的噪声。③电磁性噪声：如发电机、变压器等产生的噪声，它是由于高次谐磁场的相互作用，引起电磁振动而产生的。

根据噪声持续时间可分为：连续性噪声和间断性噪声。①连续性噪声是指持续性发声或虽是间断性连续发声但相连的两次发声间隔时间<1 秒，使听起来没有间断的噪声。②间断噪声是指两次发声间隔时间>1 秒，包括脉冲省和冲击声。波动噪声和间断噪声的区别在于：间断噪声的间断期声压接近或等于背景噪声；波动噪声在声音降落期仍明显高于背景噪声。根据声压起伏状态噪声可分为：稳态噪声和非稳态噪声，前者是指声压变化小于 5dB 的噪声，后者是指声压变化大于 5dB 的噪声。

二、听力损失的类型

听力损失（hearing loss）又称聋度（deafness）或听力级（hearing level）。是人耳在某一频率的听阈比正常听阈高出的分贝数。由于年龄关系产生的听力损失称为老年性耳聋；由于社会环境噪声（年龄、职业性噪声和疾病等影响除外）产生的听力损失称为社会性耳聋；职业性噪声导致的听力损失称为噪声性耳聋。听力损失是听觉功能障碍的表现，轻者称重听或听力减退，重者称耳聋或全聋。一般临床上把听力损失分为传导性、感音神经性、混合性、功能性和中枢性听力障碍五类。

1. 传导性听力损失 是由于声波无法有效地传入内耳而引起的听力损失，病变在外耳或中耳，可能因外耳及中耳之外听道、耳膜、听小骨、中耳腔、卵圆窗、圆窗或咽鼓管等问题，使声波传入内耳受到障碍。常见的疾病有如小耳畸形、耳垢栓塞、异物嵌入、外耳炎、或外伤、肿瘤等，慢性中耳炎、浆液性中耳炎、耳硬化症、听小骨断离等。

2. 感音神经性听力损失 其可能的病变一是内耳病变所致，其称之为感觉性听力障碍或称为耳蜗性听力障碍，内耳性听力障碍。其可能的病变之二是毛细胞至听神经核间之听神经病变所致，称之为神经性听力障碍或后耳蜗性听力障碍。这种损害一旦产生，不能治愈。常见的病因有感音性听力障碍、药物性听力障碍、老年性听力障碍、先天性听力障碍；其他原因如梅尼埃病、内耳梅毒、突发性耳聋、听神经瘤；侵犯听神经传导或听神经区的中枢性疾病如脑中风、感染、脑膜炎等；侵犯听神经的神经退化性疾病如糖尿病；自体免疫性疾病引起的神经病变；其他不明原因的渐进性听力丧失等。

3. 混合性听力损失 任何导致传导性听力损失和感音神经性听力损失的因素同时存在，均可引起混合性听力损失，它兼有传导性听力损失和感音神经性听力损失特点。

4. 功能性听力损失　　患者无听觉器官的器质性病变，却听不到声音且对声音没有反应的现象，其可能由心理因素或精神因素所致。

5. 中枢性听力损失　　通常由于脑干以上至大脑皮质之间的听觉通路发生障碍而造成对声音感觉和认知功能障碍的听力损失。这种听力障碍并非纯音听力障碍，而是听能了解和认知的问题。

三、噪声对人体健康的影响

在我们周围的种种声音，概括起来可分为两类：一类是乐音，它包含了多种频率的声音，而且这种频率都具有一定的周期性和节律性，所以动听悦耳。另一类则是噪声，是由许多不同频率和不同强度的杂乱声音组合而成，如工厂中机器的轰鸣，各种工具叮叮当当的撞击声，马路上人群的喧闹以及那些不成调子的汽车喇叭声等。这些噪声对人类的危害是多方面的，但对听觉器官的损害最为明显。一次高强度的脉冲噪声瞬间就可使人耳聋，而长期的强噪声刺激则引起噪声性耳聋。早期表现为听觉疲劳，离开噪声环境后可以逐渐恢复，久之则难以恢复，终致感音神经性聋。噪声除对听觉损伤外，还可引起头痛、头昏、失眠、高血压、心电图改变，也可影响胃的蠕动和分泌。噪声性聋常见于高度噪声环境中工作的人员，如舰艇轮机兵，坦克驾驶员，飞机场地勤人员，常戴耳机的电话员及无线电工作者、铆工、锻工、纺织工等、木工装备、链锯、内燃机、重型机械、枪炮声或飞机声等强噪声均能损伤内耳。射击、摩托雪橇、飞行和钻石等活动与噪声引起的耳聋常有联系。尽管个体之间对噪声性聋的敏感性有极大差异，但如果在足够的时间内接触足够强度的噪声，几乎每个人的听力都将受损。任何超过85dB的噪声都是损害性的。

噪声对人体的多个系统可以产生损伤，如神经系统，心血管系统，内分泌系统，消化系统等都可造成不同程度的危害。但其主要的危害是噪声对听力的损伤。人们在进入强噪声环境时，暴露一段时间，会感到双耳难受，甚至会出现头痛等感觉，离开噪声环境到安静的场所休息一段时间，听力就会逐渐恢复正常，这种现象叫做暂时性听阈偏移（temporary threshold shift，TTS），又称听觉疲劳（hearing fatigue，HF）。但是，如果人们长期在强噪声环境下工作，听觉疲劳不能得到及时恢复，且内耳器官会发生器质性病变，即形成永久性听阈偏移（permanent threshold shift，PTS），又称噪声性耳聋（noiseinduceddeafness，NID）。若人突然暴露于极其强烈的噪声环境中，听觉器官会发生急剧外伤，引起鼓膜破裂出血，迷路出血，螺旋器从基底膜急性剥离，可能使人耳完全失去听力，即出现暴震性耳聋。有研究表明，噪声污染是引起老年性耳聋的一个重要原因。

人类语言区域的频率在 500～2000Hz 之间，如果在此频率区域的听力明显异常，如一般讲话沟通在 70dB 以上，则生活上语言沟通有障碍，而有生活上的听力障碍。但如果听力受损的范围在语言频率之外，如 8000Hz，6000Hz，4000Hz，虽然听力损失已经超过 70dB，但如果语言频率区域没有受影响，则不影响日常生活上的沟通交流，仅在听音乐时感到高音部分听不清楚，日常生活不受影响。由于噪声引起的听力损失为渐进性、无痛性、初期自高频段开始，随着接受声音计量的增加和时间的延长，听力损失由高频段逐渐向低频段扩展，才会影响语言频率的听力。故而劳动者在早期并不能注意到有听力的损伤，直至感觉听力障碍时听力阈值已经变大，听力受损已经严重，不可逆。噪声性听力损伤可防不可治。应当做好噪声性听力损失的三级预防。

第二节　职业性噪声聋

一、职业接触

职业性噪声聋系由于听觉长期遭受噪声影响而发生的缓慢进行性的感音性耳聋。噪声对听力的损害早期表现高频听力下降，进一步累及到语言频率的听力下降，故病人早期语言频率未损伤时，病人往往不能发现自己的听力损伤。王铁军等报道，112 名织布工人在接触噪声数月到 1 年期间，高频平均听力损失大于 25dB。李桂兰等的报道，144 名纺织工人，接触噪声在 101～105dB（A）1 个月后语频平均听阈大于等于 25dB 的发生率 5.9%，高频平均听阈大于等于 30dB 的发生率 19.79%。赵永等的研究发现，机车司机接触噪声在 80.25～96.8dB 之间，高频听力损失异常率与噪声累计暴露量呈剂量-反应关系，语频听力损失和噪声聋的检出率与噪声累计暴露量（cumulative noise exposure，CNE）无明显关系。工龄每增加 5 年，发生高频听力损失的概率增加 1.361 倍，CNE 每增加 5dB（A）.年，发生高频听力损失的概率增加 1.368 倍。CNE 94.48dB（A）.年，接触 8.91 年，10% 的机车司机可发生高频听力损失。影响职业性噪声聋发生、发展的有如下几个因素：

1. 噪声强度　噪声强度大小是影响听力的主要因素，强度愈大听力损伤出现的愈早，损伤的程度愈严重，听力损伤的发生率越高。

2. 接触噪声时间　根据 International Organization for Standardization（ISO）1999：2013，Annex E，大部分的高频听力损失发生在接触噪声的 10 年内，80dB（A）以下的噪声，终生暴露不至于引起听力损伤。从 85dBA（Lex，8h）起，暴露 10 年的永久性听阈位移为 4dB，40 年的永久性听阈位移为 5dB，90dBA（Lex，8h），暴露 10 年的永久性听阈位移为 9dB，40 年的永久性听阈位移为 12dB。张虹、孙庆华等的研究发现，机车乘务员高频听力损失检出率随着接触噪声工龄的增加而增高，工龄在 10~ 年段检出率激增，20~ 年段达高峰，30~ 年段检出率逐渐下降。

3. 噪声的频率及频谱 人耳对低频的耐受力要比中频和高频者强。2000~4000Hz 的声音最易导致耳蜗损害，窄带声或纯音比宽带声影响要大。另外，断续的噪声较持续者损伤性小，突然出现的噪声较逐渐开始者的危害性大，噪声伴震动对内耳的损害性比单纯噪声明显。

4. 噪声类型和接触方式 脉冲噪声比稳态噪声危害大，持续接触比间断接触危害大。

5. 个体差异 人们对于噪声的敏感性差异是存在的。噪声易感者约占人群 5%，他们不仅在接触噪声后引起暂时性阈移与一般人比较非常明显，并且恢复也慢。具有不同基因类型的动物对噪声损害的敏感性不同。Peter J Kazel 研究 15 只小鼠细胞膜-ATP 酶 isoform2（PMCA2）基因后发现该基因突变的纯合子小鼠对噪声诱发的听觉损失的易感性更高。在过多的噪声刺激后，PMCA2 突变的小鼠显示明显的听觉脑干反应的永久性阈移。另外，超氧化物歧化酶基因敲除的小鼠听觉丧失更为严重。Peter M Rabinowits 等研究了 58 位工人谷胱甘肽 s-转化酶有关的两种代谢基因（GSTM1，GSTT1）的多态性后发现，拥有 GSTM1 基因的工人有更高频率的畸变产物耳声发射，提示外毛细胞功能发生改变。说明该基因可能在保护细胞免受噪声损伤中发挥重要作用。

6. 其他因素 如年龄因素，年龄愈大，噪声损伤愈严重。耳病因素，患有感音性聋者易发生噪声性听力损失，同时，认为一个有病的听觉器官受伤后也比正常者较难恢复。关于噪声刺激对中耳炎患者的影响仍有意见分歧。鼻甲肥大、鼻中隔偏曲等改变鼻腔的正常解剖结构而易导致感音神经性耳聋或混合性耳聋。另外，职业性噪声聋的发病快慢及病变轻重与个人防护关系密切。在环境噪声中长期用护耳器、耳塞等，其听觉器官的损伤发生和发展就缓慢而轻微。工作场所采用隔音、防声及吸声等设备，可减少噪声的影响。

二、致病机制

由于长期噪声刺激的影响，人耳对噪声刺激变化经历听觉适应（auditory adaptation，AA）、听觉疲劳、暂时性听阈位移、永久性听阈位移、噪声聋这样一个全过程。这个过程分为三个阶段：

第一阶段：噪声暴露造成毛细胞受损，毛细胞无法再生而被瘢痕组织取代。

第二阶段：持续的噪声暴露，造成毛细胞进一步受损，当受损达到一定程度时，听力阈值会开始变化，通常会先发生在 3000~6000Hz 之间。此时因一般的语言沟通交流常用的音频（250～2000Hz）尚未受影响，劳动者无法察觉其高频部分已经发生听力损失。只有通过定期的职业健康体检进行纯音听力测试，对全音频听力检查才能发现噪声所引起的高频听力损失。

第三阶段：持续的噪声暴露会使毛细胞进一步受到伤害，听力损失也会从高音频（3000～6000Hz）扩散到低音频（250～2000Hz）而影响劳动者的日常语言沟通，而使劳动者感觉到听力障碍的存在。但是听力损失一旦造成，即使加强听力防护措施也无法使听力恢复到原来的水平。

在这个过程中，噪声对内耳的声损伤的作用机制有三个方面：

1. 机械损伤作用　内耳毛细胞破坏，螺旋器和螺旋神经节退行性变性，其中以耳蜗的基底圈末段及第二圈开始处病变最为明显，这个部位接受4000Hz的声音刺激。该处易受噪声损伤的原因可能是由于接近鼓室，且位于相当于两窗之间血液循环较差的部位。另一种说法认为该处是低音波和高音波两种涡流相遇之点，因动向不同，张力增加，易造成局部组织变形，细胞内结构严重破坏，结果使细胞失去内平衡而发生溶解。还有人认为，此与外耳道共鸣生理有关，因外耳道的共鸣频率在3000～4000Hz左右，故能加大此种频率噪声对内耳的损害。噪声刺激动物的试验表明，内耳损害主要在蜗管及球囊，高能量刺激会间接地使蜗管产生超过其弹性限度的运动，致基底膜产生微孔或基底膜、螺旋韧带及前庭膜破裂，内、外淋巴液混合，给毛细胞造成毒性环境。螺旋器也可以从基底膜上分离脱落，毛细胞和神经纤维之间的突触连接可被撕脱。而椭圆囊则轻微，半规管则无损。110dB强噪声暴露的豚鼠，5分钟可见内耳外毛细胞核轻度外移，内毛细胞轻度空泡变性。7天见外毛细胞核固缩深染，内毛细胞空泡变性。130dB暴露，5分钟可见内耳外毛细胞空泡变性，核固缩甚至溶解，核周间隙感染增宽，内毛细胞轻度空泡变性，Dierter细胞核周间隙增宽。7天见外毛细胞空泡化，核固缩、溶解甚至消失，部分外毛细胞扭曲甚至缺失。内毛细胞空泡变性，核固缩甚至消失。Dierter细胞核淡染，甚至消失。电镜下观察，毛细胞结构损伤，进而造成听力损失。130dB暴露5分钟对听器结构的损伤明显重于110dB，强噪声对2圈下毛细胞结构（包括纤毛、皮板、线粒体和核下区）损伤较重。

2. 循环障碍　暴露于强噪声下的耳蜗由于内外淋巴液的混合，使内淋巴液的氧张力降低和耳蜗内肾上腺素能神经血管运动功能失调导致血管收缩痉挛，耳蜗血流下降，基底膜下血管内携氧的红细胞减少甚至缺如，从而使毛细胞及末梢感觉器官等产生缺氧性病变。

3. 代谢异常　实验证实，由于强噪声使得耳蜗毛细胞负荷增加和内环境缺氧，引起酶系代谢严重耗竭，能量储备和供应障碍，内耳缺氧，耳蜗毛细胞琥珀酸脱氢酶活性降低或严重受损，有氧代谢明显受阻，为应付强噪声刺激异常情况的能量需要，螺旋器会转入无氧代谢产生能量，使得毛细胞中糖原含量下降，蛋白质、脂肪、葡萄糖、核酸等合成减少，从而导致毛细胞破坏。

三、临床表现

职业性噪声聋主要症状为耳鸣（tinnitus）及进行性听力减退（progressive hearing loss）。早期听力损失在4000Hz处，因此，对普通说话声无明显影响，仅在纯音听阈测试中发现，以后听力损害逐渐向高低频发展，终于普遍下降，此时感到听力障碍，严重者可全聋。耳鸣与耳聋可同时发生，亦可单独发生，常为高音性耳鸣，日夜烦扰不宁。

1. 渐进性听力减退，开始接触噪声时，听觉稍呈迟钝，若离开噪声，数分钟后听力恢复，此种现象称之为听觉适应。若在持久，强烈噪声作用下，听觉明显迟钝，经数小时后听力才恢复，此时称之为听觉疲劳。若进一步接受噪声刺激，则导致听力损伤，不易自行恢复。早期显示4000Hz的听力障碍。听力曲线呈谷形下陷，以后谷形逐渐加深，2000Hz及8000Hz亦受影响，以至听力呈下降斜线。听力曲线一般呈"V"型、"U"型、"W"型或下降型。台湾地区也有研究显示，噪声引起的听力损失以6000Hz最为严重，国内外噪声引起的听力损失的音频分布不一样，值得引起关注。

2. 噪声性听力损失一般多为两耳对称，不对称者多为并有其他耳疾或个别特殊情况。

3. 停止噪声暴露，噪声引起的听力损失也会停止而不再继续进行。

4. 先前噪声暴露引起的听力损失并不会使劳动者对后续的噪声暴露变得敏感或更容易受到噪声的伤害。而听力阈值的升高，会使后续的噪声引起的听力损失的速度减慢。

5. 在持续稳定的噪声环境下，噪声引起的听力损失通常在10~15年后达到噪声引起的听力损失的极限。

6. 持续性噪声暴露比间歇性噪声暴露，引起的听力损失伤害更大。

7. 耳鸣，可能早于耳聋出现，或与耳聋同时发展，为高音性，常日夜烦扰。

8. 全身反应，可能出现头痛、头昏、失眠、乏力、记忆力减退、反应迟钝、心情抑郁、心悸、血压升高、恶心、食欲减退、消化不良等。

9. 长期暴露于强噪声环境，还可引起大脑皮质、交感神经系统、心脏、内分泌及消化系统等组织器官的功能紊乱。

四、诊断与鉴别诊断

（一）病史询问和医学检查

1. 病史询问　病史询问时应当考虑两个方面：一是涉及听神经的任何过

去的疾病或受伤史，均应考虑其是否引起现在的耳聋。二是可能为职业性噪声聋的患者，对于患者的耳和听神经损伤的问题的判定尤为重要。判定时要考虑如下几点：接触职业病危害因素前耳部的疾患是否存在，已经知道的耳聋程度，眩晕是否存在，耳鸣是否存在，有没有耳毒性药物的使用史，有没有头部外伤史，患者对其听力的自我评估。

2. 职业史的询问 在职业史中，需仔细询问劳动者之前是否从事噪声暴露作业，起止年限，暴露剂量等，除了噪声以外，有没有其他职业病危害因素的暴露等。也应考虑患者的嗜好和家庭生活方面的可能噪声暴露。

3. 临床症状 耳聋的早期症状包括在吵闹的环境中不能听懂他人的谈话，必须看着讲话者才能听懂，熟悉的音乐和以前听起来不一样，例行的听力检查结果起了改变。

4. 耳道物理学检查 做听力检查前需要先做耳道物理检查，以耳镜检查耳道，耳道是否通畅，鼓膜是否完整，是否有穿孔、增厚等中耳炎的体征。

5. 职业健康检查情况 过去有没有进行过上岗前、在岗期间和离岗时的职业健康检查，检查结果有没有听力损失等情况。

6. 纯音听力检查 目前职业病诊断标准规定的听力检查频率至少应包括500Hz、1000Hz、2000Hz、3000Hz、4000Hz及6000Hz的纯音气骨导听力检查，检查结果应当做成听力图。受检者在做听力检查前应当脱离噪声接触一周以上，以避免因噪声暴露所产生的暂时性听阈改变。

对主诉双侧耳鸣与进行性耳聋而无其他致病因素。对怀疑职业性噪声聋者做听力测定，必须用经计量部门按国际标准化组织 ISO—389，ISO/DIS—7566 规定的听力计标准气骨导零极校准的听力计。

目前国内有关于听力检查室的相关标准要求，GB/T 16403《纯音和骨导听阈基本测听法》中第 11 章明确规定了听力检查室允许的环境噪声范围，国内使用的标准隔音室大多按照此标准要求设计的，正常办公工作环境下，室内本底噪声≤30dB（A）。

其他检查：40Hz 相关电位测定，声导抗检查，听觉脑干诱发电位测定，耳声发射检查。

（二）耳聋的诊断和鉴别诊断

1. 先天性耳聋 可为遗传性，也可为非遗传性；可发生一侧或双侧，耳聋程度轻重不等；多为感音神经性；

2. 中毒性耳聋 一般中毒型耳聋是指使用某些药物治疗疾病或人体接触某些化学制剂所引起的位听系统中毒损害。药物性耳聋是耳聋的主要病因之一。一般认为听觉功能的改变是慢性、迟发性、进行性的。耳聋、耳鸣多在用药后 1～2 周后出现症状。30% 在一个月之内出现症状，45% 在 3 个月出现症状，最长可大约 1 年左右才出现耳聋。听力损失特点：双耳听力损失对称，由高频开始，逐步加重，半年左右停止进展，易感个体听力急剧下降为重度聋甚至全聋。耳聋程度与用药量不成正比。常见的耳毒性药物包括氨基糖苷类抗生素、抗疟药、抗癌药、利尿剂、类固醇、非类固醇类解热镇痛药及 β 受体阻滞剂、抗癫痫药、精神类药物、乙醇等。

3. 感染性耳聋　许多致病微生物的感染，如病毒、细菌、真菌、衣原体、支原体可直接或间接地引起内耳病损，导致双耳或单耳程度不同的感音神经性聋或前庭功能障碍，称为感染性聋。已证实引起感染性聋的疾病：风疹、腮腺炎、麻疹、带状疱疹、流行性脑脊膜炎、流行性乙型脑炎、梅毒等。

4. 老年性耳聋　老年性耳聋发病个体差异较大，发展速度也因人而异。一般表现为：中年以上患者没有其他致聋因素，出现原因不明，双侧高频听力下降。个别人有时先为单侧，渐渐发展为双侧耳聋。其听力损失进程是缓慢和渐进性的。听力损失表现为言语听力损失多比纯音听力损失严重，有会意困难、言语辨别力明显下降；有重振现象，即小声听不见，大声嫌吵的感觉，听阈范围缩小。听力学检查：纯音测听气骨导同等减退，听力曲线多为高频下降型或陡降型。

5. 突发性耳聋　突发性耳聋是指原因不明的感音神经性聋。发病年龄多在 30~60 岁间。男女性别比为 1∶1~2∶1。突发性耳聋多为单侧，听力损失一般在数分钟或数小时降至最低点。

6. 中耳疾患导致的听力损失　各种原因导致的传导性听力损失，气、骨听力检查和测试均会出现差异，即骨导正常，气导出现听力下降。鼓膜中央性穿孔，听骨链正常时：听力损失 10~30dB，主要影响低频段。鼓膜穿孔伴听骨链中断：约占慢性化脓性中耳炎病例的 60%，平均听力损失 40~60dB，主要累及低频。由于外伤等原因引起的听骨链中断，但鼓膜保持完整：听力损失为40~60dB，听力损失的特征是平均损失的平坦型曲线。鼓膜和听骨完全缺如：平均听力损失 50dB。鼓膜完整+听骨链中断+卵圆窗封闭：该种病变引起的听力损失平均为 60dB。外耳道堵塞：外耳道被耵聍堵塞可引起 30dB 的平坦型听力损失。

7. 非器质性耳聋（非器质性听力障碍）　在临床和职业健康检查工作中，经常遇到纯音测试结果与实际听力损失不一致的情况。其中有些受试者有意识夸大听力损失程度。这类情况常用"非器质性听力损失（non-organic hearing Loss）"、伪聋（pseudohypacusis）、精神性或称癔病性、心因性听力损失（psy-chogenic hearing loss）表述。伪聋，现在提倡使用"夸大性听力损失"一词，是在涉及法律赔偿和职业病赔付的听力检查中的常见问题，尤其是在职业性听力损伤诊断中较为突出。

8. **外伤性耳聋** 颅脑外伤及颞骨骨折损伤内耳结构，导致内耳出血，或因强烈震荡引起内耳损伤，均可导致感音神经性聋，有时伴耳鸣、眩晕。轻者可以恢复，耳部手术误伤内耳结构也可导致耳聋。

9. **爆震性耳聋** 系由于突然发生的强大压力波和强脉冲噪声引起的听器急性损伤。鼓膜和耳蜗是听器最易受损伤的部位。当人员暴露于90dB（A）以上噪声，即可发生耳蜗损伤，若强度超过120dB以上，则可引起永久性聋。

（三）职业性噪声聋的诊断

诊断要点：

1. 有明确的噪声暴露史，即在超过85dB（A）以上的环境下连续3年以上的作业史。

2. 噪声暴露与发病之间存在时序性，听力损失发生在噪声暴露3年之后。从开始噪声暴露到发生永久性听力损失所需要的潜伏期平均约为3年以上。若在接触噪声3年内产生永久性听力损失，需仔细询问职业史并做好鉴别诊断。

3. 职业性噪声聋的发生有其特殊的病程，绝少有突然发生者，一般而言，职业性噪声聋会发生在噪声暴露的最初5年内，而且可能在接下来暴露的8~10年内听力损失会加重。停止噪声暴露，噪声引起的听力损失也会停止发展。

4. 职业性噪声聋应当是感音神经性听力损失。感音神经性聋的听力图表现为高频下降型，通常表现为"U"、"V"、"W"型曲线，而4000Hz通常是最早受到影响的频段，也是听力阈值最大的频段，听力图上4000Hz或6000Hz凹陷也常被用来辅助诊断噪声引起的听力损失，在此频段后听力阈值有向上移动的变化。

5. 两耳的听力损失具有对称性，亦即两耳的听力损失差距在10dB之内。一般情况下，两耳对暂时性或永久性听阈改变的敏感性应该相同，因此两耳的听力损失程度具有对称性。如果劳动者在强噪声环境下工作多年，造成一侧耳比另一侧耳的听力损失更严重，应当考虑由其他的原因引起。但是，也有一些特殊行业的噪声暴露，其听力损失可具有不对称性，或者出现特殊的听力损失形态图形。

6. 职业性噪声聋其语言交谈辨识能力维持良好，由于职业性噪声聋听力损失的发生，开始于高频段3000~6000Hz之间，而语言交谈的频率通常在250~3000Hz之间，因此语言辨识能力测验常能维持良好的记录，在70%以上。

若双耳听力损失程度不同、应按损害较轻耳定级。因噪声多先损害高频，故近来各国均有将3000Hz或4000Hz之听阈列入计算平均听力丧失数的倾向。出现渐近性听力下降、耳鸣等症状，纯音听力检查为感音神经性聋，结合职业健康监护资料和现场职业卫生学调查，进行综合分析，排除其他原因所致听觉损害，方可诊断。

诊断分级：

符合职业性噪声聋听力损失特点者，计算双耳高频平均听阈（binaural hearing frequency threshold average，BHFTA），见式（1），双耳高频平均听阈≥40dB者，分别计算单耳平均听阈加权值（monaural threshold weighted value MTMV），以较好耳听阈加权值进行噪声聋诊断分级，见式（2）；

计算：

$$BHFTA = \frac{HL_L + HL_R}{6} \quad\cdots\cdots\cdots\cdots\cdots\cdots\cdots \text{（1）}$$

式中：

BHFTA——双耳高频平均听阈，单位为分贝（dB）；

HL_L——左耳3000Hz、4000Hz、6000Hz听力级之和，单位为分贝（dB）；

HL_R——右耳3000Hz、4000Hz、6000Hz听力级之和，单位为分贝（dB）；

所有听力级均要经过年龄修正。

$$MTMV = \frac{HL_{500Hz} + HL_{1\,000Hz} + HL_{2\,000Hz}}{3} \times 0.9 + HL_{4\,000Hz} \times 0.1 \quad\cdots\cdots \text{（2）}$$

式中：

MTMV——单耳听阈加权值，单位为分贝（dB）；

HL——听力级，单位为分贝（dB）；

所有听力级均要经过性别、年龄修正。

分级：

a 轻度噪声聋：26~40dB；

b 中度噪声聋：41~55dB；

c 重度噪声聋：≥56dB。

五、治　　疗

在长时间内，人们认为职业性噪声聋是不能被治愈的，想要恢复听力，必须使用代替性治疗方法，即佩戴助听器或实施人工耳蜗植入手术。尽管如此，很多医疗工作人员仍然针对职业性噪声聋的治疗方法进行了研究和探索，治疗方法阐述如下：

1. 治疗职业性噪声聋常用的药物多为改善患者微循环的药物，包括丹参、烟酸、硝普钠、ATP等。

2. 促进神经营养代谢的药物　如神经生长因子、维生素B族、维生素C、维生素E、盐酸山莨菪碱等。在体外，神经生长因子对有些来源的细胞具有趋化作用，可以加快神经生长速度，增加神经细胞的数量。在体内，神经生长因子可以促进再生神经的血管形成。从这两个方面来分析，神经生长因子对职业性噪声聋具有积极的治疗作用。

3. 改善微循环的药物 盐酸山莨菪碱对于改善患者的听力状况具有重要的作用，可以明显改善接触噪声后耳蜗外侧壁血流，增加内耳微环境的氧供，促进听力的恢复。

4. 高压氧治疗 在高压的环境下，呼吸纯氧或高浓度氧以治疗缺氧性疾病和相关疾患的方法。这种治疗方法可以迅速改善内耳供氧，纠正耳蜗缺氧状态，使耳蜗避免缺氧性损害，有利于快速恢复耳蜗功能；此外高压氧治疗也有利于治疗药物进入内耳损伤组织中，以改善机体微循环，提高组织细胞新陈代谢能力。

5. 声频共振疗法 颜华将脑损伤综合征病例合并神经性耳聋患儿70例，分为治疗组及对照组各35例，2组患儿均给予综合康复治疗，治疗组外加接受声频共振耳聋治疗系统仪的治疗。结果治疗组总有效率86.8%，对照组为61.8%。曲笛在静脉用药基础上采用外耳用药配合CZT-8声频共振治疗仪治疗，25分/次，每日1次，结果治疗有效率95.83%。王雪玲等应用声频共振配合耳部用药治疗，疗效明显。声频共振利用声、频、热、电、磁叠加立体效应，促进局部血液循环与淋巴回流的作用，使内耳血氧含量高，配合应用的化学药物深入渗透，恢复耳蜗血氧供应，促进听觉毛细胞及神经末梢功能恢复。

6. 干细胞移植法 近年来有研究者利用干细胞移植到内耳结构中可以发生迁移、分化，并部分分化为损伤区域的细胞类型的作用治疗感音神经性聋，恢复听力。干细胞在一定条件下具有无限自我更新与增殖分化的能力，能够产生表现型与基因型和自己完全相同的子细胞，也可产生机体组织、器官已特化的细胞。干细胞在发育成熟过程中，可以获取周围环境信息，分化成不同组织特异性表型，在修复疾病所致组织缺损方面有巨大的应用前景。就神经性耳聋耳鸣患者来说，干细胞有分化为新的毛细胞、神经元和支持细胞的潜能。利用干细胞进行体外诱导分化和体内移植治疗感音神经性聋取得了一定进展。

六、预　　防

1. 控制噪声来源 这是最积极最根本的办法，在建筑厂房、安装机器时就应采用各种防声、吸声的措施，如噪声车间与其他厂房隔开，中间种植树木；车间的墙壁和天花板安装吸音材料；机器安装密度宜稀散些；机器与地基之间，金属表面与表面之间用适当的充填材料；管道噪声用包扎法防声，气流噪声可用消音器或扩大排气孔等。使噪声缩减到国家规定的防护标准［85dB（A）］以内。

2. 减少接触时间　如在隔音室里行工间休息，或减少每日、每周的接触噪声时间，也可降低发病率。还可根据实际情况轮换工种，亦可降低听力损害。

3. 耳部隔音　戴用耳塞、耳罩、隔音帽等防声器材、一般在80dB（A）噪声环境长期工作即应配用简便耳塞；90dB（A）以上时必须使用防护工具。简便者可用棉花塞紧外耳道口，再涂抹凡士林，其隔音值可达30dB。

4. 职业健康监护　就业前应检查听力，患有感音神经性耳聋和噪声敏感者，应避免在强噪声环境工作。对接触噪声者，应定期检查听力，及时发现早期的听力损伤，并给予妥善处理。

5. 争取早期治疗。

6. 消灭噪声　预防职业性噪声聋的根本途径就是消灭噪声或减小噪声，这就要求生产企业一定要积极使用噪声较小的生产机械设备，同时使用一些减震、消声、吸声、阻尼等技术方法，尽量将机械设备产生的声音降到最低（80dB以下）。

7. 对职工增加防护措施，生产企业一定要提高对职工进行防护的意识，保证防护资金，购买效果较好的防护用具，让职工在工作中进行佩戴。如果工作环境的噪声达到80dB，必须佩戴耳塞。

8. 合理安排休息时间，让职工的听觉系统得到有效的休息，同时，在职工入厂之前，需要进行听觉检查，拒绝噪声禁忌证者进厂从事噪声工作。

9. 定期进行上岗前、在岗期间、离岗时职业健康体检。

10. 上岗前人员中出现下列问题不能安排在噪声岗位工作　①各种原因引起永久性感音神经性听力损失（500Hz、1000Hz、2000Hz中任一频率的纯音气导听阈>25dB）；②高频段3000Hz、4000Hz、6000Hz双耳平均听域≥40dB；③任一耳传导性耳聋，平均语频听力损失≥41dB。在岗期间体检人员中出现下列情况者，需调离噪声岗位：①除噪声外各种原因引起的永久性感音神经性听力损失（500Hz、1000Hz和2000Hz中任一频率的纯音气导听阈>25dB）；②任一耳传导性耳聋，平均语频听力损失≥41dB；③噪声敏感者（上岗前职业健康体检纯音听力检查各频率听力损失≤25dB，但噪声作业1年之内，高频段3000Hz、4000Hz、6000Hz中任一耳，任一频率听阈≥65dB）。对于有在85dB（A）以上职业性噪声作业连续工作3年以上的人员，出现渐进性听力下降、耳鸣等症状，纯音听力图为感音神经性耳聋，结合历年的职业健康监护资料和现场职业卫生学调查，进行综合分析，排除其他原因所致听觉损害，按GBZ 49—2014职业性噪声聋的诊断标准进行噪声聋诊断。

七、案例分析

以下所有案例纯音测听检查内容依据 GBZ 49,《职业性噪声聋诊断标准》进行。

案例一：

男，31岁；某铸造有限公司工人。

1. 职业史及职业病危害因素接触史 劳动者1999年2月至2004年6月在某电子有限公司从事调试工工作，不接触噪声；2005年5月至2006年12月在某（机械）有限公司工作从事ST组操作工工作，不接触噪声；2007年3月至今在某汽车铸造有限公司质量检验科，从事质量检验工作，每天接触噪声8小时，每周工作5天，有耳塞防护。2007年7月劳动者所在车间进行噪声检测结果显示：95.6~96.4dB（A）。2008年9月劳动者所在车间进行噪声检测结果显示：99.2~100.2dB（A）。2009年10月劳动者所在车间进行噪声检测结果显示：90.7~92.5dB（A）。

2. 临床表现 感双耳听力下降半年，偶伴耳鸣。体格检查：双耳外耳正常，外耳道清洁，双耳鼓膜稍内陷，双鼓膜生理标志清楚，余未见异常。

3. 实验室及辅助检查（以下纯音测听结果均经过年龄和性别修正）

（1）2010年4月28日纯音测听示：左耳语频平均听阈7dBnHL，右耳语频平均听阈6dBnHL，双耳高频平均听阈36dBnHL，听力曲线图见图4-1。

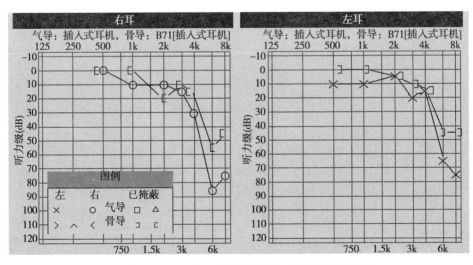

▲ 图4-1 2010年4月28日右耳、左耳听力曲线图

（2）2010年5月12日纯音测听示：左耳语频平均听阈4dBnHL，右耳语

频平均听阈 9dBnHL，双耳高频平均听阈 35dBnHL，听力曲线图见图 4-2。

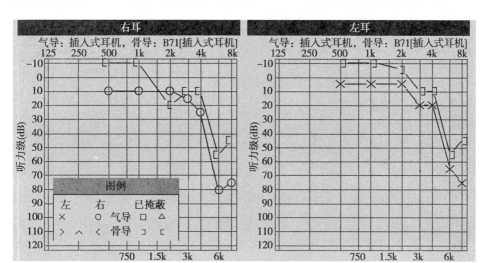

▲ 图 4-2　2010 年 5 月 12 日右耳、左耳听力曲线图

（3）2010 年 5 月 12 日 ABR 报告：以 100dBnHL 刺激左耳反应阈值为 25dBnHL；以 100dBnHL 刺激右耳反应阈值为 25dBnHL；Ⅰ、Ⅲ、Ⅴ各波潜伏期正常。

（4）2010 年 5 月 12 日耳声发射 DPOAE 报告：左耳通过测试；右耳通过测试。

（5）2010 年 5 月 12 日声导抗测试示：右耳呈 A 型声顺图，左耳呈 A 型声顺图。

（6）2010 年 5 月 12 日 40Hz 听觉相关电位：左耳，500Hz-25dBnHL，1000Hz-25dBnHL，2000Hz-25dBnHL；右耳，500Hz-20dBnHL，1000Hz-25dBnHL，2000Hz-25dBnHL。

4. 诊断　无职业性噪声聋。

5. 案例分析　劳动者连续接触噪声超过 3 年。感听力下降伴耳鸣，耳科检查：双耳鼓膜稍内陷，余无异常。依据 2010 年 4 月 28 日和 2010 年 5 月 12 日连续两次纯音测听结果，各频率检测结果相差不超过 10dB，结果可靠，高频部分听力损失未超过 40dB，语频部分无听力损失，参考历年来职业健康体检纯音测听结果及 40Hz 相关电位测定等各项客观检查结果，主客观检查基本符合，可以排除感音神经性聋、传导性聋等各种耳聋的可能。

综上所述，依据 GBZ 49—2009《职业性噪声聋诊断标准》不符合职业性噪声聋的诊断标准。

案例二：

女，37 岁：某铸铁有限公司工人。

1. 职业史及职业病危害因素接触史 劳动者 1991 年 7 月至 2003 年 11 月在某铸造厂从事机修钳工工作，不接触噪声。2003 年 12 月至 2010 年 3 月在某铸铁有限公司空压站从事空气压缩机操作工工作，每天接触噪声 6~7 小时，每周工作 5~6 天，有耳塞防护。2009 年 10 月对劳动者曾工作的空压站车间进行噪声检测结果示：87.0~87.9dB（A）。

2. 临床表现 双耳感听力稍降近 2 年，伴耳鸣 1 年余。体格检查：双耳外耳正常，外耳道清洁，双耳鼓膜稍内陷，生理标志清楚，余未见明显异常。

3. 实验室及辅助检查（以下纯音测听结果均经过年龄和性别修正）

（1）2009 年 12 月 31 日纯音测听结果示：双耳语频伴高频听力下降。

（2）2010 年 4 月 13 日：纯音测听结果示：左耳语频平均听阈 57dBnHL，右耳语频平均听阈 59dBnHL，双耳高频平均听阈 56dBnHL，听力曲线图见图 4-3。

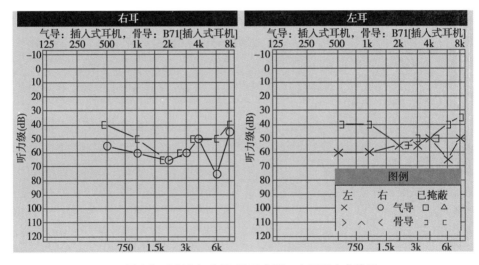

▲ 图 4-3 2010 年 4 月 13 日右耳、左耳听力曲线图

（3）2010 年 4 月 21 日纯音测听结果示：左耳语频平均听阈 64dBnHL，右耳语频平均听阈 64dBnHL，双耳高频平均听阈 60dBnHL，听力曲线图见图 4-4。

（4）2010 年 4 月 21 日 ABR 报告：以 100dBnHL 刺激左耳反应阈值为 30dBnHL；以 100dBnHL 刺激右耳反应阈值为 35dBnHL。

（5）2010 年 4 月 21 日耳声发射 DPOAE 报告：左耳未通过测试；右耳未通过测试。

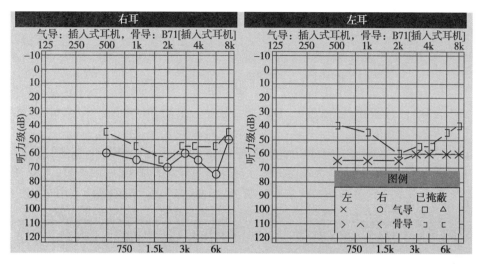

▲ 图 4-4　2010 年 4 月 21 日右耳、左耳听力曲线图

（6）2010 年 4 月 21 日声导抗测试示：右耳呈 AS 型声顺图，左耳呈 A 型声顺图。

（7）2010 年 4 月 21 日 40Hz 听觉相关电位：左耳，500Hz-25dBnHL，1000Hz-25dBnHL，2000Hz-25dBnHL；右耳，500Hz-25dBnHL，1000Hz-25dBnHL，2000Hz-25dBnHL。

4. 诊断　无职业性噪声聋。

5. 案例分析　劳动者有明确的噪声接触史超过 3 年，曾在的工作场所噪声检测结果超过国家职业卫生标准。职业健康体检示双耳语频伴高频听力下降，主诉双耳听力下降伴耳鸣，耳科检查示双耳鼓膜稍内陷；2010 年 4 月 13 日纯音测听和 2010 年 4 月 21 日纯音测听结果均提示双耳语频平均听阈损失超过高频部分听力损失，两次纯音测听各频率检测结果相差不超过 10dB，但与职业健康体检结果相差较大。参考 40Hz 相关电位测定、声导抗、听觉诱发电位等各项客观检查结果，听力曲线不符合感音神经性聋的特点，主客观检查不符，不能排除伪聋或夸大性耳聋的可能。

综上所述，依据 GBZ 49—2009《职业性噪声聋诊断标准》不符合职业性噪声聋的诊断标准。

案例三：

男，27 岁，某铸造有限公司工人。

1. 职业史及职业病危害因素接触史　劳动者 2003 年 5 月至今在某铸造有限公司制芯工段，从事射芯机操作工作；每天接触噪声 8 小时，每周工作 5

天，有耳塞防护。2006 年 9 月劳动者所在车间噪声检测结果示：82.4.4～84.1dB（A）。2007 年 7 月劳动者所在车间噪声检测结果示：85.8～86.4dB（A）。2008 年 9 月劳动者所在车间噪声检测结果示：87.6～88.2dB（A）。2009 年 10 月劳动者所在车间噪声检测结果示：84.1～86.8dB（A）。

2. 临床表现　感听力下降 2 年，偶伴耳鸣。体格检查：双耳外耳正常，外耳道清洁，双耳鼓膜稍内陷，双鼓膜生理标志清楚，余未见异常。无庆大霉素、链霉素等用药史。

3. 实验室及辅助检查（以下纯音测听结果均经过年龄和性别修正）

（1）2010 年 4 月 28 日纯音测听示：左耳语频平均听阈 16dBnHL，右耳语频平均听阈 25dBnHL，双耳高频平均听阈 48dBnHL，听力曲线图见图 4-5。

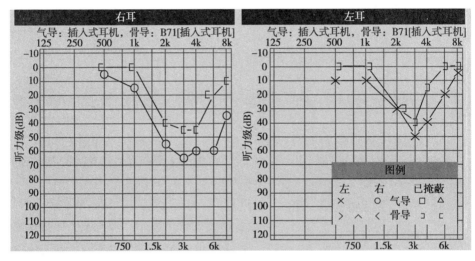

▲ 图 4-5　2010 年 4 月 28 日右耳、左耳听力曲线图

（2）2010 年 5 月 12 日纯音测听示：左耳语频平均听阈 16dBnHL，右耳语频平均听阈 25dBnHL，双耳高频平均听阈 41dBnHL，听力曲线图见图 4-6。

（3）2010 年 5 月 12 日 ABR 报告：以 100dBnHL 刺激左耳反应阈值为 55dBnHL；以 100dBnHL 刺激右耳反应阈值为 30dBnHL。

（4）2010 年 5 月 12 日耳声发射 DPOAE 报告：左耳未通过测试；右耳未通过测试。

（5）2010 年 5 月 12 日声导抗测试示：右耳呈 A 型声顺图，左耳呈 A 型声顺图。

（6）2010 年 5 月 12 日 40Hz 听觉相关电位测定：左耳，500Hz-25dBnHL，1000Hz-25dBnHL，2000Hz-25dBnHL；右耳，500Hz-25dBnHL，1000Hz-25dBnHL，

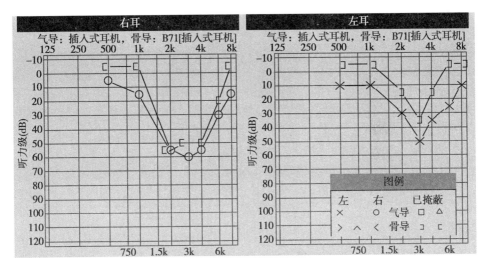

▲ 图4-6 2010年5月12日右耳、左耳听力曲线图

2000Hz-25dBnHL。

4. 诊断 职业性噪声接触观察对象。

5. 案例分析 劳动者连续接触噪声超过3年。感双耳听力下降偶伴耳鸣，耳科检查：双耳鼓膜稍内陷，余无异常。依据2010年4月28日和2010年5月12日连续两次纯音测听结果，各频率检测结果相差不超过10dB，可靠性较好，高频部分听力损失超过40dB，较好耳听阈加权值未超过25dB，听力曲线呈高频下降型。参考历年来职业健康体检纯音测听结果及40HZ相关电位测定、ABR等各项客观检查结果，主客观检查基本符合，劳动者存在双耳高频听力损失。

综上所述，依据GBZ 49—2009《职业性噪声聋诊断标准》不符合职业性噪声聋诊断的条件。

案例四：

男，42岁，某汽车铸造有限公司工人。

1. 职业史及职业病危害因素接触史 劳动者1989年10月至1997年9月在某铸钢厂从事机械维修工作，不接触噪声；1997年9月至2008年1月在某饮料有限公司从事机械维修工作，每天接触噪声8小时，每周工作6天，有防护；2008年1月至今在某汽车铸造有限公司维修工段，从事机械维修工作，每天接触噪声3小时，每周工作5天，有耳塞防护。2008年9月对劳动者所在车间进行噪声检测结果显示：84.9~85.1dB（A）。2009年10月对劳动者所在车间进行噪声检测结果显示：83.9~84.1dB（A）。

2. 临床表现 感耳鸣2年余。体格检查：双耳外耳正常，外耳道清洁，双耳鼓膜稍内陷，生理标志清楚，余未见明显异常。

3. 实验室及辅助检查（以下纯音测听结果均经过年龄和性别修正）

（1）2010年4月28日纯音测听示：左耳语频平均听阈36dBnHL，右耳语频平均听阈27dBnHL，双耳高频平均听阈47dBnHL，听力曲线图见图4-7。

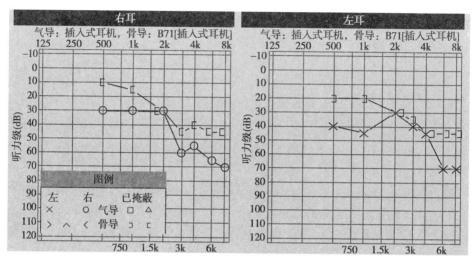

▲ 图4-7 2010年4月28日右耳、左耳听力曲线图

（2）2010年5月12日纯音测听示：左耳语频平均听阈37dBnHL，右耳语频平均听阈27dBnHL，双耳高频平均听阈46dBnHL，听力曲线图见图4-8。

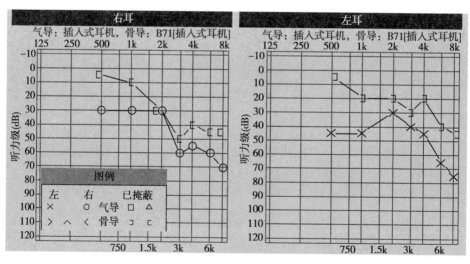

▲ 图4-8 2010年5月12日右耳、左耳听力曲线图

（3）2010 年 5 月 12 日 ABR 报告：以 100dBnHL 刺激左耳反应阈值为 50dBnHL；以 100dBnHL 刺激右耳反应阈值为 50dBnHL；

（4）2010 年 5 月 12 日耳声发射 DPOAE 报告：左耳未通过测试；右耳未通过测试；

（5）2010 年 5 月 12 日声导抗测试示：右耳呈 A 型声顺图，左耳呈 A 型声顺图；

（6）2010 年 5 月 12 日 40Hz 听觉相关电位：左耳，500Hz-30dBnHL，1000Hz-30dBnHL，2000Hz-30dBnHL；右耳，500Hz-30dBnHL，1000Hz-30dBnHL，2000Hz-30dBnHL。

4. 诊断　职业性轻度噪声聋。

5. 案例分析　劳动者有噪声接触史超过 3 年。临床有耳鸣不适，耳科检查：双耳鼓膜稍内陷，余无异常。依据 2010 年 4 月 28 日和 2010 年 5 月 12 日连续两次纯音测听结果，两次结果各频率相差不超过 10dB，可靠性好，双耳高频部分平均听力下降超过 40dB，较好耳语频平均听阈超过 25dB，听力曲线呈高频下降型。参考历年来职业健康体检纯音测听结果及 40Hz 相关电位测定等各项客观检查结果，主客观检查基本符合，可以排除伪聋、夸大性的可能，符合感音神经性聋的特点。否认有先天性聋、药物性、外伤性聋。

综上所述，依据 GBZ 49—2009《职业性噪声聋诊断标准》符合职业性轻度噪声聋的诊断。

案例五：

患者，男性，34 岁，某纸业股份有限公司工人。

1. 职业史及职业病危害因素接触史　1996 年 7 月至 1999 年 10 月，劳动者在某淀粉厂任化验员；1999 年 11 月至 2001 年 6 月在某纸业股份有限公司裁纸处 5、6 切纸机检纸区，2001 年 7 月至 2004 年 6 月在同公司裁纸处 19、20 切纸机检纸区，2004 年 7 月至 2009 年 2 月在同公司裁纸处 17、18 切纸机检纸区，分别从事检纸员工作，每天接触噪声 8 小时，每周工作 5 天，未戴耳塞防护。2009 年 2 月至今在同公司裁纸处 26 号切纸机，从事副机台长工作，每天接触噪声 8 小时，每周工作 5 天，有耳塞防护。2007 年 10 月对劳动者所在车间进行噪声检测结果显示：劳动者所在的裁纸处 4 号裁纸机、13 号裁纸机、14 号包装机、23 号裁纸机噪声测定结果显示：84.9~90.6dB（A）。2008 年 07 月检测裁纸处 4 号、14 号、21 号裁纸机噪声测定结果显示：84.2~90.4dB（A）。2009 年 11 月对裁纸处 26 号切纸机台、自检区、17、18、19 号切纸机自检区、20、21 号切纸机自检区进行噪声测试，结果显示：84.9~91.9dB（A）。

2. 临床表现　双耳听力下降 3 年余。体格检查：双侧耳廓完整无畸形，双外耳道通畅，双侧鼓膜完整，无充血，右侧鼓膜稍内陷，左侧鼓膜轻度混浊，鼻咽未见明显异常。

3. 实验室及辅助检查（以下纯音测听结果均经过年龄和性别修正）

（1）2009 年 7 月 17 日 40Hz 听觉相关电位：左耳，500Hz-55dBnHL，1000Hz-55dBnHL，2000Hz-55dBnHL；右耳，500Hz-40dBnHL，1000Hz-50dBnHL，2000Hz-55dBnHL。

（2）2009 年 7 月 17 日 ABR 报告：以 100dBnHL 刺激左耳反应阈值为 55dBnHL；以 100dBnHL 刺激右耳反应阈值为 55dBnHL。

（3）2009 年 7 月 17 日耳声发射 DPOAE 报告：左耳未通过测试；右耳未通过测试。

（4）2009 年 7 月 17 日声导抗测试示：双耳呈 A 型声顺图。

（5）2009 年 7 月 17 日纯音测听示：左耳语频平均听阈 49dBnHL，右耳语频平均听阈 47dBnHL，双耳高频平均听阈 53dBnHL，听力曲线图见图 4-9。

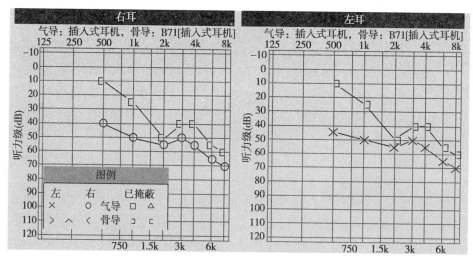

▲ 图 4-9 2009 年 7 月 17 日右耳、左耳听力曲线图

（6）2009 年 11 月 26 日纯音测听示：左耳语频平均听阈 49dBnHL，右耳语频平均听阈 50dBnHL，双耳高频平均听阈 59dBnHL，听力曲线图见图 4-10。

4. 诊断 职业性中度噪声聋。

5. 案例分析 ①劳动者有噪声接触史超过 3 年。②临床有耳鸣不适，耳科检查：双耳鼓膜稍内陷，余无异常。③依据 2009 年 7 月 17 日和 2009 年 11 月 26 日连续两次纯音测听结果，两次结果各频率相差不超过 10dB，可靠性好，双耳高频部分听力下降超过 40dB，较好耳语频平均听阈超过 40dB，听力曲线呈高频下降型。参考历年来职业健康体检纯音测听结果及 40Hz 相关电位测定等各项客观检查结果，主客观检查基本符合，可以排除伪聋、夸大性的可

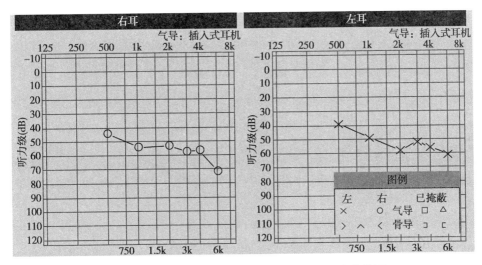

▲ 图4-10 2009年11月26日右耳、左耳听力曲线图

能，符合感音神经性聋的特点。否认有先天性聋、药物性、外伤性聋。

综上所述，依据GBZ 49—2009《职业性噪声聋诊断标准》符合职业性中度噪声聋的诊断。

案例六：

患者，男性，53岁，某船舶螺旋桨有限公司工人。

1. 职业史及职业病危害因素接触史 劳动者自1990年2月至今在某船舶螺旋桨有限公司从事打磨工作，接触噪声，每天工作6~8小时，每周工作5天。2006年以后，工作中佩戴防护耳罩。连续三年对劳动者所在岗位/车间噪声检测结果：LEX，8h：93.0、96.8、100.1dB（A）；97.0、97.7、98.0dB（A）；86.1、82.2dB（A）。

2. 临床表现 主诉双耳听力下降伴耳鸣12年余。耳科检查：双耳廓无畸形，双侧外耳道通畅，右侧鼓膜穿孔后瘢痕，左侧鼓膜完整，双侧鼓膜内陷，结构尚清，余无异常。

3. 实验室及辅助检查（以下纯音测听结果均经过年龄和性别修正）

（1）2017年1月16日40Hz听觉相关电位：左耳，500Hz-25dBnHL，1000Hz-25dBnHL，2000Hz-55dBnHL；右耳，500Hz-25dBnHL，1000Hz-50dBnHL，2000Hz-55dBnHL。

（2）2017年1月16日ABR报告：以100dBnHL刺激左耳反应阈值为65dBnHL；以100dBnHL刺激右耳反应阈值为55dBnHL。

（3）2017年1月16日耳声发射DPOAE报告：左耳未通过测试；右耳未通过测试。

（4）2017年1月5日声导抗测试示：双耳呈A型声顺图。

（5）2017年1月5日纯音测听示：左耳平均听阈加权值21dBnHL，右耳平均听阈加权值32dBnHL，双耳高频平均听阈42dBnHL，听力曲线图见图4-11。

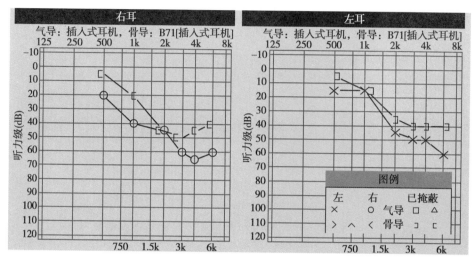

▲ 图4-11 2017年1月5日右耳、左耳听力曲线图

（6）2017年1月11日纯音测听示：左耳平均听阈加权值22dBnHL，右耳平均听阈加权值31dBnHL，双耳高频平均听阈40dBnHL，听力曲线图见图4-12。

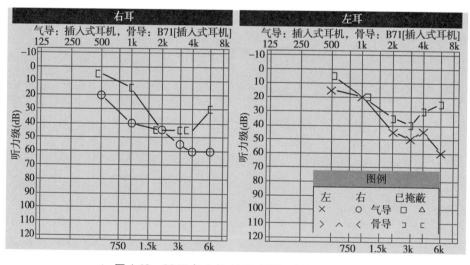

▲ 图4-12 2017年1月11日右耳、左耳听力曲线图

（7）2017年1月16日纯音测听示：左耳平均听阈加权值21dBnHL，右耳平

均听阈加权值 35dBnHL，双耳高频平均听阈 41dBnHL，听力曲线图见图 4-13。

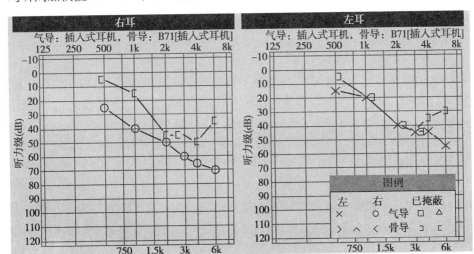

▲ 图 4-13　2017 年 1 月 16 日右耳、左耳听力曲线图

4. 诊断　无职业性噪声聋。

5. 案例分析

（1）诊断医师个人意见：

诊断医师一：①职业史明确。②纯音听阈检查结果显示：高频平均听阈损失大于等于 40dB，较好耳加权听阈损失小于 25dB（21dB）。③客观听阈检查与纯音听阈检查基本相符。依据《职业性噪声聋诊断标准》GBZ 49—2014，给出无职业性噪声聋的诊断结论。

诊断医师二：①职业史明确。②2017 年 1 月 5 日、1 月 11 日、1 月 16 日三次纯音听阈检查：较好耳（左耳）语频和高频 4000Hz 听阈加权值小于 25dB（21dB），高频平均听阈损失超过 40dB。③客观检查与纯音听阈检查基本相符。诊断意见：无职业性噪声聋。

诊断医师三：①职业史明确。②连续三次纯音测听测试，双耳高频平均听阈>40dB，但是较好耳最小平均听阈加权值为 21dB，小于 25dB。依据《职业性噪声聋诊断标准》GBZ 49—2014，诊断为：无职业性噪声聋。

（2）综合分析：劳动者噪声作业接触史明确，累计接触噪声工龄超过 3 年，工作场所噪声强度 LEX, 8h>85dB（A）。2017 年 1 月 5 日、1 月 11 日、1 月 16 日三次纯音电测听，测试结果重复性较好，听力曲线符合高频下降型，双耳高频平均听阈均>40dB，较好耳（左耳）语频和高频 4000Hz 听阈加权值小于 25dB（21dB），听阈加权值不符合职业性噪声聋的诊断标准。客观听力检查与主观纯音测听结果基本一致。

综上所述，依据 GBZ 49—2014《职业性噪声聋的诊断》，不符合职业性噪声聋诊断。

案例七：

患者，男性，61 岁，某螺旋桨有限公司工人。

1. 职业史及职业病危害因素接触史　劳动者自 2005 年 10 月至今在某铸造有限公司从事辅助工作，接触噪声，每天工作 8 小时，每周工作 5 天。工作中佩戴防护耳罩。2015 年 8 月 24 日劳动者所在岗位/车间噪声检测结果：LEX，8h：86.9~87.3dB。

2. 临床表现　双耳听力下降 3 年余。耳科检查：双耳廓无畸形，外耳道通畅，双鼓膜完整，内陷，模糊，余未见明显异常。无庆大霉素、链霉素等使用史，无头部外伤史。

3. 实验室及辅助检查（以下纯音测听结果均经过年龄和性别修正）

（1）2016 年 3 月 2 日 40Hz 听觉相关电位：左耳，500Hz-30dBnHL，1000Hz-45dBnHL，2000Hz-50dBnHL；右耳，500Hz-40dBnHL，1000Hz-55dBnHL，2000Hz-55dBnHL。

（2）2016 年 3 月 2 日 ABR 报告：以 100dBnHL 刺激左耳反应阈值为 45dBnHL；以 100dBnHL 刺激右耳反应阈值为 70dBnHL。

（3）2016 年 3 月 2 日耳声发射 DPOAE 报告：左耳未通过测试；右耳未通过测试。

（4）2016 年 3 月 2 日声导抗测试示：双耳呈 A 型声顺图。

（5）2016 年 3 月 2 日纯音测听示：左耳平均听阈加权值 31dBnHL，右耳平均听阈加权值 40dBnHL，双耳高频平均听阈 57dBnHL，听力曲线图见图 4-14。

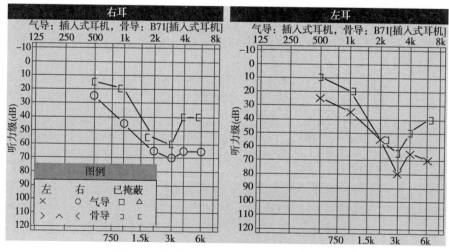

▲ 图 4-14　2016 年 3 月 2 日右耳、左耳听力曲线图

（6）2016 年 3 月 11 日纯音测听示：左耳平均听阈加权值 39dBnHL，右耳平均听阈加权值 38dBnHL，双耳高频平均听阈 45dBnHL，听力曲线图见图 4-15。

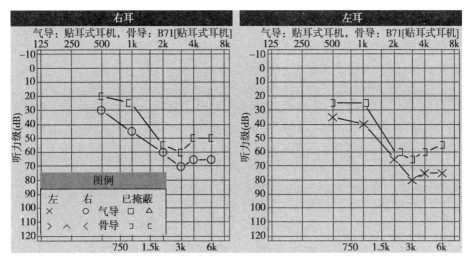

▲ 图 4-15　2016 年 3 月 11 日右耳、左耳听力曲线图

（7）2016 年 3 月 18 日纯音测听示：左耳平均听阈加权值 35dBnHL，右耳平均听阈加权值 45dBnHL，双耳高频平均听阈 56dBnHL，听力曲线图见图 4-16。

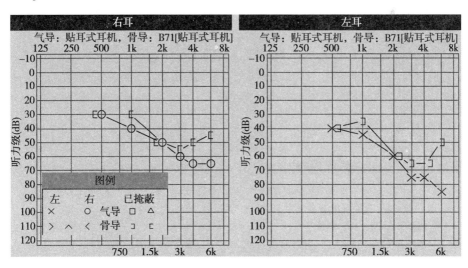

▲ 图 4-16　2016 年 3 月 18 日右耳、左耳听力曲线图

4. 诊断　职业性轻度噪声聋

5. 案例分析

（1）诊断医师个人意见：

诊断医师一：①职业史明确（工龄>3 年，噪声检测>85dB）。②纯音测听曲线呈高频下降型，气导和骨导基本一致，符合感音神经性聋的特征，双耳高频>40dB。以较好耳语频每一频率 3 次中最小阈值与 4000Hz 最小阈值加权得出 35dB。③主客观检查基本一致，可以排除传导性聋、混合性聋。④主诉：听力下降 3 年。⑤排除了药物、外伤等其他致聋原因。诊断意见：职业性轻度噪声聋。

诊断医师二：①连续 3 年以上的噪声接触史，噪声强度超过 85dB（A）。②主诉：双耳听力下降 3 年余，体检：双鼓膜完整内陷、模糊。③三次纯音测听检查结果示：三次结果各频率相差不超过 10dB，重复性较好。听力曲线呈高频下降型，双耳高频>40dB，符合感音神经性聋的特征。以较好耳语频和高频听阈加权值得出 35dB。④主客观检查结果基本一致，可以排除伪聋、夸大性聋、传导性聋的可能。⑤未发现其他致听力损害原因。诊断意见：职业性轻度噪声聋。

诊断医师三：①职业史明确（工龄>3 年，噪声检测>85dB）。②主诉：双耳听力下降 3 年余。③纯音测听曲线呈高频下降型，双耳高频>40dB，以较好耳语频每一频率 3 次中最小阈值与 4000Hz 最小阈值加权得出 35dB。④主客观检查基本一致。⑤未发现其他致聋原因。诊断意见：职业性轻度噪声聋。

（2）综合分析：劳动者职业史明确，接触噪声工龄超过三年。主诉：双耳听力下降 3 年余。体检：双鼓膜完整内陷、模糊。三次纯音测听检查结果显示：三次结果各频率相差不超过 10dB，重复性较好，听力曲线呈高频下降型，双耳高频平均听阈>40dB，符合感音神经性聋的特征。以较好耳语频和高频听阈 4000HZ 加权值得出 35dB。主客观检查基本一致，并可以排除伪聋、夸大性聋、传导性聋的可能。未发现其他致聋原因。

综上所述，依据 GBZ 49—2014《职业性噪声聋的诊断》，符合职业性轻度噪声聋的诊断。

案例八：

患者，男性，59 岁，某汽车铸造有限公司工人。

1. 职业史及职业病危害因素接触史　劳动者自 2007 年 5 月至今在某汽车铸造有限公司从事辅助清理工作，接触噪声，每天工作 8 小时，每周工作 5 天。工作中有耳塞防护。2013 年 1 月 10 日和 2015 年 8 月 24 日劳动者所在岗位/车间噪声检测结果：LEX，8h：85.9~86.5dB（A）。

2. 临床表现　双耳听力下降 6 年余。耳科检查：双耳廓无畸形，外耳道通畅，双鼓膜完整，内陷，标志物清晰，余未见明显异常。无庆大霉素、链霉素等使用史，无头部外伤史。

3. 实验室及辅助检查

（1）2015 年 4 月 29 日 40Hz 听觉相关电位：左耳，500Hz-50dBnHL，1000Hz-50dBnHL，2000Hz-60dBnHL；右耳，500Hz-50dBnHL，1000Hz-60dBnHL，2000Hz-70dBnHL。

（2）2015 年 4 月 29 日 ABR 报告：以 100dBnHL 刺激左耳反应阈值为 70dBnHL；以 100dBnHL 刺激右耳反应阈值为 70dBnHL。

（3）2015 年 4 月 29 日耳声发射 DPOAE 报告：左耳未通过测试；右耳未通过测试。

（4）2015 年 4 月 29 日声导抗测试示：双耳呈 A 型声顺图。

（5）2015 年 3 月 16 日纯音测听示：左耳平均听阈加权值 41dBnHL，右耳平均听阈加权值 46dBnHL，双耳高频平均听阈 56dBnHL，听力曲线图见图 4-17。

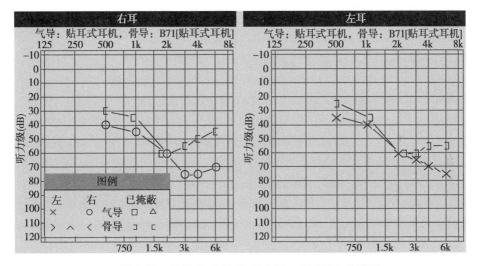

▲ 图 4-17　2015 年 3 月 16 日右耳、左耳听力曲线图

（6）2015 年 4 月 29 日纯音测听示：左耳平均听阈加权值 45dBnHL，右耳平均听阈加权值 43dBnHL，双耳高频平均听阈 55dBnHL，听力曲线图见图 4-18。

（7）2015 年 9 月 2 日纯音测听示：左耳平均听阈加权值 56dBnHL，右耳平均听阈加权值 45dBnHL，双耳高频平均听阈 56dBnHL，听力曲线图见图 4-19。

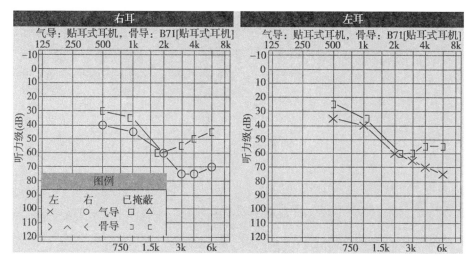

▲ 图 4-18　2015 年 4 月 29 日右耳、左耳听力曲线图

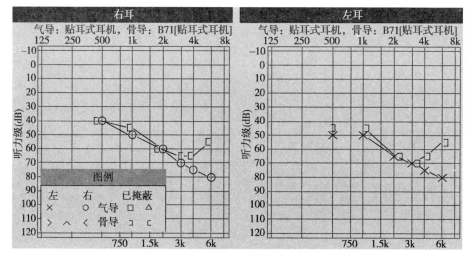

▲ 图 4-19　2015 年 9 月 2 日右耳、左耳听力曲线图

4. 诊断　职业性中度噪声聋。

5. 案例分析

（1）诊断医师个人意见：

诊断医师一：①职业史明确，连续接触噪声>3 年。②自诉双耳听力下降 6 年余，查体示：双鼓膜稍内陷，余未见明显异常。③纯音测听呈高频下降型，重复度尚可。三次纯音测听取每一频率三次中最小阈值与 4000Hz 阈值进行加权计算为 43dB。④主客观检查基本相符。诊断意见：职业性中度

噪声聋。

诊断医师二：①职业史明确，连续噪声作业>3 年。②主诉双耳听力下降 6 年余。③纯音听阈检查结果重复性尚可，呈高频下降型，较好耳平均听阈加权值 43dB，双耳高频平均听阈 55dB，与客观检查结果相符。④根据 GBZ 49—2014《职业性噪声聋的诊断》作出诊断结论。诊断意见：职业性中度噪声聋。

诊断医师三：①连续职业性噪声作业>3 年。②自诉双耳听力下降 6 年余，体格检查：双耳鼓膜稍内陷，余无明显异常。③根据三次纯音听力检查结果中每一频率三次中最小阈值和 4000Hz 听阈加权值进行计算，该劳动者较好耳语频平均听阈为 43dB，双耳高频平均听阈 55dB。④纯音听力检查结果与相关客观检查结果基本符合。诊断意见：职业性中度噪声聋。

（2）综合分析：劳动者职业史明确，连续噪声作业超过 3 年，接触噪声强度超过国家职业卫生和接触限值。劳动者自诉双耳听力下降 6 年余，体格检查示双耳鼓膜稍内陷，余无明显异常。纯音听阈检查结果重复性尚可，听力曲线呈高频下降型，符合感音神经性聋的改变。根据三次纯音听力检查结果中每一频率三次中最小阈值和 4000Hz 听阈加权值进行计算，该劳动者较好耳平均听阈加权值为 43dB，双耳高频平均听阈 55dB。纯音听力检查结果与相关客观检查结果基本一致，可以排除传导性聋、伪聋、夸大性聋以及药物、外伤等引起的耳聋。

综上所述，依据 GBZ 49—2014《职业性噪声聋的诊断》，符合职业性中度噪声聋的诊断。

第三节 职业性爆震聋

一、职业接触

职业性爆震聋（explosive deafness，ED）又称噪声性耳外伤，是由于枪炮射击、爆炸及其他爆炸物爆炸时发生的短暂强烈的爆震或间断性脉冲噪声所产生的压力波导致损伤性听力下降的急性耳损伤。是矿业及部队的常见病之一。大炮、炸药在发射或爆炸时瞬间产生高温高压气体迅速膨胀，以超声速向外扩散，从而产生巨大压力波，压力波含有冲击波及强脉冲噪声，二者同时作用于身体时，最容易受到损伤的是听觉器官，当听觉器官受到损伤时其他脏器不一定受到损伤，当其他脏器受到损伤时，听器官的损伤可能已相当严重，所以耳鼻咽喉战伤中以中耳和内耳伤的发病率最高，占 57.3%，炮兵尤为突出。爆炸时的短时间内，外耳道的气压急剧上升，咽鼓管来不及调节鼓膜内外压力，造成鼓膜内外的压力差，同时鼓膜及听小骨活动也跟不上压力波改变的速度，导致鼓膜破裂，听小骨骨折、脱位和鼓室出血。如鼓膜未破，压力波通过鼓膜听小骨经卵圆窗作用于外淋巴液。如鼓膜已破，压力波直接经圆窗作用于外淋巴液，然后通过基底膜或前庭膜传入内淋巴液，使内淋巴液剧烈震动，导致螺旋器、血管和神经纤维的损伤，故爆震性听力损伤多呈感音性聋或混合性聋。损伤程度与火炮种类、口径、发射频度、阵地环境、爆震源距离、方向及炮手位置、年龄和个体差异有关系。另外，受到一次或数次短暂而强大的噪声暴露，即单纯的强脉冲噪声或空气动力性噪声也可以产生急性声损伤。杨跃新、秦琴、许雪春等共报道了8例非爆破所致的职业性爆震聋病例，这8例患者没有从事过爆破或压力容器等作业，接触过强脉冲噪声或空气动力性噪声，其中两例持续工作2.5~4小时发生严重的听力下降。

二、致病机制

各种原因的爆炸所引起的爆震，在爆炸的瞬间产生高温高压气体迅速膨胀，以超声速向外扩散，并从爆炸源向四周传播，形成爆炸压力波。Garth曾提出了区分脉冲噪声和冲击波的标准：脉冲噪声的超压峰值通常低于2kPa（160dB），而冲击波通常是10~20kPa；冲击波包括了大量燃烧产物和空气的移动，而脉冲噪声则没有；脉冲噪声通常与低频机械性噪声相关。

各种爆炸物在爆炸时产生的冲击波（压力波）和强脉冲噪声（声压波）频谱中主要能量通常分布于听频范围内，对听觉系统的作用最灵敏，也最易致伤。其通常引起急性声损伤，其损伤的程度与冲击波的超压、负压值、脉冲噪声的强度、个体敏感性、鼻腔的结构、年龄和有无防护等因素有关。其损伤的机制多见于下述三种。

1. 机械性损伤 火炮发射及炮弹爆炸产生强大的冲击波，使气压急剧增高而造成中耳和内耳机械性损伤，冲击波超压对听觉器官有明显的致伤作用，可出现鼓膜充血、出血或穿孔，中耳听骨链关节脱位或骨折，内耳Corti器中毛细胞受损。冲击波超压还可导致基底膜上Corti器的附着上皮细胞层与基底膜分离，从而促进内外淋巴液的混合，增加钾离子的浓度，加速细胞的破坏。冲击波负压对豚鼠听器有明确的致伤效应，包括鼓膜结构和鼓室结构的形态学改变和听功能损害。鼓膜和听骨链创伤的严重程度与冲击波负压的压力峰值和降压时间有关，在降压时间为7.5ms左右时，引起鼓膜穿孔的最小负压峰值为−22.4~−23.9kPa；使所有鼓膜均发生穿孔的最小负压峰值为−83.1~−87.2kPa。冲击波负压暴露对耳蜗损伤则主要表现为耳蜗出血和毛细胞损害，严重者出现基底膜撕裂性损伤。

2. 代谢性损伤 高强度的压力波可以导致内耳的机械性破坏，而强度较弱的压力波则可导致听毛细胞因载荷过大而引起酶和代谢产物的耗竭，最终发生代谢紊乱。爆震引起毛细胞内的琥珀酸脱氢酶、苹果酸脱氢酶活性降低，血管内皮细胞肿胀，血流阻塞和细胞变性导致损伤。王锦玲等研究表明，爆震后发生迟发相听力损害与内耳的酶及自由基等代谢因素有关。故爆震使毛细胞耗氧量增加，酶代谢障碍，Corti 器逐渐变形、变性，甚至溶解、消失，从而导致听力下降。周义德等研究表明，爆震声对内耳的损伤不仅使耳蜗听毛细胞大量死亡，而且也使耳蜗螺旋神经节细胞数量明显减少，爆震声所致螺旋神经节细胞减少主要发生在与损伤最严重的第一回和第二回听毛细胞对应的蜗螺旋管内螺旋神经节部位。王进等研究发现，爆震损伤造成的耳蜗病理改变首先出现在底回和第二回，畸变产物耳声发射（DPOAEs）表现为中高频受损严重，为下降型听力图；爆震后 20 天表现为代谢障碍造成的细胞变性坏死，此时DPOAEs 较前有所恢复；爆震后 40 天，扫描电镜观察形态及 DPOAEs 检测结果均未再有明显恢复。结果提示耳蜗损伤与职业性爆震聋密切相关。

3. 耳蜗血管性改变　内耳毛细血管在暴露噪声后发生的形态学改变表现为血管收缩、血流速度变慢、局部血液灌注量减少、毛细血管的通透性增加、血液黏滞度增高、血小板和红细胞在毛细血管内聚集、血管内皮细胞之间出现大的裂隙、毛细血管壁明显增厚等。Nagashima 等应用激光多普勒在暴露噪声后的活体蜗管外壁发现了毛细血管内血流量减少的改变。Kellerhals 等曾发现枪击声可引起豚鼠血管纹中毛细血管网内出现高黏度物质的流动。

三、临 床 表 现

1. 听力下降一般在爆震后即可出现听力下降，有的在短期内听力完全丧失，随后逐渐恢复。发生在中耳损伤的常为传导性聋，内耳及听神经损伤的为感音神经聋，两者兼有者引起混合性聋，严重的爆震可引起永久性耳聋。听力检查多为感音性聋或混合性聋。听力曲线多为水平下降型，高音陡坡下降或斜坡下降型。有平衡障碍者，可出现自发性眼球震颤，前庭功能迟钝或消失。

2. 耳聋　根据受震时，听觉器官的损伤程度来看，爆震性耳聋轻者可为暂时性的耳聋，重者则可能为永久性耳聋。恢复时间通常以听觉器官受伤的半年为期限，如果半年内没有恢复正常，则基本可断定为感音神经性或混合性聋，听力曲线多样化。

3. 耳鸣　发生率约占 50%。职业性爆震聋患者的最大痛苦根源就是持续性或者间歇性的耳鸣烦恼，日不能习，夜不能寐。

4. 耳痛　发生率约占 20%。由于爆震性耳聋患者在受到巨大声响的时候，会发生鼓膜破裂，因此，常会表现为耳痛症状。

5. 眩晕　伴有迷路震荡和迷路出血者可有眩晕、自发性眼球震颤及平衡障碍；伴有脑震荡者、有昏迷者常后遗眩晕、头痛、头昏。

6. **内耳机械性破坏** 高强度的压力波可以导致内耳的机械性破坏，国内外学者一致认为，冲击波超压对听觉器官有明显的致伤作用。主要损伤包括：鼓膜的破裂，听骨链的关节脱位和骨折以及基底膜感觉结构的损害。随着超压峰值的增高，中耳创伤的发生率增高，而且伤情程度也加重，其中造成鼓室积血的超压值最低，鼓膜穿孔次之，听骨链骨折和关节脱位所需的压力值最高，但个体差异很大。王建新等收集了462例爆震聋病例的资料，其中军事爆震172例、职业性（矿山开采等）275例、生活性15例，其鼓膜破裂的发生率为41.1%，这些病例多为爆破工，同时接触到冲击波和脉冲噪声，爆破所致的冲击波超压峰值通常是10~20kPa；冲击波包括了燃烧产物和空气的移动，易引起鼓膜破裂。可见鼓膜破裂与冲击波相关，并非正相关于听力损失程度。目前报道的非爆破作业所致爆震性聋，未发现鼓膜破裂穿孔的发生，进一步证实鼓膜破裂与冲击波相关。

7. **其他损伤** 严重的爆震可引起颅脑及其他部位的损伤，而出现昏迷、休克等严重的并发症。

四、诊断与鉴别诊断

（一）诊断要点

1. **病史** 职业性爆震聋有明确的受爆震损伤史，应详细询问病史，包括受爆震当时的经过与感受，既往是否有受爆震史或是否使用过耳毒性药物史；老年人虽有明确的受爆震损伤史也应排除老年性聋的可能性，患者的职业有助于判断受爆震史；全身的情况，尤其注意颅脑是否受伤的情况。

2. **临床表现** 受爆震后均有暂时性的严重耳聋，有的在最初几分钟内听不到任何声音，但不久又恢复，随后感觉耳鸣、耳痛、眩晕等。有平衡障碍者可出现自发性眼球震颤，前庭功能减退或消失。

3. **耳科检查** 可见鼓膜充血、出血或穿孔，表面附有血痂，有时可见到听小骨脱位。

4. **听力检查** 是通过检查或是测听来观察由声音刺激引起的反应，判断听觉功能和诊断听觉系统。可以通过用纯音、噪声、短音和语言来进行测试，通过声源或是仪器接入耳部。职业性爆震聋听力检查多为感音性聋或混合性聋。纯音测听：听力减退的程度与爆震的强度和受伤的部位有关。单纯中耳损伤常为传导性耳聋，严重的耳蜗损伤表现为感音性聋，兼有二者损伤的为混合性聋。听力曲线多为水平下降型、高音陡坡下降或斜坡下降型。听力损失多为轻到中度。损伤首先在6000Hz，其次是4000Hz。

5. **其他检查** ①咽鼓管检查法：是针对咽鼓管障碍和中耳疾病情况进行

的检查，主要是检查咽鼓管的通气状况。通过咽鼓管吹张法可以判断咽鼓管是否通畅，对于咽鼓管功能检查和分泌性中耳炎治疗有一定作用。②CT 检查：可以表现为软组织肿块和骨质破坏，表现为形态各异的软组织肿块，听小骨的移位、残缺或呈碎点状，严重者听小骨消失。③前庭功能检查：前庭主要是用以人体的平衡，如果前庭障碍则会造成眩晕等症状。检查需要两种或是两种以上才能综合判断，作出确诊结论。

（二）鉴别诊断

1. 职业性噪声聋　系由于听觉长期遭受噪声影响而发生缓慢的进行性的感音性耳聋，其属于慢性声损伤。早期表现为听觉疲劳，离开噪声环境后可以逐渐恢复，久之则难以恢复，终致感音神经性聋。属于职业病范畴，也有高频听力损伤为重的感音神经性聋，听力图在 4000Hz 处 "V" 型下降，但病变主要在耳蜗，常有重振现象。噪声除对听觉损伤外，还可引起头痛、头昏、失眠、高血压、心电图改变，也可影响胃的蠕动和分泌。职业性噪声聋常见于高强度噪声环境中工作的人员，如舰艇轮机兵、坦克驾驶员、飞机场地勤人员，常戴耳机的电话员及无线电工作者、铆工、锻工、纺织工等。

2. 迷路振荡可以是爆震所致，也可以是颅脑受机械打击引起，听力障碍常为暂时性的，多在几天内恢复，极少数成为永久性聋。多伴有颅脑外伤症状，甚至有中枢神经或前庭功能障碍。

3. 应排除的其他致聋原因，主要包括：药物（链霉素、庆大霉素、卡那霉素等）性耳聋，中毒性耳聋，外伤性耳聋，传染病（流脑、腮腺炎、麻疹等）性耳聋，家族性耳聋，梅尼埃病，突发性耳聋，中枢性耳聋，听神经病以及各种中耳疾患等。

（三）诊断步骤

1. 确定职业性爆震接触史。

2. 耳科常规检查，怀疑听骨链断裂时可进行 CT 检查。

3. 在作出诊断分级前，至少应进行 3 次以上的纯音听力检查，每次检查间隔时间至少 3 天，而且各频率听阈偏差≤10dB；诊断评定分级时应以气导听阈最小值进行计算。

4. 应排除的其他致聋原因。

（四）诊断标准

1. 诊断原则　根据确切的职业性爆震接触史，有自觉的听力障碍及耳鸣、耳痛等症状，耳科检查可见鼓膜充血、出血或穿孔，有时可见听小骨脱位等，纯音测听为传导性聋、感音神经性聋或混合性聋，结合客观测听资料、现场职业卫生学调查，并排除其他原因所致听觉损害，方可诊断。

2. 诊断与分级

（1）诊断：符合以下所有条件者即可诊断：

1）确切的职业性爆震接触史。

2）测听环境应符合 GB/T 16403 要求。

3）听力计应符合 GB/T 7341 的要求，并按 GB/T 4854.1、GB/T 4854.3、GB/T 4854.4 进行校准。

4）职业性爆震聋的听力评定以纯音气导听阈测试结果为依据，纯音气导听阈重复性测试结果各频率阈值偏差应≤10dB。

5）纯音气导听力检查结果应按 GB/T 8170 数值修约规则取整数，并按 GB/T 7582—2004 进行年龄性别修正。

6）分别计算左右耳 500Hz、1000Hz、2000Hz、3000Hz 平均听阈值，并分别进行职业性爆震聋诊断分级。

7）双耳高频平均听阈及单耳听阈加权值的计算（结果按四舍五入修约至整数），见式（A.1）和式（A.2）。

8）对纯音听力测试不配合的患者，或对纯音听力检查结果的真实性有怀疑时，应进行客观听力检查，如听性脑干反应测试、40Hz 听觉相关电位测试、声导抗、镫骨肌声反射阈测试、耳声发射测试等检查，以排除伪聋和夸大性听力损失的可能。

（2）分级

1）轻度爆震聋：26~40dB（HL）。

2）中度爆震聋：41~55dB（HL）。

3）重度爆震聋：56~70dB（HL）。

4）极重度爆震聋：71~90dB（HL）。

5）全聋：≥91dB（HL）。

五、治　疗

治疗方法通常采用以下几种：

1. 激素类药物　激素类药物对耳聋患者早期应用效果较佳。葛振民等选择已确诊为 ED 的 37 例患者，随机分为试验组（23）和对照组（14）两组分别给予鼓室和静脉注射地塞米松，同时给予扩血管药物与维生素治疗 7 天，随访观察 1 个月，证实地塞米松鼓室内注射治疗 ED 疗效优于静脉途径给药。

2. 血管扩张剂　血管扩张剂主要用于治疗血管病变引起的耳聋。烟酸口服、肌内注射或静脉注射。

3. 营养神经类药物　出现耳聋后，应及早使用维生素 A、维生素 B、谷维素及能量合剂（ATP、辅酶 A、细胞色素 C）等药物进行治疗。

4. 高压氧治疗　高压氧治疗是通过提高血氧含量，血氧分压和增加血氧弥散度，使血氧从血管纹向螺旋纹细胞的弥散率上升，从而使耳蜗的血氧供应增加，改善螺旋器细胞因缺氧而产生的损害，增加细胞的新陈代谢，加速毛细胞以及耳蜗前庭神经纤维的修复。李宗华等对 35 例 ED 患者行高压氧综合治疗，治疗前和治疗后进行纯音测听，总有效率为 91.38%，认为高压氧综合治疗 ED 疗效肯定，无明显不良反应，为临床治疗 ED 较理想的方案。

5. 理疗 微波治疗方法治疗耳聋具有活血化瘀、改善内耳微循环的作用。

6. 助听器疗法 运用助听器，扩大外部声音，刺激听觉神经系统，以达到听力有所好转。

7. 对于中耳损伤 单纯鼓膜穿孔，按外伤性鼓膜穿孔原则处理；听骨链损伤，应择期作鼓室成形术。内耳损伤，一旦确认了内耳损伤，譬如音叉试验示骨导听力下降者应及时治疗。

8. 手术治疗 一般不提倡手术治疗，因为这种治疗办法给患者造成很大的痛苦和沉重的经济负担，况且效果也不怎么理想。穿孔不愈、听骨移位和骨折者，可进行鼓室成形术。

9. 综合治疗 顾晓等报道，80 例 ED 患者分别于受伤后 3~12 小时和 1~6 个月同样应用扩张血管、营养神经、促进细胞代谢等药。辅以高压氧疗，早期治疗的治愈率为 89.66%，远高于伤后 1~6 个月治疗的治愈率，提示早期治疗的重要性。爆震后引起的鼓膜穿孔早期应保持外耳道清洁和干燥，忌用滴耳液，注意勿灌水入外耳道内，给予抗生素预防感染，经 1~2 周治疗，大部分鼓膜穿孔可自行愈合。早期耳聋者应采用血管扩张剂和营养神经类药物。王博惕报告用中西医结合治疗，伤后一个月内者有效率为 80%，伤后半年者有效率为 68%。中药为葛根、川芎、川断、柴胡、磁石、党参、石菖蒲各 15g，甘草 10g，水煎服，一日一剂，同时用硫酸亚铁 0.6g，一日 3 次，并用其他维生素等治疗。遗留头痛、头晕者，可用安神镇静、通筋活络等药物治疗。

总之，职业性爆震聋的治疗和处理应遵循以下原则：职业性爆震聋患者应尽早进行治疗，最好在接触爆震 3 天内开始并动态观察听力 1~2 个月。

（1）中耳损伤的处理

1）鼓膜穿孔：根据穿孔大小及部位行保守治疗或烧灼法促进愈合。经保守治疗 3 个月未愈者可行鼓膜修补或鼓室成形术。

2）听骨脱位、听骨链断裂者应行听骨链重建术。

（2）中耳并发症的处理

1）并发中耳炎的患者按急、慢性中耳炎的治疗方案进行治疗。

2）合并继发性中耳胆脂瘤的患者应行手术治疗。

（3）双耳 500Hz、1000Hz、2000Hz、3000Hz 平均听力损失 ≥56dB（HL）

者应配戴助听器。

（4）如需劳动能力鉴定，按 GB/T 16180 处理。

六、预　防

1. 简单防护　在预知的情况下对职业性爆震聋的危害与预防要进行必要的健康教育。如用手指堵塞外耳道，利用有利的地形地物避开爆震波的超压力，俯卧或背向爆心，受震时张口及做咀嚼吞咽动作。

2. 利用工事防护　对核武器、炮弹、炸弹爆炸时利用工事预防职业性爆震聋很有效。

3. 利用器材防护　要佩戴防护耳塞、耳罩或头盔，既能防震又不妨碍通讯联络。

职业性爆震聋严重影响着官兵的日常工作、学习和生活。爆震伤多发生在训练、演习、战争中，故应改进武器，减少爆震声强的武器，加强防御工事建筑。教育战士注意作战时保护性体位，枪炮射击和火药爆破时注意张口呼吸吞咽动作，以利于咽鼓管开放。利用防护耳塞和头盔，国内已有多种型号的防护耳塞和头盔对于我军在今后的演习和训练中减少不必要的职业性爆震聋起到良好的推动作用。

七、案例分析

案例一：

患者，女性，34 岁，某自控汽车系统有限公司工人。

1. 职业史及职业病危害因素接触史　2010 年 3 月至 2013 年 9 月就职于某自控汽车系统有限公司，从事汽车座椅调节电机声音检测工作，每天工作 8 小时，每周工作 5 天，该工作主要是将汽车座椅调节电机置于专用的电机夹具上，振动传感器一端连接于夹具，另一端通过信号线连接于信号处理器和功率放大器，电机启动运转，检测人员通过专用耳机倾听电机运转的声音，判断电机质量是否符合要求。汽车座椅调节电机的声音一般较小，常通过功率放大器放大 40~50 倍进行声音检测，一般约为 40dB（A）。2013 年 9 月 15 日，因工艺需要，公司更换了新的功率放大器和耳机，由于工作失误，试音时未将功放和耳机声音调低，电机启动时，导致患者在耳机中听到刺耳的巨响，当时自感耳痛、耳鸣、恶心、伴听力下降。

2. 临床表现　2013 年 9 月 16 日患者因"巨响刺激后耳痛一天，伴耳鸣、恶心"于某人民医院门诊就诊，查体示双外耳通畅，耳窦压痛（+），鼓膜（-），予以对症处理。9 月 19 日患者复诊，诉"症状基本缓解"。9 月 26 日患者再次复诊，诉"双耳痛痒、听力下降"，查体示双外耳通畅，耳窦压痛

（+），声导抗检查示双耳 A 型，电测听检查示双耳神经性耳聋（中重度），诊断为双耳神经性聋。9 月 30 日、10 月 6 日患者两次赴某医院耳鼻喉科医院门诊就诊，查体均示双耳鼓膜（-）。10 月 6 日声导抗检查示双耳 A 型。两次电测听均示混合性聋、语频听阈与高频听阈呈一致性下降，临床诊断为双耳感音神经性聋，爆震性双耳聋。因患者拒绝静脉用药，予以泼尼松、胞磷胆碱钠、脑血康、甲钴胺等口服治疗。

3. 实验室及辅助检查结果

（1）历次纯音测听结果见表 4-1，历次听力曲线图见图 4-20、图 4-21、图 4-22、图 4-23、图 4-24、图 4-25：

表 4-1　历次纯音电测听结果（dBnHL）

日期			125 Hz	250 Hz	500 Hz	1000 Hz	2000 Hz	3000 Hz	4000 Hz	6000 Hz	8000 Hz
2013.9.26	右耳	气导		50	60	55	65		80		75
		骨导		30	35	50	70		80		50
	左耳	气导		65	70	75	80		85		85
		骨导		25	40	60	65		75		50
2013.9.30	右耳	气导	60	65	75	85	90		90		90
		骨导		45	60	75	80		80		
	左耳	气导	60	65	70	80	85		90		90
		骨导		45	55	70	75		80		
2013.10.6	右耳	气导	55	65	75	85	90		90	75	
		骨导	未测								
	左耳	气导	55	70	80	90	95		90	70	
		骨导	未测								
2013.11.4	右耳	气导			80	85	90	80	80	80	
	左耳	气导			70	70	80	90	95	85	
2013.11.25	右耳	气导			75	75	80	70	75	80	
	左耳	气导			75	85	90	85	85	100	
2013.12.2	右耳	气导			80	82	90	85	85	85	
	左耳	气导			80	80	85	85	90	100	

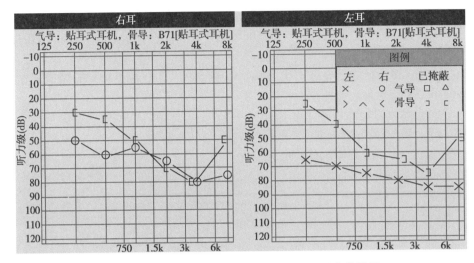

▲ 图4-20 2013年9月26日右耳、左耳听力曲线图

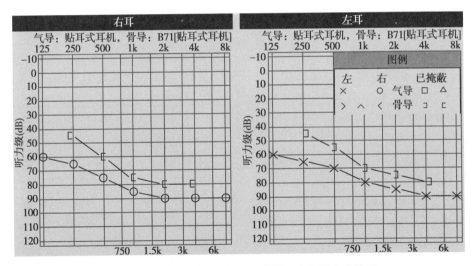

▲ 图4-21 2013年9月30日右耳、左耳听力曲线图

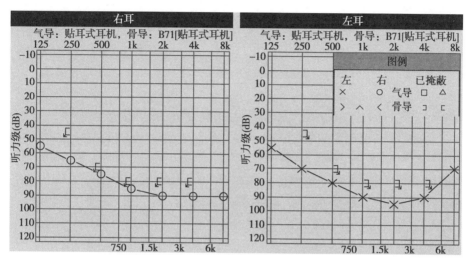

▲ 图4-22　2013年10月6日右耳、左耳听力曲线图

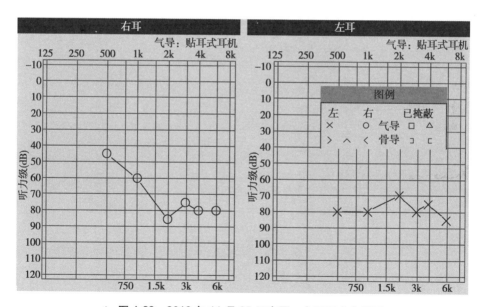

▲ 图4-23　2013年11月25日右耳、左耳听力曲线图

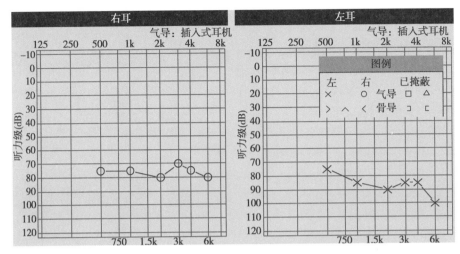

▲ 图 4-24 2013 年 9 月 26 日右耳、左耳听力曲线图

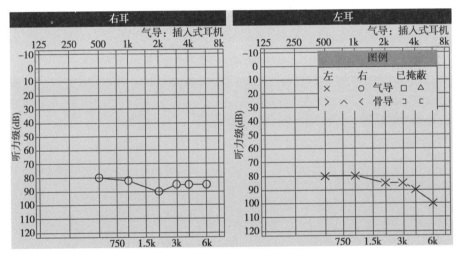

▲ 图 4-25 2013 年 12 月 2 日右耳、左耳听力曲线图

（2）2013 年 10 月 6 日声导抗检查示：双耳 A 型声顺图。

4. 诊断 双耳职业性极重度爆震聋。

5. 案例分析 ①有确切的爆震性噪声接触史；②接触强噪声后立即出现耳痛一天，伴耳鸣、恶心等不适，患者查体示耳窦压痛（+），患者发病过程符合爆震聋的发病特点；③依据《职业性爆震聋的诊断》（GBZ/T 238—2011）中 5.1 的要求，2013 年 9 月 26 日至 2013 年 12 月 2 日共六次进行纯音测听，除外 2013 年 9 月 26 日纯音测听结果，其余五次纯音测听各频率测定结果相差不超过 10dB，重复性可，气导、骨导听阈值均有下降，气导和骨导下降超过

10dB，根据纯音气导听阈测试值经年龄、性别修正，分别计算左右耳 500Hz、1000Hz、2000Hz、3000Hz 平均听阈值，结果：右耳为 74dB（HL）、左耳为 75dB（HL），纯音测听为混合性聋，声导抗检查均为 A 型，可以排除伪聋或夸大性耳聋的可能；患者在接触爆震性强噪声前，接触噪声强度不超过 85dB（A）；④2012 年 7 月 15 日及 2012 年 10 月 28 日在岗期间职业健康检查 2 次电测听结果：双耳语频平均听阈均≤26dB（HL），双耳高频平均听阈均≤40dB（HL），纯音测听结果正常，可以排除噪声对双耳的慢性损伤，及职业性噪声聋的可能；⑤患者否认药物中毒性聋、家族史、外伤史。依据 GBZ/T 238—2011《职业性爆震聋的诊断》标准，可以诊断为双耳职业性极重度爆震聋。

案例二：

患者，男性，29 岁，某公司品保科工人。

1. 职业史及职业病危害因素接触史　2013 年 3 月 5 日进入某公司品保科从事品管工作，为非噪声作业岗位，未进行上岗前听力检测。每天工作 8 小时，每周工作 5 天。2013 年 5 月 20 日 9：30 左右，患者到锻造车间巡检，恰逢锻压机运作，因未佩戴耳塞，被锻压机锻打金属的强噪声震伤耳朵，自感听力下降、耳鸣。2014 年 3 月 24 日企业委托某职业卫生技术服务机构进行了噪声强度测试，结果显示脉冲噪声强度为 112.7dB（A）、112.9dB（A）、113.0dB（A）。

2. 临床表现　患者于 5 月 20 日至当地医院就诊，诉听力下降、耳鸣不适，声导抗检查示双耳 A 型，予以地塞米松、甲钴胺、葛根、银杏等并高压氧治疗，门诊随访。7 月 8 日患者复诊，仍诉听力下降、耳鸣不适。

3. 实验室及辅助检查结果

（1）历次纯音测听结果见表 4-2，历次听力曲线图见图 4-26、图 4-27、图 4-28：

表 4-2　历次纯音电测听结果（dBnHL）

日期			250 Hz	500 Hz	1000 Hz	2000 Hz	3000 Hz	4000 Hz	6000 Hz	8000 Hz
2013.6.21	右耳	气导	45	40	55	80		90		55
		骨导	25	25	45	未测出		未测出		未测出
	左耳	气导	90	100	100	90		90		80
		骨导	25	25	50	未测出		未测出		未测出
2013.8.26	右耳	气导		45	60	85	75	80	80	
	左耳	气导		80	80	70	80	75	85	
2013.9.02	右耳	气导		50	65	85	80	85	80	
	左耳	气导		80	80	70	75	75	80	

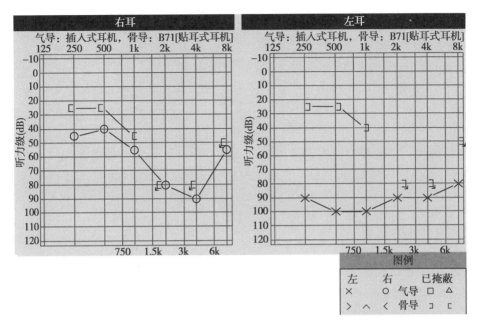

▲ 图 4-26　2013 年 6 月 21 日右耳、左耳听力曲线图

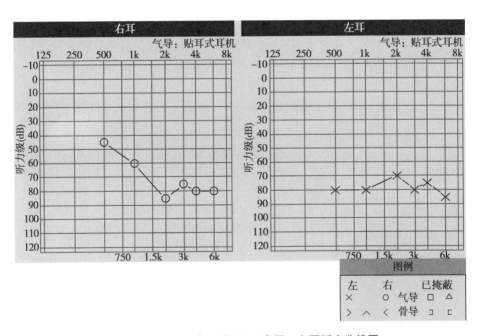

▲ 图 4-27　2013 年 8 月 26 日右耳、左耳听力曲线图

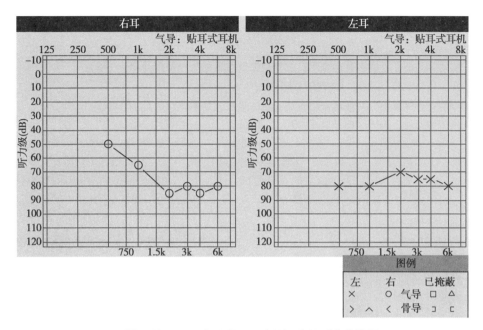

▲ 图 4-28　2013 年 9 月 2 日右耳、左耳听力曲线图

（2）2013 年 5 月 20 日声导抗检查示：双耳 A 型声顺图。

（3）2013 年 6 月 24 日 ABR 报告：以 100dBnHL 刺激左耳反应阈值为 70dBnHL；以 100dBnHL 刺激右耳反应阈值为 40dBnHL；

4. 诊断　右耳职业性重度爆震聋，左耳职业性极重度爆震聋。

5. 案例分析　①有确切的爆震性噪声接触史；接触强噪声后立即出现听力下降，伴耳鸣等不适，患者发病过程符合爆震聋的发病特点。②依据《职业性爆震聋的诊断》（GBZ/T 238—2011）中 5.1 的要求，2013 年 6 月 21 日至 2013 年 9 月 2 日共三次进行纯音测听，除外 2013 年 6 月 21 日纯音测听结果，其余二次纯音测听各频率测定结果相差不超过 10dB，重复性可，气导、骨导听阈值均有下降，气导和骨导下降超过 10dB，气导骨导分离，根据纯音气导听阈测试值经年龄、性别修正，分别计算左右耳 500Hz、1000Hz、2000Hz、3000Hz 平均听阈值，结果：右耳为 66dB（HL）、左耳为 78dB（HL），纯音测听为混合性聋，声导抗检查均为 A 型，可以排除伪聋、夸大性耳聋和传导性聋的可能；③患者在接触爆震性强噪声前，不接触噪声，可以排除噪声对双耳的慢性损伤，即职业性噪声聋的可能；④患者否认药物中毒性聋、家族史、外伤史。依据 GBZ/T 238—2011《职业性爆震聋的诊断》标准，符合右耳职业性重度爆震聋，左耳职业性极重度爆震聋的诊断。

（丁帮梅、张红兵）

参 考 文 献

1. 王雪琴.职业性噪声聋的发生、发展规律及与累积噪声暴露剂量的关系研究.世界最新医学信息文摘,2015,15(40):23-25.

2. 谢明珠,姚智鹏.某城市中小企业职业性噪声聋与累积噪声暴露剂量的相关性研究.中国卫生产业,2013,31(22):70-71,73.

3. Basner,M. et al. Auditory and non-auditory effects of noise on health. Lancet 383,1325-1332,doi:10.1016/S0140-6736(13)61613-X(2014).

4. Le,HT,Sin,WC,Lozinsky,S,et al. Gap junction intercellular communication mediated by connexin43 in astrocytes is essential for their resistance to oxidative stress. J. Biol. Chem. 2014,289,1345-1354.

5. Epp,JR,Chow,C & Galea,LA. Hippocampus-dependent learning influences hippocampal neurogenesis. Front Neurosci 7,57,doi:10.3389/fnins.2013.00057.

6. 路淑香.489例噪声作业工人听力测试分析.长治医学院学报,2003,17(3):169-170.

7. 岑永庄,邓燕君,刘新霞.噪声作业工人职业性听力损失风险回顾性队列研究.中国公共卫生,2016,32(5):642-645.

8. Lie A,Skogstad M,Johannessen HA,et al. Occupational noise exposure and hearing:a systematic review. I nt Arch Occup Environ Health,2015,doi10.1007/s0042-015-1083-5.

9. Cruickshanks KJ,Nondahl DM,Tweed TS,et al. Education,occupation noise exposure history and the 10-yr cumulative incidence of hearing impairment in older adults. Hear Res,2010,264(1/2):3-9.

10. 陈觉醒,曾丹,叶方立,等.听力损伤的累积噪声暴露阈值研究.中国职业医学,2005,32(5):33-35.

11. 朱文静,丁帮梅,沈涵等.江苏省2006至2013年职业性噪声聋诊断结果分析.中华劳动卫生职业病杂志,2015,33(9):671-673.

12. 覃月彩,陈宇,冯下芝,等.神经性耳聋的治疗进展.中华劳动卫生职业病杂志,2013,17(9):1232-1236.

13. 中华人民共和国卫生部.GBZ 49—2014 职业性噪声聋的诊断.北京:中国标准出版社,2014.

14. 周义德,郑宏良,沈小华,等.爆震后豚鼠耳蜗螺旋神经节细胞超微结构改变及其中腱状神经营养因子的表达.中华航海医学与高气压医学杂志,2006,13(3):129-132.

15. 王进,柯振武,杨伟炎,等.豚鼠爆震性聋耳蜗结构与功能的动态变化.西南军医,2007,9(2):3-4.

16. 李朝军,刘兆华,朱佩芳,等.冲击波负压暴露对豚鼠鼓膜和听骨链的损伤效应.中华创伤杂志,2006,22(8):617-622.

17. 李朝军,刘兆华,朱佩芳,等.冲击波暴露后豚鼠耳蜗基底膜撕裂伤.第三军医大学学报,2006,28(17):1781-1783.

18. 李朝军,刘兆华,朱佩芳,等.豚鼠冲击波负压暴露后耳蜗毛细胞损害定量观察.中国

耳鼻喉头颈外科，2006，13（3）：157-160，

19. 李朝军，刘兆华，朱佩芳，等．豚鼠冲击波负压暴露后耳蜗毛细胞扫描电镜和透射电镜观察．重庆医学，2006，35（16）：1475-1477.

20. 李朝军，刘兆华，朱佩芳，等．中等强度冲击波负压暴露后豚鼠耳蜗毛细胞核形态学观察．重庆医学，2006，35（5）：387-388，391.

21. 李朝军，刘兆华，朱佩芳，等．不同强度冲击波负压暴露后豚鼠听力损失特点．听力学及言语疾病杂志，2006，14（3）：207-210.

22. 王建新．瞬间的职业损伤——《职业性爆震聋的诊断》解读．中国卫生标准管理，2011，2（3）：24-27.

23. 中华人民共和国卫生部．GBZ /T 238—2011 职业性爆震聋的诊断．北京：中国标准出版社，2011.

24. 杨跃新，毛洁，吴建兰．2 例非爆破所致职业性爆震聋的诊断及诊断标准商讨．职业卫生与应急救援，2014，32（5）：288-290.

25. 秦琴，余江萍，赵宏钧，等．急性声创伤听力学特征及相关因素分析．当代医学，2010，16（32）：25-26.

26. 许雪春，曹建霞，李洁雅，等．4 例疑似职业性爆震聋病例职业病诊断探讨．中国工业医学杂志，2017，30（1）：76-79.

第五章　振动所致疾病

第一节　概　述

振动（vibrations）是一个质点或物体在外力作用下沿着直线或弧线围绕平衡位置来回重复的运动。振动普遍存在自然界中，与人们工作生活关系密切。由生产或工作设备产生的振动称为生产性振动。振动病（vibration disease）是指在生产劳动中长期受外界振动的影响而引起的职业性疾病。

（一）分类

根据振动作用于人体的部位和传导方式，可将生产性振动相对分为手传振动（hand-transmitted vibration）和全身振动（whole-body vibration）。这两种振动无论是对机体的危害还是防治措施方面都迥然不同。

1. 手传振动　手传振动是指手部接触振动工具、机械或加工部件，振动通过手臂传导至全身，是影响人群最广，造成职业损伤最严重的振动之一。接触机会常见于使用风动工具（风铲、风镐、风钻、气锤、凿岩机、捣固机、铆钉机等）、电动工具（电钻、电锯、电刨等）、高速旋转工具（砂轮机、抛光机等）的作业。

2. 全身振动　全身振动是指工作地点或座椅的振动，人体足部或臀部接触振动，通过下肢躯干传导至全身。接触机会常见于在交通工具（汽车、火车、船舶、飞机、拖拉机、收割机等）上的作业或在作业台（钻井平台、振动筛操作台等）上的作业。

（二）振动对人体的影响

1. 手传振动对健康的影响　手臂振动病（hand-arm vibration disease）是长期使用振动工具而引起的以末梢循环障碍为主的疾病，也可累及肢体神经及运动功能。发病部位多在上肢末端，其典型表现为发作性白指（vibration-induced white finger，VWF）。

手臂振动病患者的主诉多为手部症状和神经衰弱综合征。手部的症状是麻、痛、胀、凉、汗、僵、颤。多汗一般在手掌，麻、痛多在夜间发作，影响睡眠。神经衰弱综合征多表现为头痛、头晕、失眠、乏力、心悸、记忆力减退及记忆力不集中等。临床检查有手部痛觉、振动觉、两点分辨觉减退。前臂感觉和运动神经传导速度减慢。手臂振动病的重要且有诊断意义的是振动性白指，以寒冷为诱因的间歇性手指发白或发绀。严重者还会出现骨骼、肌肉和关节的改变。

2. 全身振动对健康的影响　强烈的全身振动可以引起机体不适，甚至不能忍受。大强度的振动可以引起内脏位移甚至造成机械性损伤。在全身振动的作用下，交感神经处于紧张状态，血压升高、脉搏增快、心搏出量减少、脉压增大，可致心肌局部缺血，心电图发生改变，以窦性心动过速、ST 段下降、心室高电压、右束支传导阻滞为主；对胃酸分泌和胃肠蠕动呈现抑制作用，可使胃肠道和腹内压力增高，调查发现各种车辆驾驶员胃肠症状和疾病的发生率增高。对重型车或拖拉机驾驶员进行 X 线检查，可发现胸椎和腰椎早期退行性改变，椎间盘脱出症的发病率高于一般人群。长途汽车司机发生精索静脉曲张者增多。随机大振幅振动还对女性影响较大，出现月经期延长、经血过多和痛经等。

全身振动对工效的影响是多方面的，它可通过直接的机械干扰或对中枢神经系统的作用，引起姿势平衡和空间定向障碍。如人体和物体同时受振时，由于外界物体不能在视网膜形成稳定的图像，可发生视物模糊，视觉的精细分辨力下降；全身振动伴有长时间的强制体位（如长途驾车）是导致骨骼肌疲劳的主要原因；全身振动可使中枢神经系统抑制，导致注意力分散、反应性降低、易疲劳、头痛、头晕等，1～2Hz 的全身振动具有催眠作用，最终导致作业能力下降。

全身振动还可以引起在车、船或飞机等交通工具上工作的作业人员，出现一系列急性反应性症状，可分别称为晕车病、晕船病或晕机病。本病主要由于不同方向的振动加速度反复过度刺激前庭器官所致。运动病预后良好，停止接触并经适当休息症状可迅速缓解。

（三）影响振动对机体作用的因素

1. 振动本身的特性

（1）频率：人体能够感受得到的振动频率在 1～1000Hz，20Hz 以下大振幅的振动全身作用时，主要影响前庭和内脏器官；而当局部受振时骨关节和局部肌肉组织受损较明显。高频率（40～300Hz）振动对末梢循环和神经功能损害明显。不同频率的振动对人体器官组织的影响见表 5-1。

表 5-1　不同频率的振动对人体器官组织的影响

频率（Hz）	作用特点
~15	加速度作用，致身体器官位移，前庭器官反应
~25	冲击感，可承受，可致骨关节损害
~35	出现振动病的某些症状，血管痉挛少见
~50	引起血管痉挛，导致振动病
~250	血管痉挛的振动频率上升
>1600	机械能转变为热能，具有杀菌效应，对中枢神经系统有影响

（2）振幅：在一定的频率下，振幅越大，对机体的影响越大。大振幅、低频率的振动作用于前庭，并使内脏移位。高频率、低振幅的振动主要对组织内的神经末梢起作用。

（3）加速度：人体对振动的感受程度主要取决于振动的加速度。振动工具的手传振动同样是加速度越大，冲击力越大，危害也越大，振动性白指的发生频率越高，从接触到出现白指的时间越短。见表 5-2。

表 5-2　振动加速度与白指潜伏期之间的关系

机械设备	加速度（m/s²）	潜伏期（年）
型钻	70	0.6
固定砂轮（C）	50	1.8
链锯	25	2.8
固定砂轮（B）	12.2	4.5
手砂轮	3	13.7

2. 接振时间　振动的性质和接触时间决定了机体接触振动的剂量。工作时接触振动的总时间越长，振动加速度越大，则机体接受的振动能量越多，对作业人员的危害越大。

3. 体位和操作方式　对全身振动而言，立位时对垂直振动敏感，卧位时对水平振动敏感。强制体位如手持工具过紧、手抱振动工具紧贴胸腹部时，使机体受振过大或血循环不畅，促使局部振动病的发生。

4. 环境温度和噪声　寒冷和噪声均可促使振动病的发生。

5. 工具重量和被加工件的硬度　工具重量和被加工件的硬度均可增加作

业负荷和静力紧张程度，加剧对人体的损伤。

（四）预防措施

振动的预防措施要采取综合性措施，即消除或减弱振动工具的振动，限制接触振动的时间，改善寒冷等不良作业条件，有计划地对从业人员进行健康检查，采取个体防护等项措施。

1. 消除或减少振动源的振动　是控制振动危害的根本性措施。通过工艺改革尽量消除或减少产生振动的工艺过程，如焊接代替铆接，水利清砂代替风铲清砂。采取减振措施，减少手臂直接接触振动源。

2. 限制作业时间　在限制接触振动强度还不理想的情况下，限制作业时间是防止和减轻振动危害的重要措施。制定合理的作息制度和工间休息。

3. 改善作业环境　是指控制工作场所的寒冷、噪声、毒物、高气湿，特别是注意防寒保暖。

4. 加强个人防护　合理使用防护用品也是防止和减轻振动危害的一项重要措施。如戴减振保暖的手套。

5. 医疗保健措施　就业前查体，检出职业禁忌证。定期体检争取早期发现手传振动危害的个体，及时治疗和处理。

6. 职业卫生教育和职业培训　进行职工健康教育，对新工人进行技术培训，尽量减少作业中的静力作用成分。

7. 卫生标准　国家对局部振动作业制定了卫生标准，标准限值的保护率可达 90%。所以通过预防性卫生监督和经常性卫生监督，严格执行国家标准，也可预防振动危害。

第二节　手臂振动病

手臂振动病是长期从事手传振动作业而引起的以手部末梢循环和（或）手臂神经功能障碍为主的疾病，并可引起手、臂骨关节-肌肉的损伤。其典型表现为振动性白指（vibration-induced white finger，VWF）。

一、职业接触

从 20 世纪初期以来，手臂振动病就成为了公认的职业病之一。1911 年意大利医生 Loriga 第一次报道了罗马工人使用风动工具而出现的振动综合征，表现为类似雷诺综合征的白指现象。1915 年 Cargile 也发现美国采石矿工使用风动工具后出现手指发白和手指麻木、手指刺痛等症状。此后，在更多的振动作业中相继报道了手臂振动病。如：气锤工、砂轮机研磨工、捣固工、链锯工、铆钉工、井下凿岩工等。原苏联、英国、日本、加拿大等国的许多学者，对振动的职业危害和手臂振动病的流行病学、临床医学以及卫生学进行了广泛调查研究，确定了长时间接触手传振动能引起手臂振动病。在1957年，我国将振动病列入法定职业病名单。1959年张之虎等在国内首先报道了砂轮工的职业雷诺现象（发病率为57.9%）。1964年马龙胜等报道了使用风动工具工人出现振动病。此后，国内对振动病的研究和报道逐渐增多。在近几年，天气较为炎热的广东也报道了五金制品磨光工人出现了手臂振动病。手臂振动病在工种上分布十分广泛，除了上述工种外，采煤工、拖拉机或摩托车驾驶员、电动刻花工和使用牙钻的口腔医生均能出现手臂振动病。从报道病例中看，接振时间越长，接振强度越大，患病率越高。

手传振动是一种常见的职业病危害因素，普遍分布各行各业的生产过程中，如矿山开采、木业生产、航空航天、水下作业等，涉及的工种有伐木工（油锯工、链锯工）、凿岩工、铆工、铸造工（清铲工、捣固机工）、砂轮工、磨光机工、混泥土工、锻工等。国内尚未有职业性手臂振动病的普查数据，但陈青松等人对其中6种振动工具的振动强度进行研究发现，凿岩机、砂轮机等强度高，暴露风险大。同时王林等人对100多篇手传振动危害调查的原始数据分析发现，凿岩工和油锯工的手臂振动病发病率最高。

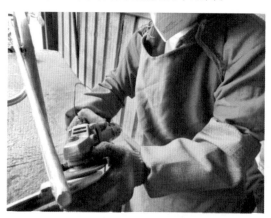

▲ 图 5-1　砂轮打磨

二、致病机制

手臂振动病的致病机制目前尚不明确，主要有血管学说、免疫学说、神经学说和综合学说等，其中综合学说是许多学者较为认可的。

1. 血管学说　认为振动病的指端动脉痉挛是由于血管局部缺血。在振动的影响下，可发生细动脉的病理形态学改变。在受振动和寒冷作用的部位出现血管生理性痉挛，进而引起功能性血管肥厚，再出现进行性病理血管壁肥厚和

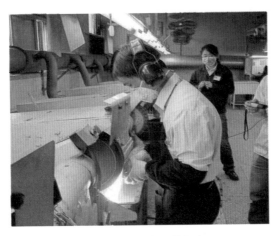

▲ 图 5-2　手持工件打磨

纤维化，使管腔狭窄，血流量降低，尤其对寒冷刺激产生顽固性血管痉挛，导致组织缺血，出现白指，甚至出现淤积型的发绀症。

2. 免疫学说　认为振动引起局部缺血，是由于人体蛋白质变性，而形成自身抗原，使免疫球蛋白 M 增加。而寒冷可加速蛋白质变性，即在寒冷条件下易于形成自身抗原。免疫反应的结果，引起机体局部缺血。红细胞一时性凝集，或红细胞溶血释放的蛋白沉淀在血管壁内造成闭塞，使局部缺氧导致血管痉挛。认为振动病与自身免疫性疾病相类似。

3. 神经学说　认为振动病是由于中枢神经系统功能失调，尤其是自主神经功能紊乱、交感神经功能亢进引起的疾患。认为振动病引起的血管痉挛，是一种通过中枢神经系统的复杂反射机制。振动刺激神经末梢感受器，通过传入神经至神经中枢（包括脊髓、丘脑、大脑皮质），使其处于持续兴奋状态，造成功能失调，发生血管舒张异常和营养障碍。肌电图和脑电图的观察也表明，振动病时伴有脊髓乃至高级中枢功能障碍。振动能使大脑皮质功能减弱，其减弱的程度与所受振动的频率和振幅有关。所以，认为振动病是一种中枢的"神经官能症"。

4. 综合学说　日本学者 Okada 教授等，综合这一领域的研究成果，提出了振动性白指发病机制的综合学说。作者认为手持振动工具的操作，局部组织受压增加，影响局部血流，作用感受器和末梢神经，损伤血管内皮细胞功能，血管内膜增厚，管腔狭窄，内皮细胞释放缩血管因子增加，而舒张血管因子释放受损，致使血管舒张机制反应降低，抗血小板凝集机制下降，血液的黏稠度增加，使局部血管阻塞过程加剧。另一方面，振动刺激可以通过躯体感觉-交感神经反射机制，使手指血管运动神经元兴奋性增强，还可以使血管平滑肌细胞对去甲肾上腺素的反应增强。振动损伤 α 受体，也可导致血管舒张功能减退；动-静脉吻合中的 β 肾上腺素能血管舒张机制也可受损，血管对寒冷刺激的舒张反应降低。寒冷作为诱发因素，还可直接刺激外周血管平滑肌收缩，加重小动脉阻塞性、痉挛性变化。这些因素的长期作用最终导致振动性白指发生。

但是，在上述的发病机制研究中，一些机体的病理变化与振动接触之间、与振动病发病之间的因果关系，尤其是剂量-反应关系的研究还不够充分；而且以往的研究主要集中在振动性白指的发病机制的研究上，对振动性神经病的发病机制的研究，以及振动性白指与振动性神经病的关系研究有待深入，需要继续开展调查研究工作，以为振动性职业危害防治提供基础性资料。

三、临床表现

1. 症状及体征

（1）手臂振动病早期表现多为手部症状，其中以手麻、手痛、手胀、手僵最为多见。手麻和手痛等局部症状是手臂振动病最多见、最早期的症状，也是振动性神经病的主要表现之一，往往出现在手指发作性变白以前，主要影响到上肢，在休息、闲暇时，特别在夜晚症状更明显，甚至影响睡眠。寒冷可促使手麻、手痛发生，加重。疼痛的性质为钝痛或刺痛；适当活动或局部加温后，疼痛可暂时缓解。

另外，手胀、手僵、手足发冷、手无力、手腕关节、肘关节和肩关节的酸痛也常见。手部感觉障碍可伴有运动功能障碍，如影响书写、做针线、系纽扣等精细动作。手无力，握重物易疲劳，持物易掉，肘关节屈伸障碍等。

（2）振动性白指或称职业性雷诺现象，是手臂振动病最典型的表现，也是目前临床上诊断手臂振动病的主要依据之一（见图 5-3 和图 5-4），其发作具有一过性和时相性特点，一般是在受冷后出现患指麻、胀、痛，并由灰白变苍白，由远端向近端发展，界限分明，可持续数分钟至数十分钟，再逐渐由苍白、灰白变为潮红，恢复至常色。

白指发生的常见部位是食指、中指和无名指的远端指节，严重者可累及近端指节，甚至整个手指发白。白指可在受振动作用较大的一侧手发生，也可双手对称出现。白指发作通常出现在全身受冷时，每次发作时间不等，一般持续5~10 分钟，严重者 20~30 分钟。病情开始时，白指多局限于末端指节，随着病情加重由末端指节向近端指节发展，发作次数也逐渐增加，但一般很少累及拇指和尾指。严重者可以出现指关节变形、手部肌肉萎缩，甚至坏疽。

手部受冷特别是全身受冷时能促进白指发作，故冬季早晨上班途中出现白指的主诉较多。不感觉手冷或全身受冷时不易引起白指发作。发作次数也随着病情的加重而逐渐增多。

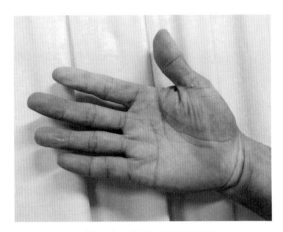

▲ 图 5-3　白指（手部正面）

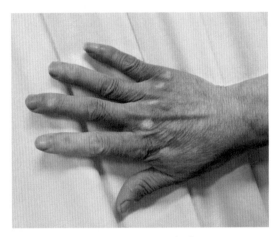

▲ 图 5-4　白指（手部背面）

　　（3）振动性神经病：是指由手传振动引起的以指端感觉减退和周围神经功能障碍为主要表现的振动性神经损伤，是手臂振动综合征的组成部分。主要依据手麻、手痛的症状，指端感觉、触觉辨别和操作灵敏性的检查，把这种神经功能障碍分为 0 期和 1~3 期，与 VWF 有同样的临床意义。

　　（4）其他症状：手传振动的危害可以导致下肢血管障碍，并引起足趾变白；同时手传振动还可以导致骨骼-关节，肌肉系统的症状，如骨刺的形成、变形性骨关节病、骨质破坏、腕管综合征等，甚至可以导致手指关节变形、手部肌肉萎缩等；手传振动还可以导致神经衰弱综合征等全身症状，主要表现为头重感、头痛、头晕、睡眠障碍、记忆力减退、全身乏力、易疲劳、抑郁感、耳鸣等症状；这些自觉症状的初发时间可以由数周到数年。症状的发生率一般随着振动作业工龄的延长而增加。

2. 实验室检查

（1）末梢循环功能检查

1）手部皮肤温度测量和冷水复温实验方法：《职业性手臂振动病诊断标准》（GBZ 7—2014）附录 B 规定，该项检查要求在室温 20℃±2℃的室内进行，建议在冬季时进行（9：00—18：00）。受试者普通衣着，受试前避免手传振动暴露至少 12 小时以上，至少 2 小时内不吸烟，24 小时内不服用血管活性药物，非饥饿状态，入室静坐休息 30 分钟后进行检查。应用半导体温度计（或热电偶温度计），测定受试者无名指中间指节背面中心的皮肤温度（即基础皮温），随即将双上肢前臂（手腕以上至少 10cm）浸入 10℃±0.5℃的冷水中，手指自然分开勿接触盛水容器，浸泡 10 分钟，出水后迅速用干毛巾轻轻将水沾干，立即测定上述部位的温度（即刻皮温）。测量时两手自然放松，平心脏高度放在桌上，每 5 分钟测量和记录一次，观察指温恢复至基础皮温的时间（分钟）。冷试后 30 分钟仍未恢复者，视为异常。或者 5 分钟复温率小于 30%和 10 分钟复温率小于 60%为异常参考值。复温率计算公式如下：

$$\frac{冷试后\,5min\,和}{10min\,复温率} = \frac{冷试后\,5min（或\,10min）时皮温-冷却后即刻皮温}{冷试前基础皮温-冷却后即刻皮温} \times 100\%$$

2）通过手指冷却负荷测定手指收缩期血压：在症状严重的手指上安装基节部位阻血用的指套、中节部位冷却用的指套、末节部位安装应变仪。在测定指的基节部位安装阻血用的指套、瞬间施加上臂血压之上的压力、截断手指的血流 5 分钟。在这段时间内、安装在中节的冷却用的指套调节一定温度、循环冷却水冷却手指。5 分钟的冷却后去除阻血用的指套的压力、从末节的应变仪读取血流恢复时的手指的收缩期血压，求 10℃冷却时 FSBP 与 35℃负荷时 FSBP 的比例（FSBP%）。诊断雷诺现象的情况下，通过冷却、血管收缩、血流低下导致 FSBP 低下。

3）冷风负荷测试：冷风负荷皮肤测试是将要测试的手指在 5℃的冷风（风速 6m/s）中冷却 15~20 分钟。由于冷水负荷测试的痛苦较大，所以用疼痛比较小的冷风诊察皮肤温度的恢复。用红外温度计测定冷却手的指腹部的皮肤温度、记录图表、用 hunting 现象的有无来判定。hunting 现象：生物体被冷却，一旦末梢血管收缩，不久（通常在几分钟内）就扩张。冷却中反复收缩和扩张。

4）指尖压迫实验：常温下进行检查，左手平于心脏水平，需检查被检者的每只手指，检验者用拇指和食指夹住被检者指尖部位，强压 10 秒，完成后，测定指尖变回到原来颜色的所需时间。进行冷却负荷（例如 5℃10 分法）时，在冷却结束时、结束后的第 5 分钟和第 10 分钟，对冷却手的食指、中指、无名指的其中一只手指进行同样检查。

5）指尖容积脉波：指尖容积脉波的检查，主要是用光电管方式穿透性的容积脉波计，通过测定氧合血红蛋白的吸收量的方法，将血量变化描绘成图表，根据波形波高是否正常判断是否发生末梢循环障碍。测定氧合血红蛋白的吸收量具有客观性，能反映包括血液的性状在内、从心脏到指尖的所有变化，也就是说，结果也受到心率、末梢动脉硬化程度等复杂因素的影响，这也是本方法必须注意的地方。因此，对结果的判定需谨慎。

6）甲襞微循环检查：甲襞微循环检查是用于微循环显微镜对人体手指末梢的甲襞微循环毛细血管的显微动态透视检查，它能实时动态、清晰地显示微循环血管的形状、血液流动的状态、血管周围的图像。观察的指标，主要有：毛细血管形态（管袢清晰度、管袢数、管径、管袢形态、管袢长度等）（见图5-5，图5-6，图5-7），毛细血管流态（流速、血管运动性等），毛细血管周围状态（毛细血管渗出、出血、乳头下静脉丛等）。甲襞微循环的检查，特别是进行动态观察和综合分析，对于评价手臂振动病，探讨手传振动的早期危害以及作为防治效果观察的群体指标有一定的意义。

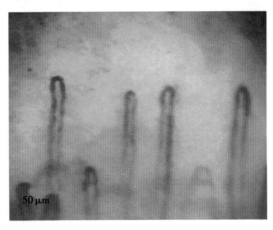

50 μm

▲ 图5-5　正常毛细血管

（2）末梢神经功能检查

1）神经肌电图检查：神经肌电图检查是测试手臂振动病神经损伤的客观检查指标之一，包括常规同心圆针电极肌电图和神经传导检测。神经传导检测包括感觉神经传导测定和运动神经传导测定，测定参数包括运动神经传导速度（MCV）、末端运动潜伏期（DML）、复合肌肉动作电位（CMAP）波幅、面积和时限；感觉神经传导速度（SCV）、波幅、面积和时限。神经-肌电图的检查方法及其神经源性损害的判断基准见GBZ/T 247。结果表明，感觉神经传导速度的减慢比运动神经更明显，病情越重，传导速度越慢。尤其尺神经的感觉传

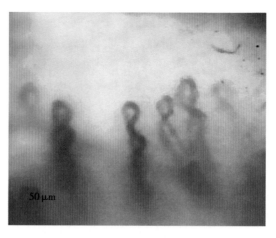

▲ 图 5-6　交叉型毛细血管

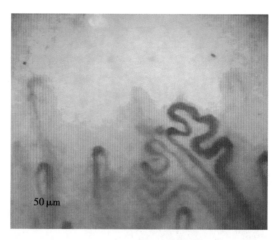

▲ 图 5-7　畸形毛细血管

导速度和病情的严重程度关系密切，越接近末梢部位减慢越明显。

2）振动觉检查：振动刺激的受体是皮肤的帕西尼氏小体（环层小体，压力感受器），刺激通过感觉神经纤维 Aβ 纤维，传到中枢。引振动暴露振动觉降低。振动觉阈值检查是一种广泛应用于振动病早期诊断的检查法。被检者闭上眼睛、双手的食指、中指、无名指的末节的指腹中央的部位轻轻接触到振动子，反复检查 2 到 3 次。一般情况是用 125Hz 和（或）250Hz 测定，记录下能识别的频率值。此方法需注意的是，手指接触振动子时，手指压住振动子的压力要保持到适当。

3）痛觉检查：常温下，让被检者闭着眼睛、用痛觉计的尖端在双手的手指中节背侧部轻轻刺 4 到 5 次，检查痛觉是否正常。使用痛觉计时，必须注意防止尖端有造成感染。冷却负荷结束时、之后的第 5 分钟和第 10 分钟时，也应进行相同测定。

4）温冷觉检查：使用不同温度刺激指尖，记录感到温时的最小温度以及感到冷时的最高温度，以及无法感知温冷觉的温度域。患上振动病的话，温觉和冷觉都反应迟钝，中间带变宽。

5）触觉检查：主要包括深度觉和两点分辨觉的检查。

深度觉检查使用深度觉仪检查双手中指指尖（如指甲与螺纹之间）的感觉。两点分辨觉阈值能分辨皮肤上两点刺激的最小距离同时刺激皮肤上的两个点，当两点的距离小于一定程度时，会被感觉成一个点。能辨别的两点距离越近，表明两点辨别能力越精确。两点阈是对触觉空间辨别能力的度量。振动性白指患者和接振工人的深度觉和两点分辨觉阈值均明显大于对照组工人深度觉和两点分辨觉，对手臂振动职业危害的识别、评价，可作为一项群体性客观指标。

（3）肌力的检查

1）握力：是上肢肌肉特别是腕部肌肉综合的肌力评价，可检测最大握力值，维持握力值等。采用握力计直接进行检测，研究发现振动危害可致握力明显下降。

2）指力：主要是评价手指和指间肌的肌力。一般检查拇指和示指、拇指和小指的指力，可用指力计进行检查。患振动病时指力下降早于握力下降。

（4）骨关节 X 线检查：手传振动引起的骨关节损伤主要以手关节、腕关节、肘关节等改变较为多见。对手关节、腕关节和肘关节等进行 X 线摄片发现其增生和退行性病变等损害，但这些不是手臂振动病的特异损伤。

四、诊断与鉴别诊断

1. 诊断原则　振动病的诊断与其他职业病一样，具有很强的政策性、严肃性，必须有高度的责任感，深入调查研究，全面综合分析，才能作出正确诊断。我国已颁布《职业性手臂振动病的诊断》（GBZ 7—2014），诊断原则是：根据一年以上连续从事手传振动作业的职业史，以手部末梢循环障碍、手臂神经功能障碍和（或）骨关节肌肉损伤为主的临床表现，结合末梢循环功能、神经-肌电图检查结果，参考作业环境的职业卫生学资料，综合分析，排除其他病因所致类似疾病，方可诊断。

2. 职业史和现场调查　详细询问职业史，深入作业现场进行调查，是诊断振动病的基本依据。应详细询问劳动者过去和现在的工种，振动作业的工龄，工人的班次制度；振动工具的名称、型号和有关参数；生产操作的主要过程，加工部件的名称、重量、硬度、材质，实际接触振动时间；作业环境因素，如温度、湿度等气象条件，噪声的强度及其他有害因素；防护措施，如防振手套、工具设备的防振措施、冬季手部保暖措施等。

应对作业现场的振动工具和加工部件的振动参数进行测量，分析和参考类似已有工具振动参数测量结果。检测、评价作业现场的振动强度和累计接触计量是否超出有关卫生标准的规定。根据职业史和现场调查资料，分析判断该生产环境工作中是否有发生振动病的可能。

3. 现病史和体格检查 了解患者的主诉和主要症状，以及各项症状出现的时间、次序和相互关系；详细询问手部症状，对有白指和发绀的工人，要明确其发作的部位、时间、频率和过程，前期就诊及处理情况等；还要了解同工种工人是否有相同症状出现以及大体的发病人数等。此外，还要注意过去病史、外伤史、个人生活史及家族史等有关问题。了解患者吸烟、饮酒等生活习惯和不良嗜好。

体格检查时，除去进行常规的检查外，还要根据振动病特点进行重点检查，外周微循环和神经系统的检查，如：振动性白指、振动性神经病症状、体征，关节运动肌肉组织的改变。

4. 实验室检查 应根据诊断标准和鉴别诊断的需要选择必须的检查项目。

手传振动作业工人在岗期间主要进行以下方面的检查：内科常规检查、手部的痛觉、振动觉、触觉、冷水复温检查和必要的神经-肌电图检查；如有必要还应进行甲襞微循环、握力等的检查。

5. 手臂振动病的分级标准

（1）轻度手臂振动病：出现手麻、手胀、手痛、手掌多汗、手臂无力、手指关节疼痛，可有手指关节肿胀、变形，痛觉、振动觉减退等症状体征，可有手部指端冷水复温试验复温时间延长或复温率降低，并具有下列表现之一者：

1）白指发作未超出远端指节的范围。

2）手部神经-肌电图检查提示神经传导速度减慢或远端潜伏期延长。

（2）中度手臂振动病：在轻度的基础上，具有下列表现之一者：

1）白指发作累及手指的远端指节和中间指节。

2）手部肌肉轻度萎缩，神经-肌电图检查提示周围神经源性损害。

（3）重度手臂振动病：在中度的基础上，具有下列表现之一者：

1）白指发作累及多数手指的所有指节，甚至累及全手，严重者可出现指端坏疽。

2）出现手部肌肉明显萎缩或手部出现"鹰爪样"畸形，并严重影响手部功能。

国家标准规定，振动性白指发作累及范围，应以单侧手分别判断。"多数"手指系指三个及三个以上手指。以白指诊断分级时，如左手、右手不一致，应以较重侧的诊断分级为准，但应分别描述。

国际上较为认可的手臂振动病诊断标准是1987年的斯德哥尔摩振动分级标准（分别将循环和神经分为4个级别），见表5-3。

表5-3　斯德哥尔摩会议手臂振动病分级体系

末梢循环功能评估		
分期	等级	描述
0	—	未发作
1	轻微	偶尔发作，只累及一个或多个指端
2	中等	偶尔发作，累及一个或多个手指远端和中间指骨（几乎不涉及近端）
3	严重	频繁发作，累及大多数手指的所有指骨
4	非常严重	同第3期，且伴指端皮肤营养改变
末梢神经功能评估		
0SN		接触振动但无症状
1SN		间断性麻木，伴有或不伴有刺痛
2SN		间断或持续性麻木，感觉下降
3SN		间断或持续性麻木，触觉辨别力和/或操作灵敏性下降

6. 鉴别诊断

（1）雷诺病：雷诺病（Raynaud's disease）又称肢端动脉痉挛病（acroarteriospasm），是指血管神经功能紊乱所引起指端小动脉痉挛性疾病，其原因尚未完全明确。它常在情绪激动或寒冷时诱发，阵发性四肢末端（主要是手指）对称性、间歇性发白或发绀是其临床特点，女性多于男性，比例为10：1，发病年龄多在20~40岁。双手同时发病，且呈对称性。发自指末节、逐渐向全指和掌指扩展，但不超过掌面。小指与无名指常最先发生，以后波及其他手指。不发作时，除手冷外，无其他症状。不伴有感觉障碍，多有家族遗传史和局部营养障碍，可发生指尖溃疡，可向指甲下扩展，引起甲床和指甲分离，伴有剧烈疼痛，甚至发生坏疽，无肌肉萎缩。

（2）硬皮病：硬皮病等结缔组织病的早期常出现雷诺现象，硬皮病短期内可出现特有的皮肤改变，如水肿、硬化和萎缩等，也可无肿胀进而萎缩，呈蜡样皮肤，光滑没有弹性，有的还伴有内脏损害。多数病人体温升高，轻度贫血，并有嗜酸性粒细胞增多等症状。

（3）血栓闭塞性脉管炎：动脉及静脉慢性发炎并闭塞引起剧痛，局部组织往往因缺血而发生坏疽，可使肢端残毁，75%患者有"间歇破行"，较严重时，由于局部组织及神经末梢缺血，休息时下肢及足趾有严重的阵发性疼痛。溃疡及坏疽处有跳动性灼痛，晚间最重，足背动脉搏动可消失。多发于 25～50 岁男子。

（4）手足发绀症：手足发绀症多见于年轻女性，但无典型的皮肤颜色改变过程，肢端青紫，没有苍白。暴露于冷空气中症状加重。但在温热环境下，病情不能减轻。受累部位不局限于手指和足趾，无局部营养性变化或坏疽。

（5）腕管综合征（carpal tunnel syndrome，CTS）：CTS 是最常见的周围神经卡压性疾患，也是手外科医生最常进行手术治疗的疾患。腕管综合征的病理基础是正中神经在腕部的腕管内受卡压。其发病率在美国约为 0.4%，我国尚无明确统计。手传振动的职业危害可发生 CTS。在临床上应注意手传振动引起的 CTS 与其他原因引起的 CTS 的区别。CTS 的病因有颈椎病、风湿病、糖尿病等，发病年龄多为 45～65 岁，单侧手多见，皮肤温度和振动觉等一般为正常。

五、治　疗

目前尚无特效疗法，基本原则就是根据病情进行综合性治疗。应用扩张血管及营养神经的中西医药物治疗，并可结合采用物理疗法、运动疗法等。

1. 药物疗法　应用末梢血管扩张剂和交感神经阻滞剂减轻和控制振动性白指的发作，如盐酸妥拉苏林、氢麦角碱等。使用维生素（B 族维生素、维生素 C）和三磷酸腺苷（ATP）改善神经功能。较大剂量的静脉滴注 ATP 对外周血管有明显的扩张作用。肝素具有营养、抗凝、抗血栓形成，解痉作用，且能促使毛细血管通透性正常化，可作为治疗的手段之一，但应慎用。有报道提出，用二巯基丙磺酸钠和青霉胺等巯基络合物治疗振动病，获得较好的疗效。

2. 中西医疗法　可采用中西医结合的治疗方法。口服肌酐、弥可保、复合维生素、静脉滴注丹参注射液，取穴曲池、外关、合谷、足三里等穴位，针灸治疗，进行中药煎汤熏洗，并服用中成药（气虚者加用归脾丸、偏血淤者加用大黄䗪虫丸）。

3. 物理疗法和运动疗法　物理疗法主要是通过温热作用，改善血液循环，促进组织代谢，如超短波治疗、运动浴等。运动疗法主要是可以促进血液循环，改善神经系统功能，适当运动尤其对恢复自主神经系统正常功能状态有良好的作用。如开展太极拳、徒手体操、球类运动等。

总的来说，手臂振动病的预后取决于病情，早期、轻度患者在脱离振动作业后，经过适当治疗，多数能够恢复，预后是良好的。但重症患者，则不容易完全康复，有的患者还有可能继续发展。

六、预 防

1. 控制振动源和改革工艺，采取减振、隔振等技术革新措施，减轻或消除振动源的振动，是预防振动职业危害的根本措施。例如：采用液压、焊接、粘接等新工艺代替风动工具铆接工艺，采用水力清砂、水爆清砂、化学清砂等工艺代替风铲清砂；设计自动或半自动的操纵装置，减少手部和肢体直接接触振动的机会；工具的金属部件改用塑料或橡胶，以减少因撞击而产生的振动；采用减振材料降低磨光机等设备的振动。

2. 限制作业时间和振动强度 严格实施手传振动作业的卫生标准，限制接触振动的强度和时间，有效保护作业工人的健康，是预防手臂振动病的重要措施。国家职业卫生标准《工作场所有害因素职业接触限值第 2 部分：物理因素》（GBZ 2.2—2007）规定的 ahw（4）不得超过 $5m/s^2$。这一标准限值可保护约 90% 的工人可能反复接触（工作 20 年，年接振 250 天，日接振 2.5 小时）不会发生振动性白指。当振动工具的振动强度暂时达不到标准限值要求时，应更换振动小的工具或按照振动强度大小相应缩短日接振时间，见表 5-4。

表 5-4 振动容许值和日接振时间限制

ahw（4）（m/s^2）	日接触时间（h）
5.00	4.0
6.00	2.8
7.00	2.0
8.00	1.6
9.00	1.2
10.00	1.0
>10.00	<0.5

3. 改善作业环境和加强个体防护 加强作业环境或作业过程中的防寒保暖，特别是在北方寒冷季节的室外作业，要有必要的防寒和保暖设施。如有可能，可对振动设备的手柄进行加热。研究表明，手柄温度如能保持 40℃，对预防振动性白指的发生和发作有较好的效果。控制作业环境中的噪声、毒物和气湿等，对预防手臂振动病有一定的作用。可根据岗位振动特征，合理配备和使用防振手套，减轻振动危害。

4. 加强健康监护和日常卫生保健 依法对振动作业工人进行职业健康体

检（上岗前、在岗时等），早期发现，及时处理患病个体。加强健康管理和宣传教育，提高工人保健意识。加强日常卫生保健，规律生活，坚持适度的体育锻炼；坚持温水浴（40℃），既松弛精神又促进全身血液循环；烟气中含尼古丁，可使血管收缩诱发 VWF，力求戒烟。

七、案例分析

案例一

患者，男性，46 岁，某厂砂轮磨光工人。

1. 职业史及职业病危害因素接触史 患者于 1998 年 6 月至 2015 年 11 月在某高尔夫球杆生产企业工作，主要从事打磨作业；砂轮直径 34cm，转速 2400~2800r/min，实测振动频率 70Hz，振幅 0.2mm，加速度 3.8m/s²；加工部件重量一般在 7kg 以下，工作时间 8h/d，实际接振时间 2~3h/d，有工作服、手套、口罩等个人防护用具。

2. 临床表现 4 年前自觉双手麻木，指关节胀痛，有时刺痛，疼痛呈阵发性，间隔时间不定，有进行性加重的趋势，夜间疼痛更加明显；2 年前始反复出现双侧手指遇冷发白及麻木不适，天寒多发，常于每年 11 月至次年 4 月间发作较多，常累及双侧食指、中指及无名指全部指节，每次发作约 5~10 分钟，界限明显，形如白蜡，自觉麻木、僵硬，触之甚凉，予保暖后持续几分钟可缓解，伴左肩胛骨酸痛感及上肢乏力感。查体：一般情况良好。P 82 次/分，R 18 次/分，BP 110/78mmHg；心、肺未见异常，肝、脾肋下未触及；生理反射存在，病理反射未引出；四肢活动自如，指、趾关节无畸形。双手皮温稍低，双侧掌指关节以下触觉、痛觉减弱。

3. 实验室及辅助检查

（1）神经肌电图示：右侧正中神经运动传导末端潜伏期稍延长。

（2）冷水复温试验示：双手复温时间延长，复温率降低；冷试后可见白指，累及左手食指远端、中间指节和无名指所有指节。

（3）血常规、尿常规正常，尿糖阴性。

4. 诊断 职业性手臂振动病（重度）。

5. 案例分析

（1）手传振动是一种常见的职业病危害因素，普遍分布各行各业的生产过程中，如矿山开采、木业生产、航空航天、水下作业等，涉及的工种有伐木工（油锯工、链锯工）、凿岩工、铆工、铸造工（清铲工、捣固机工）、砂轮工、磨光机工、混泥土工、锻工等。手臂振动病是长期从事手传振动作业而引起的以手部末梢循环和（或）手臂神经功能障碍为主的疾病。其典型表现为振动性白指。发病机制主要是因为手部长期接触振动，局部组织压力增加，血管内皮细胞受损，加剧了局部血管栓塞。同时，振动刺激可通过躯体感觉-交感神经反射使手指血管运动神经元兴奋性增强，使血管对寒冷的舒张反应降低。寒冷作为诱因，也可直接刺激外周血管平滑肌收缩，导致局部血管痉挛出现白指。

（2）本例中，患者从事打磨作业13年，接触到手传振动。根据职业危害接触史，结合临床症状（2年前始反复出现双侧手指遇冷发白及麻木不适，天寒多发）、实验室及辅助检查，可诊断手臂振动病。对照GBZ 7—2014《职业性手臂振动病的诊断》，本例患者诊断为职业性手臂振动病（重度）。

案例二

患者，男性，35岁，某运动器材厂磨光工人。

1. 职业史及职业病危害因素接触史　2001年10月至今（2017年1月）在某运动器材有限公司从事磨光工作，工作中接触粉尘、噪声、手传振动，每天工作10~11小时，每月休息约4天，工作中有戴棉纱手套、防尘口罩、耳塞。同工种有多人出现类似症状。

2. 临床表现　双手胀痛、麻木、乏力6年余。自2010年起无明显诱因开始出现双手手指麻木、胀痛、乏力，伴掌指多汗，天冷时出现双手食指、中指、无名指远端、中间指节发白。查体：双手食指、中指、无名指近端指骨间关节稍粗大；双手大小鱼际肌、指间肌未见萎缩。双腕关节以下触觉、痛觉稍减弱；振动觉、图形觉、运动觉正常。患者自起病以来，无肢体大关节红肿、疼痛，无皮疹、口干、畏光。精神、胃纳、睡眠可，大、小便正常，体重无明显变化。

3. 实验室及辅助检查

（1）神经肌电图示：正常范围。

（2）冷水复温试验示：冷试后5分钟，左、右手复温率正常；冷试后10分钟，左、右手复温率异常；冷试后25分钟，右手温度恢复到基础皮温水平；冷试后30分钟，左手温度未恢复到基础皮温水平。在实验过程中双手食指、中指、无名指远端、中间指节发白。

（3）血生化示：TP 62.16g/L、GLB 16.89g/L。SLE六项阴性，三大常规、血沉、血液流变学、腹部B超、胸片、双手、腕及肘关节X线片无明显异常。

4. 诊断　职业性手臂振动病（中度）。

5. 案例分析　本例中，患者从事打磨作业16年，接触到手传振动。根据职业危害接触史，结合临床症状（双手胀痛、麻木、乏力6年余，天冷时出现双手食指、中指、无名指远端、中间指节发白）、实验室及辅助检查，可诊断手臂振动病。对照GBZ 7—2014《职业性手臂振动病的诊断》，本例患者诊断为职业性手臂振动病（中度）。

案例三

患者，男性，32 岁，某运动器材有限公司磨光工人。

1. 职业史及职业病危害因素接触史 患者于 2007 年至 2011 年在某电梯有限公司从事喷漆工作，工作中接触油漆。2012 年至 2013 年在某机械厂从事喷漆工作，工作中接触油漆。2014 年 11 月至今（2017 年 4 月）在某运动器材有限公司从事磨光工作，工作中接触噪声、手传振动、粉尘，每天工作 8~10 小时，每月休 4 天，工作中有戴棉纱手套、防尘口罩、耳塞、耳罩。同工种有多人出现类似症状。某职业卫生检查机构检测其工作岗位 4 小时等能量频率计权振动加速度（ahw（4））值为 6.05m/s^2。

2. 临床表现 双手手指疼痛、麻木 1 年。查体：双手食指、中指、无名指近端指骨间关节轻度粗大；双手大小鱼际肌、指间肌未见萎缩。双腕关节以下触觉、痛觉稍减弱；振动觉、图形觉、运动觉正常。生理反射正常存在，病理反射未引出。

3. 实验室及辅助检查

（1）神经肌电图示：左右正中神经运动传导末端潜伏期延长，感觉传导速度减慢。

（2）冷水复温试验示：冷试后 5 分钟及 10 分钟，左、右手复温率均正常。

（3）SLE 六项、血生化、血液流变学、三大常规、心电图、胸片、腹部 B 超、双手、双手腕关节、双肘关节 X 线检查均未见异常。

4. 诊断 职业性手臂振动病（轻度）。

5. 案例分析 本例中，患者近 2 年连续从事打磨作业，接触到手传振动，其职业接触史明确，且职业卫生检测机构测得该岗位的手传振动加速度，超过了职业接触限值的规定（5m/s^2）。根据职业危害接触史，结合临床症状（双手手指疼痛、麻木 1 年，天气变冷时加重但无白指出现）、神经肌电图示：左右正中神经运动传导末端潜伏期延长，感觉传导速度减慢，可诊断手臂振动病。对照 GBZ 7—2014《职业性手臂振动病的诊断》，本例患者诊断为职业性手臂振动病（轻度）。

第三节 全身振动所致疾病

全身振动是指工作地点或座椅的振动，通过人体臀部、足部或背部接触振动，而传导至全身其他部位的振动。目前，全身振动对健康的影响研究仍不充分，但可以肯定的是全身振动可以对机体各系统产生不良的影响，甚至引起腰背疼痛、脊柱和胃肠道病变，其中以运动病常见，一些国家和组织将这一疾患列入了法定职业病名单，但是我国仍未将其纳入职业病名单中。

一、职业接触

作业工人接触全身振动的常见作业有：在交通工具上作业如驾驶拖拉机、收割机、汽车、火车、船舶和飞机等；在作业平台上如钻井平台、振动筛操作台或采矿船上作业等。常见的作业岗位如：各种汽车驾驶员岗位、建筑工程机械司机、装卸机械司机、火车及有轨电车司机和乘务人员、轮船上的船员、锻造工等。

到目前为止，接触全身振动的作业人群的数量仍没有相关的报告。美国和荷兰的调查显示有4%~7%的作业人员接触全身振动。我国的职业人群数量巨大，根据与全身振动相关的设备、建筑、车辆及各种交通工具的应用情况来看，无疑接触全身振动的作业人群是非常巨大的。

二、致病机制

全身振动对人体健康的研究不如手臂振动病的研究充分，且相关研究较少。

全身振动对人体健康影响是多方面的，如：强烈的振动能造成骨骼、肌肉、关节及韧带的严重损伤；当振动频率和某个器官的固有频率接近时，会引起其共振，造成内脏器官的损害，如呼吸加快、血压改变、心率加快、心肌收缩输出的血量减少；可以引起前庭器官刺激和自主神经功能紊乱症状，如眩晕、恶心、血压升高、心率加快、疲倦、睡眠障碍等。有研究认为，当机体接触强烈的全身振动，振动加速度为前庭器官所感受，使其功能兴奋性异常，可使交感神经处于紧张状态，进而出现血压升高、心率加快、胃肠不适等症状，随着年龄增加而增加，临床表现为协调障碍、可见眼球浮动等。

但其具体机制研究较少，仍未完全阐明，仍需深入研究。

三、临床表现

1. 症状与体征　全身振动首先会使人感觉不舒适，继而出现头痛、头晕、疲劳、瞌睡、出汗、失眠、多梦和记忆力减退等神经衰弱综合征。

对脚部和腿部的损伤来说，即使振动强度不高，但由于长时间作用也会造成脚痛、麻木或脚部肌肉有触痛，脚背动脉搏动减弱，趾甲毛细血管痉挛等。

对消化系统能使胃肠蠕动增加、胃下垂、胃液分泌和消化能力下降、肝脏解毒功能代谢发生障碍等。强度过大时甚至可引起内脏移位或造成机械性损伤。

对神经系统方面主要表现为交感神经兴奋、腱反射减退或消失、手指振动和失眠等。

影响女性生理功能：经常接触全身振动的女人可发生阴道与子宫脱垂、生殖器充血和炎症、自然流产、早产、月经失调等。

2. 实验室检查

（1）心电图检查：可见心电图异常表现，如心动过缓、ST段下移、心室电压增高、右束支传导阻滞等。

（2）X线检查：主要为腰椎正位、侧位X线拍片异常，可发现腰椎的退行性病变：如骨质增生-骨刺、唇样变、骨桥形成等。

四、诊断与鉴别诊断

1. 诊断　全身振动作为一种致病因素，其与相关的疾病之间的因果联系较难明确，而且这些疾病的发生过程中存在众多因素，这就使得全身振动病的诊断不像手臂振动病一样明确。且我国目前尚缺乏全身振动所致疾病的诊断标准。

在诊断全身振动所致的疾病过程中，首先明确其职业接触状况（接触全身振动的时间，工作制度，全身振动的类型，强度，频率，接触方向等），调查作业现场的情况（如温度、湿度等气象条件，噪声的强度及其他有害因素），防护措施（如设备防护，减震措施等）。其次，在体格检查时，重点针对全身振动对机体的健康影响展开，如针对脊柱、腰椎等部位及其功能进行深入的检查；最后，要结合相应的实验室检查，如心电图，腰椎的正位和侧位X线拍片检查等。

2. 鉴别诊断　诊断全身振动所致疾病应与其他因素所致同种类型的疾病进行细致的区分，最重要的一点就是明确的全身振动的接触史，并排除其他因素导致的同种疾病，如在诊断腰椎损伤时，要与外力损伤进行鉴别。

五、治　　疗

全身振动所致疾病因的治疗无特效疗法，主要是根据病情进行综合治疗。

六、预　　防

为降低全身振动的危害，抑制结构的振动应以人体所受振动的强度不超过标准规定的"舒适性降低限"或"疲劳-工效降低限"为原则。通常采取以下综合措施：

1. 减小或消除振源　采用通过工艺改革从工艺和技术上消除或减少振动源是预防振动危害最根本的措施，如用油压机或水压机代替气（汽）锤、用水爆清沙或电液清沙代替风铲清沙、用液压、焊接、粘接代替铆接等。

2. 隔振　在全身振动的振源与系统之间采取隔离措施，减小振源对系统影响；如在作业台车上安装防振材料可起缓冲作用；机械设备应装在橡皮、软木上，避免与地面直接接触。

3. 吸振　在振动系统上附加一吸振器，使部分振动能量传给吸振器，从而达到抑制主系统振动的目的；如设备上设置动平衡装置安装减振支、减振垫层、阻尼层等。

4. 合理分配作业时间，改善作业场所环境　合理分配作业时间是防止和减轻振动危害的重要措施。应制定合理的作息制度和工间休息制度。改善作业场所环境，是要控制工作场所的寒冷、噪声、毒物、高气湿等作业环境，特别要注意防寒保暖。

5. 个人防护　合理使用防护用品也是防止和减轻振动危害的一项重要措施。穿戴防振鞋等个人防护用品，降低振动危害程度。对接触振动作业工人应定期体检，对振动病患者应给予必要的治疗，采取适当预防措施及对振动病患者及时治疗和处理，对反复发作者应调离振动作业岗位。

6. 职业健康宣传教育　进行职工健康教育培训，尽量减少作业中的认为增加振动的因素。通过预防性卫生监督和经常性监督，严格执行国家标准，预防振动危害。

七、案例分析

406 名驾驶员（男性 391 人，女性 5 人），平均年龄 42.4 岁，客货运汽车驾驶员。

1. 职业史及职业病危害因素接触史　这些汽车驾驶员运行时，每天连续工作时间平均多在 4~10 小时，每年平均接振时间为 1200~2700 小时，均接振工龄 18.5 年（4~13 年）。

2. 临床表现　对全身振动的主观感觉有 7.4% 的人认为振动强烈，89% 的人认为基本可以忍受，只有 3.6% 的人认为较舒适。406 例主诉自觉症状频数较高的依次为：胃痛（41.6%）、腰痛（28.8%）、上下肢痛（17.7%）、头晕（16.7%）、失眠（11.3%）、头痛（10.6%）、记忆力减退（9.9%）。消化系统：肝脏触诊检查有 14.5% 的人肝脏肿大，一般在肋缘下 0.5~2cm。心血管系统：血压 ≥130/90mmHg 的占 18.8%，脉率 ≥90 次/分占 18.8%。

3. 实验室及辅助检查　腰椎正、侧位 X 线拍片：腰椎有异常改变者有 81 人，占拍片人数的 72%。其主要表现为轻度腰椎骨质增生（多在三、四、五腰椎）占 68%，其次为腰椎生理曲度改变（减少或消失）5 人，腰椎骨桥形成 3 人，腰椎呈 S 形畸形 2 人，腰椎退行性变 1 人。

4. 诊断　腰椎病变。

5. 案例分析　本研究中，调查的对象多为中老年驾驶员。平均接振工龄为 23.1 年，而且均为长途运输，运行时间每天连续工作多在 6~10 小时，长期接触全身振动对人体健康是有害的。头晕可能是由于振动长时间地刺激前庭器官，引起前庭器的壶腹脊纤维细胞和耳石膜的退行性变，致使前庭功能兴奋性异常。并表现血流动态变化。据此，可以认为，本例中驾驶员的健康影响极有可能受到全身振动的影响。

（陈青松、严茂胜）

参 考 文 献

1. 金泰廙，王生，邬堂春，等 . 现代职业卫生与职业医学 . 北京：人民卫生出版社，2011.

2. 金泰廙 . 职业卫生与职业医学 . 第 7 版 . 北京：人民卫生出版社，2012.

3. 赵金垣 . 临床职业病学 . 第 2 版 . 北京：北京大学医学出版社，2010.

4. 何凤生 . 中华职业医学 . 北京：人民卫生出版社，1999.

5. 彭开良，杨磊 . 物理因素危害与控制 . 北京：化学工业出版社，2006.

6. 王林 . 振动与振动病防治 . 科学出版社，2013.

7. CHEN Q，CHEN G，XIAO B，et al. Nailfold capillary morphological characteristics of hand-arm vibration syndrome：a cross-sectional study . BMJ Open，2016，6（11）：e012983.

8. 李婷 . 工业生产振动的危害及其控防对策研究 . 中国个体防护装备，2017（2）：48-52.

9. 张丹英，陈贵平，罗巧，等 . 某金矿凿岩工指端感觉检查分析 . 中国职业医学，2016，03）：296-300.

10. Mahbub M，Harada N. Review of different quantification methods for the diagnosis of digital vascular abnormalities in hand-arm vibration syndrome. Journal of Occupational Health，2011，53（4）：241.

11. 许丹，陈青松，郑创亮，等 . 某高尔夫球制品企业职业病危害及其关键控制点分析 . 实用预防医学，2016，23（1）：13-15.

12. 樊春月，李旭东，温薇，等 . 2009 至 2014 年广东省职业病防治院 136 例职业病诊断现场调查病例分析 . 中华劳动卫生职业病杂志，2016，34（4）：278-282.

13. GBZ 7—2002. 职业性手臂振动病诊断标准 . 2002.

第六章　电离辐射所致疾病

第一节　概　　述

一、概　　念

凡作用于物质能使其发生电离现象的辐射称电离辐射，其种类很多，有能直接致电离的带电粒子 α 粒子、β 粒子和质子等，有间接致电离的不带电粒子 X 射线、γ 射线和中子等。

（一）常用电离辐射术语

1. 放射性活度　在给定时刻，处在某一能态的一定量的某种放射性核素的放射性活度 A 是该核素从该能态发生自发核跃迁的期望值 dN 除以该时间间隔 dt 而得的商，也称活度。放射性活度的国际制单位是秒的倒数（s^{-1}），专用名为"贝克勒尔"，符号 Bq，旧专用单位为"居里"，符号 Ci。其换算关系为：$1Ci = 3.7 \times 10^{10} Bq$。

2. 吸收剂量　电离辐射授予质量为 dm 的某体积元中物质的平均能量 $d\bar{\varepsilon}$ 除以该体积元物质的质量 dm 所得的商。吸收剂量是对某个点定义的，人体特定组织或器官中的平均吸收剂量称为器官剂量。吸收剂量的国际制单位专用名称为"戈瑞"（Gy）。

3. 当量剂量　辐射种类 R 在某个组织或器官 T 上产生的平均吸收剂量与该辐射种类 R 的辐射权重因子的乘积。当辐射场由具有不同辐射权重因子的不同辐射种类组成时，当量剂量则为不同辐射种类的当量剂量的和。任何辐射类型对特定组织或器官产生的当量剂量的数值均可直接进行比较。当量剂量的国际单位是焦耳/千克，称为希沃特（希，Sv）。

4. 剂量当量 指人体组织吸收剂产生的效应与吸收剂量、辐射类型、射线能量等因素有关，根据综合因素修正后的吸收剂量为剂量当量，即组织中某点处的剂量当量是该点处的吸收剂量、辐射的品质因子和其他修正因子的乘积。用于度量不同类型电离辐射的生物效应。剂量当量的国际制单位是希沃特（希，Sv），$1Sv = 1J/kg$。原有专用单位为"雷姆"（rem），$1Sv = 100rem$。剂量当量一般在放射防护中应用，主要是在长期小剂量慢性照射时的相应剂量限制范围内使用，而不用于急性大剂量照射。

5. 有效剂量 当所考虑的效应是随机性效应时，在全身受到非均匀照射的情况下，人体所有组织或器官的当量剂量与相应的组织权重因子乘积的总和。ICRP 第 26 号出版物（1977 年）推荐使用的量是有效剂量当量，ICRP 第 60 号出版物（1991 年）改为有效剂量。

（二）辐射的作用方式和影响因素

电离辐射主要是以外照射、内照射和内外混合照射的形式作用于人体。外照射的特点是只要脱离或远离辐射源，辐射作用即停止。内照射是由于放射性核素经呼吸道、消化道、皮肤或伤口、注射途径进入人体后，随血液循环分散到各器官和组织，对机体产生作用。体内的放射性核素经泌尿道、呼吸道、胃肠道和汗腺、乳腺、皮肤、黏膜等方式排出体外，经肾排出是最重要的途径。其辐射损伤作用直至放射性核素排出体外或经 10 个半衰期（对短寿命放射性核素而言）以上的蜕变，才可忽略不计。电离辐射对机体的损伤受辐射和机体两方面因素的影响。

1. 辐射因素

（1）辐射种类：辐射的电离强度和穿透力是影响损伤的重要因素。例如，α 粒子的电离密度较大，但穿透力很弱，其主要危害是进入人体后的内照射，而外照射的作用很小；β 粒子的电离能力较 α 粒子小，对人体的作用也是内照射，但 β 粒子具有穿透皮肤表层的能力；X 射线、γ 射线和中子的穿透力远较 β 粒子强，可穿透至组织深部或整个人体组织，具有强大的贯穿辐射作用，多引起早期效应。

（2）剂量和剂量率：电离辐射的照射剂量与生物学效应间总的规律是：剂量愈大，生物效应愈强。剂量率对生物效应的影响也比较大，特别是剂量率介于 0.1Gy/h 和 1Gy/min 之间时，这种关系更明显，低于或高于这个剂量率范围则影响不太明显。

（3）单次或分次照射：同一剂量的辐射，在分次给予的情况下，其生物效应低于 1 次给予的效应。分次愈多，各次间隔的时间愈长，则生物效应愈小。

（4）照射部位：照射的几何条件不同，使机体各部位接收不均匀照射而影响吸收剂量，人体以腹部照射的效应最强。

（5）照射面积：受照射面积越大，生物效应越明显。

2. 机体因素　不同种属、不同个体、不同组织器官、不同细胞对辐射损伤敏感性不同。种系演化愈高，机体组织机构愈复杂，辐射易感性愈强。淋巴组织（淋巴细胞和幼稚淋巴细胞）、胸腺、骨髓（幼稚红、粒和巨核细胞）、胃肠上皮（特别是小肠隐窝上皮细胞）、性腺（睾丸和卵巢的生殖细胞）和胚胎组织呈高度易感性；而肌肉、结缔组织、软骨和骨组织的易感性较低。机体对辐射的敏感性自高向低顺序依次是腹部、盆腔、头颈、胸部、四肢。不同种类细胞的辐射敏感性，由高到低可依次排列为：淋巴细胞、原红细胞、髓细胞、骨髓巨核细胞、精细胞、卵细胞、空肠与回肠的腺窝细胞、皮肤及器官的上皮细胞、眼晶状体上皮细胞、软骨细胞、骨母细胞、血管内皮细胞、腺上皮细胞、肝细胞、肾小管上皮细胞、神经胶质细胞、神经细胞、肺上皮细胞、肌细胞、结缔组织细胞和骨细胞。

3. 环境因素和其他因素　距离辐射源的距离、反复照射的时间间隔、辐射源与受照部位间是否阻隔、单一或者多因素暴露等都会影响辐射所致生物学效应。

二、接触机会

①医疗卫生系统，主要是放射治疗、核医学、放射诊断和放射介入等方面的放射诊疗应用。②核工业系统，主要是核工业生产中探矿、开采、选矿、冶炼、精制加工、反应堆运行、燃料后处理、核燃料循环研究等方面的核燃料循环过程。③在工业辐射应用方面，主要有工业辐照、工业探伤、测井、放射性同位素生产和使用，天然放射性核素伴生或共生矿生产如磷肥、稀土矿、钨矿等开采和加工，以及在教育、科研等方面使用放射源或射线装置的各个环节。此外，核反应堆事故处理，核爆炸或核战争后放射性落下灰的污染，核素诊断与核素治疗等也是内外照射接触机会。

三、致病机制

电离辐射作用于机体后，是通过原发作用和继发作用致电离辐射损伤，其能量传递给机体的分子、细胞、组织和器官等基本生命物质和分子后，引起一系列复杂的物理、化学和生物学变化，由此所造成生物体组织细胞和生命各系统功能、调节和代谢的改变，产生各种生物学效应。依照不同分类方法，电离辐射生物学效应可分为三类，按效应表现的个体分类可分为躯体效应和遗传效应，按效应出现的时间分类可分为近期效应和远期效应，按剂量-效应关系分类则可分为随机效应和确定效应。

随机效应是指辐射损伤效应发生的机率随辐射剂量的增加而增加，而其（如果发生）严重程度与剂量无关，并且其发生通常不存在损伤效应的剂量阈值水平，如致癌效应、遗传效应等。确定性效应是指辐射效应的严重程度取决于所受剂量的大小，且有明确的剂量阈值水平，在阈值水平以下不会见到有害效应，当超过该水平时，剂量越高，该效应的严重性越大，如红斑和放射病等，确定性效应还被称为"有害的组织反应"。

四、放射性疾病

（一）放射性疾病

放射性疾病是指电离辐射所致损伤或疾病的总称，也称为放射病。放射性疾病分为四类，一是电离辐射所致的全身性疾病，如外照射急性放射病、外照射亚急性放射病、外照射慢性放射病、内照射放射病；二是电离辐射所致的器官或组织损伤，如皮肤损伤、甲状腺损伤、眼晶状体损伤、肺损伤、骨损伤、性腺损伤等；三是电离辐射诱发的恶性肿瘤，如白血病（慢淋除外）、骨肿瘤、甲状腺癌、肺癌、乳腺癌、皮肤癌、其他恶性肿瘤（包括肝和胆道恶性肿瘤）；四是放射复合伤，如放烧复合伤、放冲复合伤。

（二）特点

放射性疾病具有如下特点：①放射性疾病大部分属于确定性效应，小部分属于随机性效应；②各个疾病间有受电离辐射照射共性；③临床表现不具备特异性；④外照射急性放射病剂量-效应关系比较明确；⑤放射性肿瘤的特殊性，是在接受电离辐射后，经一定潜伏期后发生的与所受照射具有一定程度病因学联系的恶性肿瘤。是病因学判断。

（三）诊断和处理

放射性疾病的诊断应遵循疾病认定原则、危害因素判定原则和因果关系判定原则。根据有明确的电离辐射受照史和一定受照剂量，结合临床表现、相应的辅助检查结果和与辐射作用有关的特殊实验室检查结果作为主要诊断依据，按照循证医学的要求进行综合分析，并参考既往健康状况，排除其他相关疾病作出诊断结论。放射性疾病处理原则是：①及时进行正确的现场抢救，特别是对危及生命的损伤，应全力抢救生命；②尽快使受照者脱离放射源，洗消放射性沾染，采取阻止放射性核素吸收或促进放射性核素排出的措施；③及时采取综合对症治疗，包括消毒隔离、周密护理、预防感染、出血以及全身支持性治疗；④对受照者尽早进行心理干预，放射病患者经积极治疗，疾病可好转、治愈。

五、放射卫生防护

放射防护的目标是防止对健康危害的确定性效应，同时采取积极措施，尽可能减少随机效应的发生率，使照射剂量达到可接受的安全水平。在放射工作实践中，严格执行放射防护的三原则，即国际放射防护委员会（ICRP）1977年第26号出版物中提出防护的基本原则：放射实践正当化（权衡利弊），放射防护的最优化（合理可能尽量低，ALARA）和个人剂量限值（个人防护）。我国目前颁布了一系列放射卫生防护规定和标准，2002年所制定的《电离辐射防护与辐射源安全基本标准》（GB 18871—2002）是我国现行的放射防护基本标准，主要包括行为准则和剂量限值两部分内容。

（一）放射防护的要点

1. 外照射防护　外照射防护中主要考虑的是来自体外辐射源如X射线、γ射线、中子和β射线等穿透能力较强的贯穿辐射。外照射防护的基本方法有以下四种：缩短受照时间、增大与辐射源的距离、设置防护屏障和控制照射强度与照射面积等。

2. 内照射防护　内照射防护原则是防止或减少放射性核素向空气、水和食品、土壤、工作场所的污染，尽可能阻断放射性物质经呼吸道、消化道、皮肤或伤口进入人体的途径。

（二）辐射监测

指为估算公众及工作人员所受辐射剂量而进行的测量，它是辐射防护的重要组成部分，是衡量公众和工作人员生活环境条件的重要手段。分为个人剂量监测和放射性场所监测。

个人监测：是对个人实际所受剂量大小的监测。它包括个人外照射监测、皮肤污染监测和内照射监测。

放射性场所监测：目的是保证场所的辐射水平及放射性污染水平低于预定的要求，以保证工作人员和公众处于合乎防护要求的环境中，同时还要及时发现一些剂量波动的原因，以便及时纠正和采取临时防护措施。放射性场所监测一般包括：X射线、γ射线、β粒子和中子等外照射水平监测，表面污染监测，放射性活度监测和空气中气载放射性核素浓度监测。

（三）放射工作人员的职业健康检查

由省级卫生行政部门审定、批准，获得放射工作人员职业健康检查资质的医疗机构实施的对放射工作人员的健康检查。职业健康检查包括上岗前、在岗期间、离岗时、受到应急照射或者事故照射时的健康检查，以及职业性放射性疾病患者和受到过量照射放射工作人员的医学随访观察。放射工作单位应当为放射工作人员建立并终生保存的职业健康档案。

本章节主要介绍外照射急性放射病、外照射慢性放射病、内照射放射病、放射性皮肤损伤、放射性甲状腺疾病、放射性白内障以及放射性性腺疾病共七种电离辐射所致疾病，分别从职业接触、致病机制、临床表现、诊断与鉴别诊断、治疗、预防、案例分析这些方面加以详细描述。

第二节　外照射急性放射病

外照射急性放射病是指人体一次或短时间（数日）内分次受到大剂量外照射引起的全身性疾病。外照射引起的急性放射病根据其临床特点和基本病理改变分为骨髓型、肠型和脑型三种类型，其病程一般分为初期、假愈期、极期和恢复期四个阶段。

一、职业接触

在核工业应用方面，职业接触人员主要是从事铀矿山开采、核燃料制造、反应堆运行、燃料后处理、核燃料循环研究等方面的核燃料循环人员。在工业应用方面，接触人员主要是有工业辐照、工业探伤、测井、放射性同位素生产等的工作人员，以及在教育、科研等方面使用放射源或射线装置的人员。在医学应用方面，接触人员主要是从事放射治疗、核医学、放射诊断和放射介入的医技人员。此外，在处理放射性事故中，应急行动救护人员易受到严重辐射而导致急性放射病，以及因治疗需要而给予病人大剂量照射，从而导致急性放射病。

外照射急性放射病以前多见于核战争、核试验与核电站意外事故，近十年来主要是意外事故为主，多发生于放射从业人员的意外照射事故及放射源丢失引起的公众意外受照事故。

二、致病机制

组织受损的轻重取决于放射线剂量大小、受损伤的细胞多少、范围和受照部位的器官和组织的重要与否。电离辐射可以引起生物体内分子水平的变化特别是核酸、蛋白质（包括酶类）等生物大分子的改变，使其发生电离、激发或化学键的断裂等，从而造成这些生物大分子结构和性质的改变。一般认为，放射的直接损伤表现为细胞的死亡，不能再增殖新的组织，抵抗力降低，血管破裂出血，组织崩溃，出、凝血时间延长等。放射的间接损伤可以引发肿瘤、白血病，寿命缩短，反复感染，发生贫血和溃疡等。放射的局部损伤可在受照后几个月或几年后才出现。全身性疾病只有在机体内几个器官组织受损或全身受照时才发生。

三、临床表现

1. 骨髓型急性放射病，又称造血型急性放射病是以骨髓造血组织损伤为基本病变，以白细胞数减少、感染、出血等为主要临床表现，具有典型阶段性病程的急性放射病。按其病情的严重程度，又分为轻、中、重和极重四度。

2. 肠型急性放射病，是以胃肠道损伤为基本病变，以严重恶心、频繁呕吐、严重腹泻、血水便以及水电解质代谢紊乱为主要临床表现，具有初期、假愈期和极期三阶段病程的严重的急性放射病。

3. 脑型急性放射病，是以脑组织损伤为基本病变，以意识障碍、定向力丧失、共济失调、肌张力增强、抽搐、震颤等中枢神经系统症状为特殊临床表现，具有初期和极期两阶段病程的极其严重的急性放射病。

四、诊断与鉴别诊断

外照射急性放射病诊断参见国家职业卫生标准《外照射急性放射病诊断标准》（GBZ 104—2002）。

五、治　　疗

根据病情程度和各期不同特点，尽早采取中西医综合治疗措施。

（一）骨髓型急性放射病的治疗原则

以分度、分期的以造血损伤为中心进行综合治疗。

1. 轻度　一般不需特殊治疗，可采取对症处理，加强营养，注意休息对症状较重或早期淋巴细胞数较低者，必须住院严密观察和给予妥善治疗。

2. 中度和重度　根据病情采取不同的保护性隔离措施，并针对各期不同临床表现，制定相应的治疗方案。

初期：镇静、脱敏止吐、调节神经功能、改善微循环障碍，尽早使用抗辐射药物。

假愈期：有指征地（白细胞总数低于 $3.0×10^9/L$，皮肤黏膜出血）预防性使用抗菌药物，主要针对革兰氏阳性细菌，预防出血，保护造血功能。当白细胞总数低于 $2.0×10^9/L$、血小板数低于 $50×10^9/L$ 时，及早使用造血生长因子（rhG-CSF/rhGM-CSF）也可输注经 γ 线 15～25Gy 照射的新鲜全血或血小板悬液。

极期：根据细菌学检查或对感染源的估计，积极采取有效的抗感染措施（特别注意针对革兰氏阴性细菌）。消毒隔离措施要严密，根据需要和可能使用层流洁净病室。控制出血，减轻造血损伤，输注经 γ 线 15～25Gy 照射的新鲜全血或血小板悬液。纠正水电解质紊乱。注意防止肺水肿。

恢复期：强壮治疗，促进恢复。

3. 极重度　可参考重度的治疗原则。但要特别注意尽早采取抗感染、抗出血等措施。及早使用造血生长因子。注意纠正水电解质紊乱，可保留

Hickman 导管插管，持续输液，积极缓解胃肠和神经系统症状，注意防治肠套叠。在大剂量应用抗菌药物的同时，要注意霉菌和病毒感染的防治。一般对受照 9Gy 以上的病人，有人类白细胞抗原（HLA）相合的合适供者时，可考虑同种骨髓移植，注意抗宿主病的防治。

（二）肠型急性放射病的治疗原则

根据病情程度，采取积极综合对症的支持治疗，特别注意早期的妥善处理。

对轻度肠型放射病病人尽早无菌隔离，纠正水、电解质、酸碱失衡，改善微循环障碍，调节自主神经系统功能，积极抗感染、抗出血，有条件时及时进行骨髓移植。

对于重度肠型放射病病人应用对症治疗措施减轻病人痛苦，延长生命。

（三）脑型急性放射病的治疗原则

减轻病人痛苦，延长病人存活时间。可积极采用镇静剂制止惊厥，快速给予脱水剂保护大脑，抗休克，使用肾上腺皮质激素等综合对症治疗。

（四）急性放射病临床治愈后的处理原则

长期脱离射线工作，病情稳定后进行严密医学随访观察和定期健康鉴定，注意可能发生的远期效应，并予以相应的处理，根据恢复情况可疗养、休息或安排适当工作。

六、预　　防

预防措施同第一节放射卫生防护方法。放射性工作人员应加强放射防护，避免受到射线的大剂量外照射。重视日常安全管理工作，防止发生放射性事故。

七、案例分析

1. 事件经过

1996 年 1 月 5 日吉林市某单位，工人"文"，男性，20 岁，未婚，于当日 7 时 40 分在施工现场用左手拾到一圆柱形金属物（^{192}Ir 放射源），观赏 15 分钟后用右手将放射源放在牛仔裤右前膝下裤袋中，并开始上班。约上午 10 时始感头晕乏力，于 10：00—10：30 趴在桌上休息，10 时 30 分开始出现频繁的恶心呕吐，每 2~3 分钟呕吐一次。11 时 50 分至 12 时 20 分乘班车（有座位）返回宿舍，将装有放射源的裤子放在床下纸箱中，"文"在床上休息，至下午 5 时单位发现放射源丢失，在"文"床下找到取走，放射源伴随病人达 9 小时 20 分。该放射源系 1995 年 12 月生产出厂，1 月 5 日当日放射性活度为 2.765TBq（74.73Ci），用于工业探伤。

2. 初期临床表现

（1）"文"当日下午 5 时因恶心呕吐加重被送入当地医院，查 WBC：13.8×10^9/L，N：0.70，L：0.30，复查后 WBC：17.9×10^9/L，N：0.96，L：0.04，给予输液和地塞米松 10mg 对症处理，呕吐缓解，于当晚感左手发红，次日（1 月 6 日）左手和右下肢红肿疼痛难忍，并于右下肢膝下前外侧出现 0.8cm^2 大小水疱，于 1 月 7 日下午 2 时乘飞机来医院。

（2）入院时查体：T：36.5℃，P：72 次/分，BP：16/12kPa，患者呈重度疼痛面容，颈前皮肤轻度充血，面部无潮红，无腮腺肿大及球结膜充血，心肺正常，腹软，肝脾肋下未触及。局部检查：左手腕关节以下红肿，皮肤温度高，触压痛明显，掌侧皮肤苍白深层有水疱，右大腿中段以下尤以膝关节以下红肿严重，皮肤发热，触之较硬呈实质性硬性水肿，触压痛明显，以外屈侧为著，右膝下前外侧可见一 0.8cm^2 水疱，左下肢胫前有一 2cm×2.5cm 干性红斑。

（3）有关化验检查：血常规 Hb：156g/L，WBC：14.3×10^9/L，N：0.97，L：0.03，Pt：107×10^9/L，照后 1~2 天淋巴细胞绝对值（0.4~0.9）×10^9/L，RCT：0.007。

3. 全身和局部受照剂量估算

（1）全身生物剂量估算：照后第 2 天取外周血进行生物剂量估算，由某医院、某所应用 CBMN 方法或染色体畸变分析，受照剂量为 2.6~3.28Gy。

（2）全身剂量物理方法估算：通过询问受照经过，放射源活性、活动规律、受照时间等因素进行全身受照剂量估算，红骨髓干细胞存活计权等效剂量为 2.9±0.3Gy。

（3）局部受照剂量估算：使用手腕红宝石热释光信息吸收剂量估算值对左手腕、左手心（源位置）和右下肢（贴近放射源处）进行表面和中心处进行局部组织吸收剂量估算，结果为：左手腕分别为 8.3Gy 和 6.2Gy，左手心为 830.2Gy 和 218.1Gy，右下肢为 3737.8Gy 和 268.8Gy。

4. 入院后临床表现

（1）患者入院后仍感乏力、头晕、恶心、食欲不振，局部组织疼痛难忍，需以杜冷丁等止痛剂止痛，右下肢肿胀加重逐渐向上扩展至大腿中部，向下扩展至小腿乃至足部，左手水疱亦扩大，伴有低热（37~37.9℃），于照后第 6 天全身乏力恶心呕吐症状减轻并有食欲，进入假愈期。但局部损伤继续恶化，右下肢肿胀加重，张力大，右大腿、右小腿较对侧分别增粗 7.5cm 及 8.0cm，疼痛加重，尤以右下肢及左手为著。左手掌水疱呈馒头状，各指功能丧失，食、中指末节变黑。左膝下也出现干性紫色红斑。为保全生命于照后第 8 天行右大腿及左手腕截肢术。于照后 16 天全身乏力头昏、食欲不振再度出现且加重，病人进入极期，伴随外周血白细胞总数及血小板计数的下降，截肢局部创面渗出增多，体温在 37.8～38.2℃。直到照后 21 天白细胞升至 $1.9×10^9/L$，患者病程进入恢复期，全身状况好转，转入外科病房继续观察与治疗。照后 145 天因截肢残端溃疡不愈再次切除溃疡，行中厚皮片移植，术后皮片全部成活，溃疡愈合。

（2）外周血象变化：入院后血红蛋白一直处于 133g/L 以上，但因局部组织放射性损伤于照后第 8 天行截肢术失血较多，血红蛋白曾一度降至 55～71g/L，后经输血达 100g/L。WBC 于照后第 2 天曾升至 $14.3×10^9/L$，此后波动在 $(12.7～13.9)×10^9/L$，持续 4 天于照后第 6 天降至 $8.8×10^9/L$，照后第 4 天起应用 rhG-CSF，WBC 逐渐下降，于照后第 17 天降至最低值（$0.65×10^9/L$），照后第 20 天 WBC 升至 $1.3×10^9/L$，此后 WBC 回升较快，2 天后升至 $>3.0×10^9/L$。照后 23 天 WBC$>4.0×10^9/L$。PLT 照后前 6 天均在 $>100×10^9/L$，照后第 8 天截肢术后逐渐减少，于照后 17 天降至最低值（$19×10^9/L$），此后以较快的速度回升，照后 20 天升至 $40×10^9/L$，照后 29 天回升至 $>100×10^9/L$。淋巴细胞计数：在照射当日外院曾给予地塞米松 10mg 情况下，照后第 2～3 天分别为 $(0.4～0.9)×10^9/L$，照后第 5 天为 $0.15×10^9/L$。网织红细胞计数：照后第 2 天为 0.7%，照后第 4 天为 0.1%，此后波动在 0.2%～0.8%。

（3）骨髓象观察：住院期间每周观察一次骨髓象，结果如表 6-1。

表 6-1 骨髓分类结果

照后（天）	M:E	增生程度	粒系（%）	红系（%）	淋巴系（%）	单核系（%）	巨核系细胞数	有丝间接分裂指数（‰）
2	91:1	尚活跃-活跃	91	1	7.5	0.5	2	0
3	185:1	尚活跃	92.5	0.5	6.0	0.5	0	0
7	—	尚活跃	83.5	—	15.0	0.5	2	0
14	36:1	重度减低	73.5	2.0	24.5	0	0	0
21	4:1	尚活跃-活跃	47.5	12	35.5	1.0	10	1
28	39:1	活跃	58.5	1.5	30	10	0	0
35	2.6:1	活跃	57.5	22	18	2	43	4

（4）其他有关化验检查

尿常规：患者幼儿时患过肾炎，曾有过血尿，照后 4 天起尿液中 RBC 波动在 1+～2+，随血小板数的减少尿中 RBC 也增多（最多达 3+），，经治疗于照后 15 天起逐渐好转。

肝功能改变：本例入院后 ALT 为 124U/L，此后波动在 43～86U/L，照后

35 天方降至正常（<32U/L），而总蛋白于照后 7~10 天也明显低于正常，可能与局部软组织损伤液过多丢失蛋白有关，其中白蛋白与球蛋白均减少。照后12 天（截肢术后 4 天）随创面改善而好转。

心肌酶谱测定：由于本例病人局部组织放射损伤极为严重，为此增检了有关心肌酶谱，结果发现谷草转氨酶、乳酸脱氢酶、肌酸激酶、羟丁酸脱氢酶等均明显升高，而且与局部组织放射损伤的消长成正比，直至截肢术后创面好转而恢复正常。

N-2 酰-β-D-氨基葡萄糖苷酶（NAG）测定：照后除检测血清尿素氮、肌酐酸尿外，于照后第 6 天起检测 NAG，前三项均为正常范围，而 NAG 除首次（照后第 6 天）检测属正常外，余 20 次检查结果均高于正常，提示肾小管功能受损，可能与局部软组织放射损伤造成组织坏死、蛋白质代谢产物增加对肾脏的损伤所致。

病程中注意观察了碱性磷酸酶、血淀粉酶、血脂、钙磷镁的变化，均处在正常范围。

免疫功能：E-玫瑰花结试验照后 3 天检查结果明显低于正常（12%），照后12~35 天多次复查均为正常，而血清总补体（CH_{50}）照后 5~33 天为 4~20U/ml，亦明显低于正常，补体 C_3 照后 5 天及 12 天均明显下降，第 4 周恢复正常。

甲状腺功能：除照后 5 天 TT_3 为 0.63nmol/L 较低外，TT_4、TSH 均在正常范围。

5. 诊断 综合分析上述资料，诊断为"中度骨髓型急性放射病合并极重度局部放射性损伤"。

第三节 外照射慢性放射病

外照射慢性放射病是指放射工作人员在较长时间内连续或间断受到超剂量限值的外照射，达到一定累积剂量后引起的以造血组织损伤为主并伴有其他系统改变的全身性疾病。

一、职业接触

外照射慢性放射病可发生在健康状况较差，修复能力较弱，不遵守防护和操作规程的各类放射工作人员，如应用 X 射线或放射性核素进行诊断和治疗的医务人员，X 射线或 γ 射线工业探伤、中子测井、核反应堆或加速器等的工作人员。

二、致病机制

长期连续或间断受到 X 射线，γ 射线或中子等贯穿辐射是外照射慢性放射病的特异因素和主要条件。电离辐射长时间低剂量照射，使机体的细胞、组织因电离作用发生损伤，同时伴有修复；当损伤份额大于修复时，则导致以造血组织为主的病理改变。

三、临床表现

（一）临床特点

慢性放射病的临床特点是：

1. 起病慢，病程长。

2. 症状多，阳性体征少。

3. 症状出现早于外周血象改变，外周血象改变又早于骨髓造血变化。

4. 症状的消长、外周血白细胞数的升降与接触射线时间长短和剂量大小密切相关。

（二）自觉症状

主要表现为神经衰弱症候群和自主神经功能紊乱。常见症状有：疲乏无力、头昏头痛、睡眠障碍、记忆力减退、易激动、心悸气短、多汗、食欲减退等。男性患者还可能有性功能减退，女性病人则可能有月经失调，如经期延长、周期缩短或月经减少甚至闭经等。慢性内照射损伤病人，除上述症状持续较久外，部分病人，特别是受亲骨性核素损伤的病人，可有特殊的"骨痛症候群"，疼痛多见于四肢骨、胸骨、腰椎等部位，其特点是部位不确切，与气候变化无一定关系。有些外照射患者亦见骨、关节疼痛症状。

（三）体征

发病早期，通常没有明显的异常体征。部分患者，特点是用手接触射线者可见手部皮肤粗糙、角化过度、皲裂、指甲变脆增厚等慢性放射性皮炎的表现。有些患者可有早衰体征，如牙齿松动、脱发、白发、皮肤皱纹增多和晶状体放射性损伤表现，在晶状体后极皮质下出现点状或小片状混浊。部分病人出现神经反射异常，如腱反射及腹壁反射减弱、消失或不对称。自主神经系统可出现眼心、立卧反射异常。较严重的患者还可有明显的出血体征，如皮肤淤点、束臂试验阳性，牙龈出血，鼻出血等。

上述症状出现在病程的早期，脱离射线后可逐渐减轻或消失。若不及早采取措施，症状继续加重，则可由功能性变化发展为器质性改变。

四、诊断与鉴别诊断

外照射慢性放射病诊断参见国家职业卫生标准《外照射慢性放射病诊断标准》（GBZ 105—2002）。

五、治　疗

（一）治疗

1. 对症治疗　睡眠障碍如失眠、多梦，可用镇静安神药，例如睡前服用安定片，或异戊巴比妥钠；中药和酸枣仁、五味子、茯苓、远志等。还可选用其他中药成药和针刺疗法解除症状。疲乏无力可选用 ATP、肌苷、麸氨酸片和五味子酊等。自主神经功能失调，如头晕、头痛、易激动、多汗等症状，可用谷维素等治疗。

2. 白细胞减少的治疗　轻者可选用维生素和一般升高白细胞的药物，如维生素 B_4、维生素 B_6 等。白细胞持续降低者，可配合其他药物如利血生、鲨肝醇、白血生、鹿茸、紫河车、黄芪、党参、茜草、虎杖、鸡血藤等。

3. 出血症状的治疗　可选用一般的止血药物，如路丁、止血敏、安特诺新、对羧基苄胺等。

4. 内分泌功能减弱的治疗　男性明显疲乏无力、性功能障碍者可肌注丙酸睾丸酮 $25\sim50\mathrm{mg}$，每周 $1\sim2$ 次；肾上腺皮质功能低下者，可用去氢可的松，每次 5mg，每日 $1\sim3$ 次。用药时间的长短视具体情况而定，注意可能发生的副作用；甲状腺功能低下者，可服甲状腺素片，根据临床症状和甲状腺功能情况调节用量。

5. 促排疗法　对有内照射损伤者，依照放射性核素的性质，采用促进放射性核素自体内排出的治疗措施。

（二）处理原则

1. Ⅰ度　脱离射线，中西医结合对症治疗，加强营养，头两年每年检查一次，以后每两年全面检查一次，在此期间根据健康状况，可参加非放射性工作，恢复后，再继续观察一年临床确认治愈后则不再按外照射慢性放射病Ⅰ度诊断。

2. Ⅱ度　脱离射线，住院积极治疗，全休。必要时进行疗养，定期随访，$1\sim2$ 年全面复查一次。根据恢复情况可参加力所能及的非放射性工作。

3. 进行心理教育，增强患者的信心，调动其积极性，改善全身健康是十分必要的。

六、预　防

外照射慢性放射病是完全可以预防的，对从事放射工作的人员应加强专业训练，做好放射卫生防护教育，在具体操作时要严格遵守防护规程，减少不必要的照射；对从事开放型放射性工作的人员，除加强生产环境的防护措施外，还应重视个人防护，严格遵守操作规程，穿戴必要的防护用具和建立消除沾染制度。

应做好放射性工作人员就业前的健康检查，凡患有活动性肺结核、严重肝肾疾患、血液病者均属放射工作者的禁忌证。18 岁以下的青少年和孕妇亦不宜参加放射工作。就业后要建立必要的保健制度，进行定期体检和血象检查，以便及早发现病情、保障健康。

应做好辐射监测工作，定期检查工作场所的辐射强度，放射性物质的空气浓度、表面沾染程度，以及个人当量剂量等，建立档案，定期作出卫生学评价，提出改进措施。

七、案 例 分 析

1. 职业史及职业病危害因素接触史　患者孙某，男，53 岁，已婚，内蒙古某矿务局某矿医院放射科医生。1972 年 4 月开始从事医用 X 射线诊断工作，放射工龄 28 年。1972—1980 年间，使用上海产 200mA X 射线机，在防护条件很差的情况下，日工作量为：胸透 10~20 人次，有时多达 40~50 人次，胃肠检查 2~5 人次，拍片 5~10 人次，偶有 1~2 例特检。除门诊工作外，每年深入矿区进行肺结核普查或节育环普查工作，普查时使用营口产 30mA 和天津产 F10mAX 射线机，在无任何防护的条件下，肺结核普查时胸透最多达 400 人次/天，节育环普查时，透环最多达 200 人次/天。20 世纪 80 年代开始使用西南 KC 400mAX 射线机后，防护条件有所改善，但工作量仍较大。1997 年开始使用有隔室及影像增强遥控技术的匈牙利产 EDR 750B X 射线机。通过工作量及接触史的调查与核实，用归一化剂量估算法估算，该患者所接受的累积剂量当量为 1.69Sv。

2. 临床表现及实验室检查　1999 年 8 月，患者在其所在市职防所进行定期医学检查时发现：神经衰弱、皮肤出现出血点、WBC 为 $4.0×10^9/L$，并伴有中性粒细胞质变。于 1999 年 10 月转诊到自治区放射卫生防护所，主诉疲乏无力、失眠、多梦、牙龈出血、脱发。查体：营养状况一般，体重 66kg，衰老，牙龈萎缩，牙齿松动，脱落近半。血压 158/120mmHg，WBC $3.7×10^9/L$，血小板 $130×10^9/L$，淋巴细胞微核率为 2‰，可见异型淋巴细胞，血小板散在并肥大。肝脾 B 超检查及心电图检查未见异常，肝功能正常，尿常规正常。

根据相关国家标准，当时作出了暂时脱离射线工作，动态观察血象变化的处理。经过近半年以上的动态观察，患者 WBC 持续在（3.4~3.9）$×10^9/L$ 之间。2000 年 6 月患者再次复查，体重下降 2kg，慢性病容，WBC 为 $3.7×10^9/L$，血小板为 $98×10^9/L$，淋巴细胞微核率为 3.5‰。

3. 诊断　外照射慢性放射病Ⅰ度。

4. 案例分析　外照射慢性放射病目前尚无特异性诊断指标，根据超限值的职业照射史，临床表现和实验室检查并结合健康档案进行综合分析，在排除其他疾病之后方能作出诊断。本例患者有长达 28 年的职业射线接触史，所接受的累积剂量当量为 1.69Sv，超出国家暂定标准；以前身体健康，近几年出现明显的无力型神经衰弱综合征，动态观察白细胞总数自身对照有进行性降低，并较长时间持续 $4.0×10^9$/L，伴有血小板减少，淋巴细胞微核率增高，即出现了以造血组织损伤为主并伴有其他系统改变的全身性疾病。2000 年 7 月经放射病诊断组集体讨论，诊断为外照射慢性放射病 I 度。

第四节 内照射放射病

内照射放射病是指放射性核素过量摄入体内，作为放射源对机体照射而引起的全身性疾病。内照射放射病比较少见，临床工作中见到的多为放射性核素内污染，即指体内放射性核素累积超过其自然存量。

一、职业接触

造成体内污染放射性核素的来源主要有核工业生产中的探矿、开采矿石、选矿、冶炼、精制加工及核燃料的后处理；放射性核素生产中的各个工序，工、农、医等行业中应用放射性核素的各个环节；核反应堆事故处理；反应堆和核动力装置的运行和维修等方面。

二、致病机制

内照射放射病的发病机制和病变的本质与外照射损伤类似。放射性核素进入人体的主要途径是通过消化道、呼吸道吸收，也可通过皮肤或从伤口吸收。放射性核素在体内长时间持续作用，新旧反应或损伤与修复同时并存。靶器官损伤明显，如骨髓、网状内皮系统、肝、肾、甲状腺等。另外，某些放射性核素本身的放射性虽很弱，但具有很强的化学毒性，如铀对机体的损伤就是以化学毒性为主。此外，内污染还可能造成远期效应，对人体健康产生更为深远的危害。

三、临床表现

内照射放射病的临床表现，以与外照射急性或亚急性放射病相似的全身性表现为主；因放射性核素动力学特征不同而往往伴有以该放射性核素靶器官和源器官的损害，并具有放射性核素初始人体部位和经过的代谢途径（如肺、肠道和肾脏）的损伤表现。

1. 内照射放射病初期反应症状不明显或延迟，恶心、呕吐和腹泻仍为其主要临床表现。但放射性核素以吸入途径进入人体时，一般无腹泻表现。呕吐出现时间和严重程度与放射性核素摄入量密切相关。

2. 均匀和比较均匀地分布于全身的放射性核素（如^{3}H，^{137}Cs）引起的内照射放射病，其临床表现和实验室检查所见与急性或亚急性外照射放射病相似，以造血障碍、骨髓功能低下为主要临床表现。极期发生较晚，病程迁延。

3. 选择性分布的放射性核素引起的内照射放射病呈现血功能障碍等急性或亚急性外照射放射病相似的全身性表现，还伴有靶器官及（或）源器官的损害为特征性临床表现。源器官和靶器官的损害因放射性核素种类、廓清速率和人体途径而异。

1）吸入 M 和 S 类放射性核素多出现放射性肺炎的症状。食入 M 和 S 类放射性核素多出现肠道的症状。

2）稀土类放射性核素以及在体内形成胶体的核素（如钍），易诱发网状内皮系统（如肝、脾和肾等器官）的损伤。

3）镭和锶是碱土族元素的代表，均匀沉积于骨骼，导致骨质疏松、骨坏死、病理性骨折、贫血和骨髓功能障碍。

4）因放射性碘对甲状腺有高度选择性分布，引起甲状腺功能低下、甲状腺炎等甲状腺病变。

5）吸入钚、镅、锔等锕系放射性核素可出现肺部损伤的症状。核素吸收入血，则主要沉积于骨表面，引起骨质改变和造血功能障碍。

6）放射性锌则主要聚集于胰腺，易引起胰腺损伤。

四、诊断与鉴别诊断

内照射放射病诊断参见《内照射放射病诊断标准》（GBZ 96—2011）。

五、治　疗

（一）治疗

内照射损伤的救治，主要采取综合措施，要抓紧时机选用适当的促排措施以防止或减少放射性核素在体内的沉积、减轻或防止内照射损伤。

1. 消除体表沾染　放射性核素沾染体表又未进行彻底消除者，应尽早进行局部、全身洗消和伤口除沾染，以减少或阻止放射性核素进入体内。

2. 减少吸收　当放射性核素由消化道进入体内仍停留在胃肠道时，应尽快采用以下措施减少放射性核素吸收入血。

1）催吐和洗胃：在食入放射性核素的最初 1～2 小时内可进行催吐和洗胃，可用清洁钝器刺激咽部。或口服催吐药物，如吐根剂、硫酸铜（1% 25ml）、硫酸锌（1～2g）、藜芦（2.5～5g）、甜瓜蒂（5～10mg）、胆矾

（0.12~0.75g），或皮下注射阿扑吗啡（5~10mg）。催吐要及早实施，可使刚进入胃内的放射性物质排出80%~90%。

在催吐不佳时，可用温生理盐水或弱碱性溶液（2%碳氢钠或10%活性炭混悬液）洗胃。

2）口服吸附剂、沉淀剂：对残留在胃内和肠道内的放射性物质，通过吸附剂、沉淀剂作用将其吸附、沉淀下来。吸附剂有活性炭、磷酸钙、骨粉、硫酸钡等。沉淀剂褐藻酸钠（10g）、凝胶磷酸铝（100ml）用于锶、钡等元素；普鲁士蓝（10g）配成糖水服用，可减少^{137}Cs的吸收率40%；鸡蛋清用于重金属元素，抗酸剂用于能溶于酸性液体的元素。

3）服用缓泻剂：放射性核素摄入后已超过4小时，服用缓泻剂，可加速放射性核素在胃肠道内运行，缩短停留时间，减少吸收。

由呼吸道进入的放射性核素，应清洗鼻腔、在鼻咽部喷入血管收缩剂（如：1%麻黄素或0.1%的肾上腺素），然后口服祛痰剂（如氯化铵0.3g，碘化钾0.25g），促使其随痰咳出。

当伤口受沾染时，首先尽快用生理盐水冲洗伤口，同时用消毒纱布或棉签擦拭创面。必要时要尽早进行清创术，可与除沾染结合进行。

3. 加速排出　对已经吸收入血和沉积在组织、器官中的放射性核素应尽早加速排出，以减少它们在组织、器官中的沉积量。

1）口服碘化钾片：口服碘化钾片0.1g，可阻止食入或吸入的放射性碘在甲状腺内的蓄积。并提高放射性碘的排出速率。但其效果与服药时间有关，一般在摄入放射性碘同时或摄入前24小时内服用效果最佳，4小时后阻滞效果已显著下降。

另外，还可服用过氯酸钾，他巴唑和促甲状腺素等。服用毒性低的新他巴唑，其促排效果良好。和过氯酸钾联合使用效果更佳。

2）应用络合剂（亦称螯合剂）：络合剂在体内能与金属离子形成溶解度大，离解度小，扩散力强的络合物，加速金属离子自体内经肾排出。络合剂的应用已成为促排放射性核素的重要方法之一。

①多羧多胺基络合剂：如乙二胺四醋酸二钠钙（又称依地酸钙钠，Ca·Na$_2$-ED-TA）和二乙烯三胺五醋酸二钠钙（又名促排灵，Ca·Na$_2$-DTPA）对钚、钍、钇和稀土元素都具有明显的促排作用。但对肾脏的损害，应注意尿常规检查，及时停药。DTPA疗效比EDTA好，副作用小。

近年来，我国研制的一种氨基羧基螯合剂喹胺酸和新合成的多羧多胺络合剂"811"；"H-73-10"，对钚、钍、锆的促排效果优于DTPA。

②巯基络合剂：二巯基丙醇、二巯基丁二酸钠和二巯基丙烷磺酸钠，对^{210}Po均有较好的促排效果，后两种促排效果尤其佳，且毒性小。

3）服用影响代谢的药物：服用大剂量的氯化铵，造成代谢性酸中毒，使骨质脱钙，促进钙的排出增加，同时促进体内亲骨性放射性核素锶、钡、镭等的排出。应用甲状旁腺素可动员骨钙入血增加尿钙的排出，同时锶的排出亦增加。

4. 综合对症治疗　根据病人情况，实施综合对症治疗，如促进造血功能恢复，改善甲状腺功能、抗感染、提高机体抵抗力等。

（二）处理原则

1. 过量放射性核素摄入人员，参见 GB/T 18197 进行处理。特别是要在第一时间进行鼻咽腔含漱、催吐、洗胃和及时服用放射性核素阻吸收药物。

2. 怀疑超过放射性核素阈值摄入量的人员，主动征得辐射防护人员的配合，及时留取用于放射性核素摄入量估算的生物样品，并尽快作出内污染放射性核素种类和受照射剂量的初步估算，以指导医疗救治工作。可参见 GB/T 16148。

3. 参见 GBZ/T 217 对受照人员进行特殊护理；加强营养，注意休息，注意心理护理。参见 GBZ 99 和 GBZ 104 注意观察病情，特别要注意是否有恶心、呕吐和腹泻的症状和出现时间。综合对症治疗。

4. 对怀疑放射性核素摄入可能达到阈值摄入量的人员，除短寿命放射性核素外，要尽早开始放射性核素加速排出治疗。

5. 内照射放射病患者康复后，参见 GBZ/T 163 和 GBZ 97，进行长期的医学追踪检查。

放射性核素内污染和内照射放射病的处理，在应急计划中，应根据各单位具体情况，针对放射性核素（参见内照射放射病诊断国家职业卫生标准《内照射放射病诊断标准》（GBZ 96—2011）附录 B）写入技术的、设备的和药物的储备。

六、预　防

为阻止或减少放射性核素进入人员体内，减少或降低辐射危害，首先应优选毒性低、半衰期短的核素，使用的放射性活度要尽可能低；其次采用或改进操作工艺，改善安全防护设备，合理布局工作场所，设置良好通风设施，妥善处理放射性废物；三是健全防护管理制度，严格执行操作规程，正确佩戴个人防护用品，养成良好的卫生习惯。工作人员的皮肤暴露部位有伤口时，应进行包扎；手部有伤口的人员，注意防止受到放射性污染；操作放射性核素的工作人员，在离开放射性工作室前应洗手和进行表面污染检测；从控制区取出任何物品都应进行表面污染检测。在放射性工作场所内严格禁止吸烟、进食或存放食具。

七、案例分析

案例一

患者，男性，41岁，20世纪60年代在江西某厂从事^{226}Ra夜光粉描绘作业工人，实际放射工龄11.5年。^{226}Ra夜光粉放射性活度（1.85~5.55）×10^6Bq/g，工作期间无任何防护设备，亦缺乏自我保护意识^{226}Ra摄入量为0.002μg体内^{226}Ra残留0.0001μg，骨组织累积剂量3.7035Rad，骨组织年剂量率0.079Rad。工作期间受γ线外照射剂量1.145Gy，外照射剂量当量9.96mSv，主要症状表现为无力型神经衰弱症，牙龈出血，皮肤紫斑，白细胞减少（最低<3.05×10^9/L），骨髓增生轻度减低，外周血淋巴细胞染色体见双着丝点体、断片等畸变，畸变率3.5%，经诊断为慢性放射病Ⅰ度（内外混合照射）。

案例二

男性，47岁，20世纪60年代在江西某厂从事含^{226}Ra夜光粉仪表描绘作业工人，实际放射工龄5年，含^{226}Ra夜光粉比放射性（1.85~5.55）×10^6Bq/g。据现场调查，原工作场所放射性表面污染严重，超过国标近500倍。经估算，体内^{226}Ra摄入量约0.1026μg，残留量0.0006μg，骨组织累积剂量1.378Gy，骨组织年月日剂量5.10mGy，工作期间外照射剂量0.69Gy，平均年剂量当量13.7mSv。接触^{226}Ra三年开始出现无力型神衰症状群，伴鼻出血、牙龈出血及皮肤紫斑，脊椎及胫骨痛、白细胞波动在（4.25~11.8）×10^9/L之间，淋巴细胞相对增高，骨髓象增生低下，外周血淋巴细胞染色体见断片、双着丝点体、着丝点环型畸变，畸变率达9%，甲状腺吸^{131}I率偏低，示轻度甲状腺功能减退，经诊断确认为慢性放射病Ⅰ度（内、外混合照射）。

第五节　放射性皮肤损伤

放射性皮肤病是由于放射线（主要是X射线、β射线、γ射线及放射性同位素）照射（包括外照射和体表放射性核素沾染）引起的皮肤损伤。它主要包括急性放射性皮肤损伤、慢性放射性皮肤损伤和放射性皮肤癌。

一、职业接触

在核反应堆、加速器、核燃料后处理等放射职业活动中发生事故，或者医疗活动中超剂量照射事故，或者在参加事故救援受到应急照射，身体局部意外受到大剂量X、γ及β射线等外照射的照射，可发生皮肤放射损伤。

二、致病机制

放射性皮肤损伤的分子生物学机制目前尚不十分清楚。在细胞生物学机制方面，主要是上皮的生发层细胞和皮下血管的变化，首先见到在照射部位毛细血管反射性扩张，局部形成充血性反应，出现红斑，并在皮肤溃疡形成之前，就可发生血管损伤和微循环障碍。而引起伤口愈合不良的原因是进行性的微血管阻塞，上皮细胞以及成纤维细胞增生不良。一般认为影响放射性皮肤损伤的因素有以下方面。

（一）射线的种类与剂量

电离辐射的种类不同，引起皮肤损伤的程度和所需剂量也不同。电离密度较大，穿透能力较小的 β 射线和软 X 线，大部分为皮肤浅层吸收，易引起皮肤损伤。相反，电离密度较小，穿透能力较大的硬 X 线和 γ 射线，易透过皮肤表层达深层组织，故引起体表皮肤损伤所需的剂量就较大。

（二）剂量率与照射间隔

一般地说，剂量率愈大，照射间隔时间愈短，皮肤的生物效应愈大，如用^{90}Sr β 射线照射大鼠皮肤，当剂量率为 0.04Gy/h，总剂量达 120Gy 时，仅见皮肤红斑反应；而当剂量率为 10Gy/h，总剂量仅 60Gy 时，则所有受照射动物均产生干性脱屑，80%受照射动物还产生湿性脱屑，又如：一次对皮肤照射20Gy，经很短的潜伏期后，即发生明显的损伤。如果总剂量同样是 20Gy，按1Gy/d 分次照射，则红斑也不发生。

（三）机体和皮肤的敏感性

不同年龄的皮肤对电离辐射的敏感性不同。儿童的皮肤较成年人敏感性高，60 岁以上人的皮肤对电离辐射的反应性较低。女性皮肤比男性敏感，尤其在妊娠、月经期反应更明显。皮肤的基底细胞和毛囊细胞的敏感性较其他层细胞为高，一般认为，不同部位皮肤的敏感性亦有差异。其敏感程度排列如下：面部>颈前>腋窝>四肢屈侧>腹部。某些疾病如肾炎、心脏病、各种皮炎等可增加其敏感性。

（四）理化因素的影响

当皮肤由于寒冷、冻伤或受压迫等引起血循环不良时，对辐射的敏感性增加。热、光、紫外线以及引起充血的化学物质（如碘、酸、碱等），能提高皮肤对射线的敏感性。

（五）影响落下灰损伤皮肤的因素

1. β 射线的剂量和能量　皮肤受落下灰中 β 射线照射的剂量愈大，损伤愈严重。

落下灰中 β 射线有两个能量峰；一是 0.1MeV，它占总活度的 50%~80%，在组织中的半减弱层为 0.08mm 相当于表皮厚度，故其能量在表皮被吸收，引起表皮损伤。二是 0.6MeV，它占总活度的 20%~50%，在组织中的半减弱层为 0.8mm，而真皮厚度为 1mm，因此，可引起真皮层损伤。

2. 沾染治标程度和沾染时间　落下灰 β 射线引起皮肤损伤是由于落下灰直接沾染暴露部位皮肤，沾染量大，且持续照射一定时间不及时洗消所引起。如 1954 年比基尼核试验中，在爆后 1 小时剂量率为 0.5～1.5Gy/h 的沾染区内，停留 2~14 天才撤离的被沾染人员发生了 β 射线皮肤损伤。而沾染后立即淋浴或游泳者，则很少引起 β 射线损伤。

3. 体表防护情况　落下灰引起的皮肤损伤，主要发生于暴露部位及易于蓄积灰尘的部位，如头、颈、腰部。马绍尔群岛资料表明，当落下灰沉降时，处于有防护的室内居民皆没有发生皮肤损伤，而站在树下及有衣服遮挡的部位，皮肤损伤程度较轻，事先采取防护措施的美军人员，则无皮肤 β 射线损伤。

4. 落下灰的理化性质　落下灰中有些成分具有刺激性或腐蚀性，可加重皮肤放射损伤。如比基尼核试验的落下灰属珊瑚礁灰，含有大量的氧化钙，对皮肤有明显的刺激作用而加重损伤。

三、临床表现

（一）急性放射性皮肤损伤

急性放射性皮肤损伤是一次大剂量照射或短时间多次照射皮肤后所引起的皮肤放射损伤。临床上分为四度（Ⅰ度：≥3Gy，红斑、脱毛反应；Ⅱ度：≥5Gy，红斑、脱毛反应；Ⅲ度：≥10Gy，水疱反应；Ⅳ度：≥20Gy，溃疡、坏死反应）。临床经过分为四期：初期反应期、假愈期、症状明显期（反应期）和恢复期（见表 6-2）。

表 6-2　各度 β 射线皮肤损伤的临床表现

分度	初期反应期	假愈期	症状明显期（反应期）	恢复期
Ⅰ度			毛囊丘疹、暂时脱毛	毛囊丘疹消退，停止脱毛
Ⅱ度	红斑	2~6 周	脱毛、红斑	持续 2~3 周后进入该期，红斑、毛囊疹消退，皮肤脱屑，色素沉着，角化，一般无功能障碍
Ⅲ度	红斑、烧灼感	1~3 周	二次红斑、水疱	需 2~3 个月时间，水疱吸收，糜烂后痂下愈合，皮肤脱屑色素沉着。再生皮肤菲薄、萎缩、干燥无弹性。皮肤暗褐色，毛细血管扩张；皮肤瘢痕和皲裂

续表

分度	初期反应期	假愈期	症状明显期（反应期）	恢复期
Ⅳ度	红斑、麻木、瘙痒、水肿、刺痛	数小时~10天	二次红斑、水疱、坏死、溃疡	经数月，数年才愈合，甚至长期不愈合，已愈合部位反复破溃、易感染疼痛。毛囊皮脂腺破坏不再恢复。常形成瘢痕挛缩，伴有功能障碍，痊愈后数年、可产生晚期效应转为慢性皮肤放射损伤

（二）慢性放射性皮肤损伤

慢性放射性皮肤损伤是由于经常受到超过剂量限值电离辐射局部照射所引起的。一般多见于长期接触放射源，而又不注意皮肤防护的工作人员；也可由急性放射性损伤6个月后迁延为慢性改变转化所致。

慢性放射性皮肤损伤有较长的潜伏期，病情有明显的潜在性、进行性、反复性和持续性等特点。皮炎表现为皮肤萎缩，腺体和毛囊均萎缩或消失，皮肤干燥、失去弹性，色素沉着与色素脱失相间并存，表皮变薄、浅表毛细血管扩张，脱屑，皮肤瘙痒。放射性溃疡创面污秽苍白，有不同程度的感染，溃疡四周呈放射性皮炎表现。皮肤各损伤深度的分度均有典型的临床表现（见表6-3）。

表6-3　慢性放射性皮肤损伤分度及其临床表现

分度	临床表现	参考剂量（Gy）	
		急性迁延	累积照射
Ⅰ	皮肤色素沉着或脱失、粗糙，指甲灰暗或纵嵴色条甲	≥5	≥15
Ⅱ	皮肤角化过度，皲裂或萎缩变薄，毛细血管扩张，指甲增厚变形	≥10	≥30
Ⅲ	坏死溃疡，角质突起，指端角化融合，肌腱挛缩，关节变形，功能障碍	≥20	≥45

［摘自《职业性放射性皮肤损伤诊断》（GBZ 106—2016）］

四、诊断与鉴别诊断

放射性皮肤损伤诊断可参见《职业性放射性皮肤损伤诊断》（GBZ 106—2016）。

五、急性放射性皮肤损伤的治疗

（一）治疗

1. 全身治疗　皮肤损伤面积较大、较深时，不论是否合并全身外照射，均应卧床休息，给予全身治疗。

1）加强营养，给予高蛋白和富含维生素及微量元素的饮食。

2）加强抗感染措施，应用有效的抗生素类药物。

3）给予维生素类药物，如维生素 C、维生素 E、维生素 A 及 B 族维生素。

4）给予镇静止痛药物。疼痛严重时，可使用哌替啶类药物，但要防止成瘾。

5）注意水、电解质和酸碱平衡，必要时可输入新鲜血液。

6）根据病情需要，可使用各种蛋白水解酶抑制剂、自由基清除剂和增加机体免疫功能的药物，如超氧化物歧化酶（SOD）、甲 2-巨球蛋白（α2M）、丙种球蛋白制剂等。

7）必要时，可使用活血化瘀，改善微循环的药物，如复方丹参、低分子右旋糖酐等。

8）如合并内污染时，应使用络合剂促排。

2. 局部保守治疗

1）Ⅰ、Ⅱ度放射性皮肤损伤或Ⅲ度放射性损伤在皮肤出现水疱之前，注意保护局部皮肤。必要时可用抗组织胺类或皮质类固醇类药物。

2）Ⅲ、Ⅳ度放射性皮肤损伤出现水疱时，可在严密消毒下抽去水疱液，可用维斯克溶液湿敷创面，加压包扎，预防感染。

3）疱皮有放射性核素沾污时，应先行去污，再剪去疱皮。

4）Ⅳ度放射性皮肤损伤，水疱破溃形成浅表溃疡，可使用维斯克溶液外敷，预防创面感染。如创面继发感染，可根据创面细菌培养的结果，采用敏感的抗生素药物湿敷。进入恢复期后适时手术。

3. 手术治疗

1）急性期应尽量避免手术治疗，因此时病变尚在进展，难以确定手术的病变范围。必要时可进行简单的坏死组织切除及生物辅料和游离皮片覆盖术。注意保护局部功能。待恢复期后再施行完善的手术治疗。

2）位于功能部位的Ⅳ度放射性皮肤损伤或损伤面积大于 $25cm^2$ 的溃疡，应进行早期手术治疗。

（二）处理原则

立即脱离辐射源或防止被照区皮肤再次受到照射或刺激。疑有放射性核素沾染皮肤时应及时予以洗消去污处理。对危及生命的损害（如休克、外伤和大出血），应首先给以抢救处理。

六、慢性放射性皮肤损伤的治疗

（一）治疗

1. 局部保守治疗

1）Ⅰ度损伤无需特殊治疗，可用润肤霜、膏保护皮肤。

2）Ⅱ度损伤具有角质增生、脱屑、皲裂，使用含有尿素类药物的霜或膏软化角化组织或使用刺激性小的霜膏保护皮肤。

3）Ⅲ度损伤早期或伴有小面积溃疡，短期内局部可使用维斯克溶液或含有超氧化物歧化酶（SOD）、表皮生长因子（EGF）、Zn 的抗生素类霜、膏，并配合用甲 2-巨球蛋白制剂，能促使创面加速愈合。如创面出现时好时坏者，应及时手术治疗。

2. 手术治疗指征　对严重放射性皮肤损伤的创面，应适时施行彻底的局部扩大切除手术，再用皮片或皮瓣等组织移植，作创面修复。手术治疗的指征如下：

1）局部皮肤病损疑有恶性变时。

2）皮肤有严重角化、增生、萎缩、皲裂、疣状突起或破溃者。

3）皮肤瘢痕畸形有碍肢体功能者。

4）经久不愈的溃疡，其面积较大较深，周围组织纤维化，血供较差者。

（二）处理原则

对职业性放射性工作人员中，Ⅰ度慢性放射性皮肤损伤患者，应妥善保护局部皮肤避免外伤及过量照射，并作长期观察；Ⅱ度损伤者，应视皮肤损伤面积的大小和轻重程度，减少射线接触或脱离放射性工作，并给予积极治疗；Ⅲ度损伤者，应脱离放射性工作，并及时给予局部和全身治疗。对经久不愈的溃疡或严重的皮肤组织增生或萎缩性病变，应尽早手术治疗。

七、预　　防

预防方法与放射防护基本原则相同，防止局部皮肤受照或放射性核素沾染。

八、案 例 分 析

患者，男性，20 岁，于 2004 年 8 月 30 日入院。

1. 事件经过

患者入院前 1 个多月，发现右手拇指、食指红肿，出现水疱、溃破，此前未受过烧伤、烫伤及挤压伤。该患者从事 X 射线衍射仪晶体测试工作，隔室操作。患者发病前 1 个月时因机器故障而更换设备，至右手手指溃破时发现机器 X 射线出线口之一（主要为上出线口）不能完全闭合，操作时有 X 射线漏出。患者入院前 3 周曾有右手指溃破于外院行溃破处切除术。入院前 2 周患者无其他原因发现右肘内侧皮肤红肿，后出现小水疱，入院 4~5 天前蹭破，皮肤破损，出现一个约 4cm 直径大小受损伤口。经其他医院推荐来我科就诊，经过我科的悉心诊治，病情好转出院。

2. 职业史及职业病危害因素接触史

（1）职业史：患者自 2003 年 7 月开始从事 X 射线衍射仪晶体测试工作 1 年，隔室工作，工作条件为 40kV，30mA，所用仪器无生产厂家、型号等。患者自仪器检修后每天常规工作 5 小时，实际接触时间约 30 秒。患者属于无放射工作上岗证而从事放射工作，未进行放射知识培训和放射工作人员上岗和定期健康检查，无个人剂量监测。

（2）受照剂量估算：①局部剂量估算：物理剂量模拟，前臂皮肤局部受照剂量为 15Sv；②受照剂量临床估算：根据病人局部皮肤的临床表现，估算受照剂量 ≥20Gy。

3. 临床表现　患者入院时右肘内侧皮肤红肿、破损，出现一个约 4cm 直径大小受损伤口。余未见明显异常。

4. 实验室及辅助检查　①患者入院常规检查：血常规、肝肾功能、血糖血脂、心肌酶谱、尿便常规、腹部超声、心电图等均未见异常；②其他检查：染色体畸变分析，发现无着丝粒片 1 对，总畸变率 0.4%；淋巴细胞微核率（CB 法）5‰（中国疾病预防控制中心辐射防护与核安全医学所正常参考值范围为 0~30‰）；双晶体及眼底未见异常。

5. 诊断　根据患者的职业史、皮肤受照史、受照剂量及现场受照个人剂量调查和临床表现等资料，进行综合分析，诊断为放射性皮肤损伤。

6. 治疗　病人出现放射性皮肤损伤后，首先保护损伤区皮肤，同时进行相关治疗。方法有：药物治疗、手术治疗、生物治疗、基因治疗等。药物治疗放射性皮肤损伤的目的是抗菌消炎，改善微循环，促进伤口愈合等。常用的药物有抗生素、激素、维生素等。抗生素和激素对各种原因所致的炎症均有强大的抗炎作用。激素可通过增加机体对炎症的耐受性、降低炎症的血管反应和细胞反应，通过抑制多种炎症介质及多种细胞因子的产生与释放而发挥其抗炎作用。维生素 B_{12} 外用对皮肤及血管内皮细胞具有修复再生功能，加速创面愈合。且维生素 B_{12} 外用产生明显的镇痛作用。本病例给予维生素 B_{12}、庆大霉素混合液外敷，取得较好的治疗效果。

手术治疗适用于Ⅳ度急、慢性损伤，功能部位的Ⅲ度急、慢性损伤和大面积Ⅲ度损伤伴全身放射病。对于放射性皮肤损伤，以往多主张早期保守治疗，待极期过后再考虑手术，但目前认为早期手术治疗效果更好，可避免手及重要关节功能丧失。

第六节　放射性甲状腺疾病

放射性甲状腺疾病是指电离辐射以内和（或）外照射方式作用于甲状腺和（或）机体其他组织，所引起的原发或继发性甲状腺功能和（或）器质性改变。包括慢性甲状腺炎、甲状腺功能减退症、甲状腺良性结节和甲状腺癌。

一、职 业 接 触

内外照射均可诱发。多见于需要使用^{131}I等放射性核素收到内照射或其他原因受射线外照射的人群。不同类型的放射性甲状腺疾病其甲状腺累积吸收剂量阈值不同。

二、致 病 机 制

不同甲状腺疾病，其致病机制不同。甲状腺受照后抗原性的甲状腺球蛋白和微粒体漏出，体内产生自身抗甲状腺抗体而引起自身慢性免疫性甲状腺炎；受照射后甲状腺细胞受损，甲状腺滤泡上皮细胞破坏，甲状腺素合成减少，失去功能，或因下丘脑、垂体受辐照后继发甲减，引起甲状腺功能减退症；放射性甲状腺良性结节是甲状腺一次或短时间（数周）内多次或长期受电离辐射照射后诱发的非恶性结节性病变。

三、临 床 表 现

慢性放射性甲状腺炎的病程发展缓慢，潜伏期一年以上，甲状腺逐渐呈弥漫性增大、对称、表面光滑、质地坚硬、颈部局部有压迫症状、多无压痛；实验室检查可有甲状腺微粒体抗体（Tm-Ab）和（或）甲状腺球蛋白抗体（Tg-Ab）阳性，促甲状腺激素（TSH）增高，约50%以上患者有甲状腺功能减退。

放射性甲状腺功能减退症分为亚临床型和临床型，其潜伏期为受照后数月或数年甚至数十年。血清T_3、T_4在亚临床型表现为正常，临床型则表现为降低。TSH检查在亚临床型表现为增高，而在临床型表现为原发增高或继发性降低。出现甲状腺摄碘率降低和（或）外周血淋巴细胞染色体畸变率升高。

放射性甲状腺良性结节和放射性甲状腺癌的临床表现与其他原因引发的甲状腺良性结节和甲状腺癌的临床表现基本一致。

四、诊断与鉴别诊断

放射性甲状腺疾病的诊断原则：必须根据受照史和个人受照剂量，临床表现，辅助检查，鉴别诊断，加以综合分析方可诊断。具体可参照《放射性甲状腺疾病诊断标准》（GBZ 101—2011）进行诊断与鉴别诊断。

五、治　　疗

首先脱离射线，治疗方法与其他普通甲状腺疾病方法相同。

六、预　　防

放射性核素尤其是^{131}I是致放射性疾病的主要因素，因此阻止或减少放射性核素的摄入，保护甲状腺摄入放射性碘是重要预防措施。

七、案 例 分 析

患者，男性，38岁，科研人员。

1. 事件经过

自1992—1994年底从事^{131}I标记血卟啉对肿瘤诊治的科研项目。曾承担对^{131}I-HPD（定位标记的血卟啉衍生物）进行药动学、药效学及荷瘤小鼠模型肿瘤及其他组织放射强度分布的动态观察。在实验中用^{131}I-HPD（放射比活度为3.65MBq/mg、放化纯度>93%）给实验小鼠作尾静脉注射［730KBq/（0.2ml鼠）］，每组共30只鼠。制备生物样品时需分别于2小时、8小时、24小时、48小时、72小时从小鼠眼眶静脉取血，同时留取尿、便测放射剂量，解剖动物取内脏、肿瘤、肌肉等分别称重，装塑料试管测放射量。操作中均接触^{131}I，从无任何防护，亦无污染测定资料。

2. 临床表现及实验室检查

1995年9月开始感到全身乏力、不愿活动、异常畏寒、头晕、食欲不振，并有面部水肿，但未就医。近4个月来，因上述症状加重，极度乏力、嗜睡、面部、眼睑均水肿，下肢亦水肿，无法坚持工作，于1996年4月16日来医院就诊。

患者无腰痛、无尿频、尿急、排尿痛史，无近期感冒发热史。查体见意识清，言语清晰；面色苍黄且有水肿，双眼睑尤为明显；咽（-），甲状腺不大；双肺呼吸音清，未闻及干湿性啰音；心率72次/分，律齐，心尖部第一心音略低，各瓣膜听诊区未闻杂音；腹平软，肝脾未及；双下肢皮肤粗糙，胫前可见非可凹性水肿。实验室检查，T$_3$（三碘甲状腺原氨酸）<0.5ng/ml（正常参考值0.8~2.2ng/ml），T$_4$（血清甲状腺素）<20ng/ml，FT$_3$（血清游离三碘甲状腺原氨酸）1.3pmol/L，FT$_4$（血清游离甲状腺素）2.4pmol/L，γT$_3$（血清反三碘甲状腺原氨酸）23.4ng/dl，TSH（促甲状腺激素）83.9μIU/ml；CH（血清总胆固醇）13.09mmol/L，TG（血清甘油三酯）0.58mmol/L，GLU（血清葡萄糖）5.26mmol/L；乙肝五项指标均（-）。心肌酶谱：CPK（肌酸激酶）1273.00IU/L，LDH（乳酸脱氢酶）317U/L，AST（天冬氨酸转氨酶）

117IU/L，CK-MB（肌酸激酶 MB 同工酶）62.00IU/L，α-HBDH（α-羟丁酸脱氢酶）274.20IU/L。心电图示 T II，III，aVF，V4，V5 浅倒置；心脏超声示主动脉少量返流，心包腔内有 3mm 液性区。

3. 诊断与治疗 本例患者半年多来有进行性畏寒、乏力、厌食，特别是面部及下肢非可凹性水肿，实验室检查 T_3，T_4，FT_3，FT_4，γT_3 均明显降低，TSH 明显升高，CH 升高，同时伴有心包积液及心肌损害，可以明确诊断为甲状腺功能低下。结合患者有长时间密切接触 ^{131}I 的历史，而 ^{131}I 对甲状腺具有定位性损害作用，故考虑发病与此种接触可能有密切关系，可诊断为放射性甲状腺功能减退症。

初始治疗给予甲状腺片 10mg，每日 1 次，5 天后改为 20mg，每日 1 次，服用 1 周后改为 40mg，每日 1 次，无不良反应，亦无心慌、烦躁；同时给口服肌苷 0.2g，ATP40mg，消心痛 10mg，以及维生素 B_1，维生素 B_6，维生素 C 等均为每日 3 次口服。一个月后复查，全身症状明显改善，面色接近正常，面部及眼睑水肿减轻，肺、心、肝、脾均正常。复查 T_3，T_4，FT_3，FT_4，TSH，γT_3，CH 均接近正常；心肌酶谱除 CPK 略高（140IU/L），余均恢复正常；心电图 T 波已恢复正常；心脏超声心内未见异常血流，心包腔内可见 2mm 宽线状回声区。由此可见，甲状腺功能减退症（功能低下）之诊断正确。

本例病例提示在实际工作中，只要应用放射性物质，必须注意自身的防护，否则，可能引起严重的后果。

第七节　放射性白内障

放射性白内障是指由 X 射线、γ 射线、中子及高能 β 射线等电离辐射所致的晶状体混浊。人类放射性白内障主要发生在头、面部接受放射治疗的病人中。在原子弹幸存者、反应堆事故受照者、早期从事核物理、加速器的工作者及早期从事 X 射线诊断工作人员中亦有发现。近年来，随着放射技术的快速发展和放射防护措施的不断加强，放射诊疗应用中从事 X 射线诊断和放射治疗的工作人员中鲜见有放射性白内障患者报道，但核医学和放射介入医疗过程中因受防护技术限制，国内外仍有工作人员罹患放射性白内障案例报告。

一、职业接触

事故照射、放射源或射线装置使用中防护不到位，导致眼晶状受到一定剂量的急、慢性外照射都可能致放射性白内障的发生。

二、致病机制

电离辐射可引起晶状体电解质紊乱，使晶状体水分增加，在分子水平上讲，辐射也可使谷胱甘肽酶或其他含巯基酶减少，使晶状体内水溶性蛋白质降低，醌类物质增多，促进晶状体蛋白变性。晶状体皮质中 α-晶状体蛋白的氨基甲酰化会导致晶状体蛋白的解折叠和错误折叠，从而会使晶状体蛋白聚集，蛋白质之间的交联形成高分子量聚合物，增强光线散射，使晶状体透明度下降，从而导致放射性白内障的发生。

三、临床表现

放射性白内障的特点是病变初期常在后极部后囊下出现小泡或点状混浊，并逐渐扩大，在其周围可再出现颗粒或小泡，直径达数毫米，然后发展为环状或盘状混浊并向前极部囊下和赤道发展，严重者可形成全白内障。

四、诊断与鉴别诊断

眼晶状体有一次或短时间（数日）内受到较大剂量外照射，或者长期超过晶状体年剂量限值的外照射经历，受照剂量超过 1Gy（含 1Gy），经过一定时间的潜伏期（1 年至数十年不等），在晶状体的后极后囊下皮质内出现从小的混浊点逐渐发展为具有放射性白内障的形态特点。

放射性白内障分为四期。具体诊断与鉴别诊断方法可参照《职业性放射性白内障的诊断》（GBZ 95—2014）。

五、治　疗

对诊断为放射性白内障患者，宜脱离放射线工作场所，定期检查，一般每年复查一次晶状体。如晶状体混浊所致视功能障碍影响正常生活或工作，可施行白内障摘除及人工晶体植入术。

六、预　防

避免事故性急性照射。在辐射工作区域工作时应采取有效防护措施，适当加强对眼晶体的保护。

七、案例分析

1. 病历介绍　患者，男性，54 岁，放射科主管技师，就业前身体健康，无其他有害有毒物质接触史，无外伤史，无特殊家族史，患者于 1991 年开始放射工作人员健康体检时，自觉头痛、视力减弱、记忆力减退，眼科检查发现：双眼晶体后囊后极部可见到片、楔状混浊。血象：WBC：$3.9×10^9L$，其他临床血象检验正常。患者 2002 年再一次做放射工作人员健康体检时，有视力减退，视物不清，头晕等症状，眼部检查用 0.25%托吡卡胺滴眼液散瞳，在暗室内进行裂隙灯显微镜检查结果：双眼晶体后极后囊下皮质呈楔形混浊，排列成环状，大部分呈条索状向中央延伸，其中参杂许多点状混浊，右眼颞侧上一束条索状为著，并伴有空泡。化验室检查：WBC：$5.7×10^9L$、RBC：$4.3×10^{12}L$，Hb：140g/L，RLT：$88×10^9L$。根据检查结果：随着晶体混浊程度增加，视力有所减退，可见 X 射线对眼晶体造成的损伤比较明显。

2. 职业史与剂量估算 患者于 1982—2003 年，一直在省级医院从事 X 射线工作，连续放射工龄 21 年，曾使用武汉产 200mA X 射线机 1 台作透视及特殊检查，无铅房，无个人防护（铅手套、铅围裙、铅衣），四川产 200mA X 射线机，无铅房，有个人防护；天津产 30mA X 射线机作床旁投照；日本产东芝 500mA X 射线机作透视和特殊检查，本机无隔室透视装置，工作人员直接在机旁投照，无个人防护，直到 1992 年，设计改装为隔室透视；北京产 300mAX 射线机，有铅房防护；日本产 800mA X 射线机，本机为隔室操作；西门子 50mA X 射线床旁拍片机无任何防护，患者除放射科的技术工作外还兼设备维修工作，二十年来装配 X 射线机 10 台；检修各种型号 X 射线机 100 多台，特别要强调的是患者从工作开始到现如今未配备防护铅眼镜，为此给患者造成不可以避免的 X 射线对眼晶体的照射损伤。根据患者书面的 X 射线职业照射史，用 X、γ 射线辐射剂量仪在现场模拟测量结果估算，估算眼晶体累积受照剂量达 4.77Gy。

3. 诊断 患者自述从事放射工作十几年后开始出现视力障碍，视觉模糊，强光下视野中出现数个不规则、固定不动絮状斑影。眼科检查，双眼晶体后极后囊下皮质呈楔形混浊，排列成环状，大部分呈条索状向中央延伸，其中参杂许多点状混浊，右眼颞侧上一束条索状为著，并伴有空泡。眼晶体剂量为 4.77Gy。

经综合分析，该患者被放射病诊断组确定为放射性白内障Ⅰ期。

第八节 放射性性腺疾病

性腺对电离辐射是高度敏感器官之一，在辐射事故及职业性照射条件下机体受到一次急性或长期慢性外照射，性腺受到一定剂量照射所致的性腺疾病，包括放射性不孕症及放射性闭经。根据剂量大小放射性不孕症又分为暂时性及永久性不孕症，电离辐射所致卵巢功能损伤或合并子宫内膜破坏、萎缩、停经三个月以上称为放射性闭经。

一、职业接触

一次或长期受到 X、γ 或中子等贯穿辐射是放射性性腺疾病的主要条件，属于组织反应，存在剂量阈值。详见外照射急性放射病。

二、致病机制

性腺是对电离辐射敏感的器官。男性全身或睾丸局部受一定剂量照射后电离辐射破坏生殖细胞，可使精子数显著减少，活动度降低及畸形精子增加；受照剂量越大精子数减少越明显，甚至可以引起永久性不育。电离辐射可致卵巢功能损伤或合并子宫内膜破坏、萎缩导致闭经，致妇女月经不调甚至绝经。

三、临床表现

夫妇同居 1 年以上未怀孕。受到大剂量的照射晚期男性可出现睾丸萎缩、变软，第二性征及性欲无改变，女性可出现子宫、卵巢、输卵管、阴道、乳房萎缩变小，不孕的同时引起闭经，可能影响到第二性征，出现类更年期综合征临床表现。

四、诊断与鉴别诊断

放射性性腺疾病诊断参见《职业性放射性性腺疾病诊断》（GBZ 107—2015）。

五、治　疗

1. 暂时性放射性不孕症　暂时脱离射线，加强营养，每年复查，各项检查正常后可逐渐恢复射线工作。

2. 永久性放射性不孕症应脱离射线，进行中西医结合治疗，加强营养，定期随访，每 1~2 年复查一次。

3. 男性受照在精子检查结果未恢复正常前应采取避孕措施，避免不正常的精子导致的畸形胎儿。

六、预　防

在从事职业接触放射的工作中，应严格执行放射防护的三原则，即放射实践的正当化，放射防护的最优化，个人剂量限制。

七、案例分析

1. 事件经过

1999 年 4 月 26 日 A、B、C 三人收购了经多次非法转让的 ^{60}Co 治疗机和放射源，并将铅罐中的两根不锈钢源棒（其中一个无放射源）取出，多次转换放置地点。次日下午 5 时 A 又将两根源棒卖给邻村的 D，D 将其运回家中，放在东屋床头北 113m 处。其妻儿 E、F 二人晚上 8 时上床休息，至当晚 12 时，两人先后开始出现恶心、呕吐。D 从北屋过来照顾二人，与妻儿睡在一起，1小时后也出现呕吐，至 28 日 4 时许，D 喊来赤脚医生看病，白天外出。A 等三人因在 27 日卖源棒当天晚上出现恶心等症状，于 28 日找到卖主及其合伙人询问是否有毒，合伙人让他们将不锈钢棒赶快装回铅罐。28 日下午 2 时，A、B、C3 人到 D 家将源棒取回，轮流扶、打源棒，历时 3 小时将二根不锈钢棒装入铅罐。30 日上午 10 时 A、C 到某所看病，确定为超剂量放射事故，下午 5时事故调查人员赶赴现场调查事故经过、受照人数和放射源情况。5 月 1 日某所将有关受照人员收住入院，并对其中 7 名受较大剂量照射的人员进行受照条件的调查。5 月 6 日将依据物理剂量、生物剂量和临床症状初步判断为重、中度骨髓型 ARS 的 E、F、D 三人急送往某医学应急中心救治。其余轻度放射病和过量照射人员留原所治疗。

注：本案例只针对与有放射性性腺疾病患者进行分析。

2. 临床表现及实验室检查

E 事故后通过体模拟测量卵巢剂量为 2.6Gy。照后 1 月内 B 超观察子宫、卵巢大小正常，照后第 1 年子宫、卵巢略小于正常，照后第 2 年子宫、卵巢明显缩小，照后第 3 年、5 年观察子宫、卵巢大小逐渐恢复。性激素水平测定结果提示照后 1 月内指标均正常，照后 1 年 E2、P 水平低下，照后 2~3 年 E2、P 水平显著降低，照后 5 年渐恢复。而照后 1~5 年中 FSH、LH 则一直处于高水平。

D、A、C、B 四名成年男性受照后血清睾酮均处于正常水平，照后 3 个月呈下降趋势；FSH、LH 照后 1 年时水平最高，且 D、A、C 略高于正常水平；C 照后 1 年 FSH、LH 均高于正常水平。

精液检查：4 名受照者照后 3 个月精子数明显减少或缺乏，活动率下降2%~30%，活动力不良，畸形精子率 20%~35%，表现为双头、大头、双尾、小头、无头、无尾等，照后 6 个月、1 年时均无精子，照后 2 年精子开始恢复。B 睾丸剂量 1.6Gy，照后 2 年恢复正常，其他 3 名照后 5 年尚未恢复正常。C 睾丸剂量 1.9Gy，照后 1 周精液即出现不液化，活动率降至 30%，活动力不良，照后 3 个月精子数即为 0，出现无精子时间较早。D 睾丸剂量 3.5Gy，其精子数量减少、活动率下降的程度却较 C、A 相对轻。从临床上推测，此改变除与个体敏感性不同有关外，模拟测量估算的睾丸剂量存在一定的误差。其中B 全身剂量、睾丸剂量均为最低，其生殖损伤的程度亦最小。

3. 医学随访 4 名患者中除 F 性激素水平均在正常范围内，其余 3 人均有不同程度的异常。E 受照 1 年后性激素 E2、P 水平持续低下，而 FSH、LH 一直处于较高水平。D 和 C 受照后 1 年 FSH、LH 水平明显偏高，后渐恢复至正常，D T 值受照后 12 年仍偏低。

4. 诊断　E 卵巢受照剂量为 2.6Gy，D 和 C 睾丸受照剂量分别为 3.5Gy 和 1.9Gy，均超过剂量阈值，结合受照后对他们的定期医学随访结果，均诊断为放射性不孕症。E 受照后出现长时间停经，B 超观察子宫、卵巢体积减小，性激素测定 E2、P 水平持续低下，而 FSH、LH 水平增高，临床诊断为放射性闭经。

（余新天、张素丽、代浩、顾缨缨、邱星元、

吕惠中、边寰锋、邹剑明、林伟涛）

参 考 文 献

1. 中华人民共和国卫生部. GBZ 104—2002《外照射急性放射病诊断标准》. 北京：法律出版社，2004.

2. 中华人民共和国卫生部. GBZ 105—2002《外照射慢性放射病诊断标准》. 北京：法律出版社，2004.

3. 中华人民共和国卫生部. GBZ 96—2011《内照射放射病诊断标准》. 北京：中国标准出版社，2012.

4. 中华人民共和国卫生部. GBZ 106—2016《职业性放射性皮肤损伤诊断》. 北京：中国标准出版社，2016.

5. 中华人民共和国卫生部. GBZ 101—2011《放射性甲状腺疾病诊断标准》. 北京：中国标准出版社，2012.

6. 中华人民共和国卫生部. GBZ 95—2014《职业性放射性白内障的诊断》. 北京：中国标准出版社，2014.

7. 中华人民共和国卫生部. GBZ 107—2015《职业性放射性性腺疾病诊断》. 北京：中国标准出版社，2016.

8. 孙贵范. 职业卫生与职业医学. 人民卫生出版社，2012.

9. 闵锐，李雨，潘真. 核武器及放射损伤医学防治学. 第二军医大学出版社，2008.

10. 王桂林，罗庆良，陈虎，等. 一例中度骨髓型急性放射病合并局部极重度放射性损伤病人的临床报告. 中华放射医学与防护杂志，1997，17（1）：12-18.

11. 郭晓琴，陈贵智，杨树春，等. 外照射慢性放射病一例报告. 中国辐射卫生，2003，12（1）：46.

12. 曹和赣. 放射性核素内污染二例报告. 中国核学会省市区"三核"论坛. 2006.

13. 姜梅玲，邢志伟，姜恩海，等. 1 例放射性皮肤损伤患者 15 年医学随访观察. 中国职业医学，2015，42（1）：39-42.

14. 陈石苹，彭延杰，马瑞霞. 职业性接触[131]I 出现甲状腺功能低下 1 例报告. 中国工业医学杂志，1998，11（1）：43.

15. 张小俊. 一例放射性白内障的报告. 中国辐射卫生，2006，15（3）：378-379.

第七章　光辐射所致疾病

第一节　概　　述

辐射（radiation）是指由一个物体或源发射的能量，通过一种介质或空间而被另一个物体所吸收的完整过程。这种能量的转移是以亚原子粒子或电磁波的形式发生。辐射分为电离辐射和非电离辐射，非电离辐射则包括电磁波辐射和光辐射。光辐射（light radiation），是指以电磁波形式或粒子（光子）形式传播的能量，它们可以用光学元件反射、成像或色散，这种能量及其传播过程便称之为光辐射。一般认为光辐射的波长在10nm～1mm范围内。按辐射波长及人眼的生理视觉效应将光辐射分成三部分：紫外辐射、可见光辐射和红外辐射。一般在可见到紫外波段波长用nm、在红外波段波长用mm表示，波数的单位习惯用cm^{-1}。

辐射安全已被世界卫生组织列为除水源、空气、噪声以外人类面临的四大环境安全问题之一。根据近年来的光生物学研究表明，光辐射波段是人类接触最密切的辐射波段，所以与人类健康息息相关。在照射适当的情况下，紫外光、可见光和红外光，均可对人体的生理功能产生积极的影响。但是，当照射不足或者照射过度的情况下，光辐射带来的影响要么是可以忽略的，要么就存在潜在危害，尤其对眼睛和皮肤可造成不同程度的损伤。

一、紫外辐射

紫外辐射（ultraviolet radiation，UV）是指波长范围在100～400nm的光辐射，一般把100～280nm称作C波段（短波紫外线，UV-C），具有杀菌和微弱致红斑作用，为灭菌波段；把281～315nm称作B波段（中波紫外线，UV-B），此波段具有明显的致红斑和角膜、结膜炎症效应，为红斑区；把 316~400nm 称作 A 波段（长波紫外线，UV-A），可产生光毒性和光敏性效应，为黑线区。其中 100~200nm 的紫外辐射被大气吸收，在空气中不能传播，对人类没有影响，被称为真空紫外波段，因此对人类有影响的主要辐射波段是 200~400nm 的紫外辐射。

紫外辐射与物质作用会产生多种效应，并为人们所利用。紫外辐射的频率高，光子能量大，在通过介质时能引起强烈的光化反应和光电效应，也能激发某些化合物质产生荧光。经研究发现，紫外辐射的杀菌能力是随波长变化的，杀菌的峰值在 254nm 左右，也就是说，波长在 254nm 的紫外辐射灭菌的效果最佳。此外，紫外辐射的灭菌效应在医疗保健和食品行业也得到广泛应用，最常见的是对病房中的空气、医用物品灭菌。

二、可见光和近红外光

可见光（visible light）和近红外光（near infrared）的阈限值是针对波长在 380~2526nm 的可见光和近红外辐射。其中可见光是波长在 380~780nm 范围能引起视觉的电磁波，在这个范围内的各种波长，都可凭眼睛的颜色感觉来加以区别。可见光的最重要的效应就是人们的视觉，视觉是将光能转化为电能或者神经冲动的过程，它的光化学反应就是光物理与光异构化作用；近红外是波长在 780~2526nm 范围的电磁波，即短波红外线，介于可见光和中红外光之间的电磁波，按美国试验和材料检测协会（ASTM）定义划分为近红外短波（780~1100nm）和近红外长波（1100~2526nm）两个区域。近红外光谱属于分子振动光谱的倍频和主频吸收光谱，主要是由于分子振动的非谐振性使分子振动从基态向高能级跃迁时产生的，具有较强的穿透能力，被组织吸收后可引起灼伤。

三、激　　光

激光是物质受激辐射所发出的光放大（light amplification by stimulated emission of radiation，LASER），它是一种人造的、特殊类型的非电离辐射，具有高亮度、方向性和相干性好等优异特性。激光是 20 世纪以来人类继原子能、计算机、半导体之后的又一重大发明。激光的原理早在 1916 年已被著名的美国物理学家爱因斯坦发现，但直到 1960 年激光才被首次成功制造。激光可使人们有效地利用前所未有的先进方法和手段，去获得空前的效益和成果，从而促进了生产力的发展。当前，激光行业已形成完整、成熟的产业链分布。上游主要包括激光材料及配套元器件，中游主要为各种激光器及其配套设备，下游则以激光应用产品、消费产品、仪器设备为主。

激光的应用很广泛，工业上激光用于金属和塑料部件的切割、微焊、钻孔等；军事上用于高容量通信技术、测距、瞄准、追踪、导弹制导等；科学研究方面，用于微量元素分析、等离子研究、热核工程控制，以及全息术、大气污染测定、地质测量等。医学上用于眼科的视网膜剥离修复、虹膜切除、玻璃体乳化，以及皮肤科和外科诸多领域。

当然，激光在应用的同时，对人类也可以造成一定的损害，在激光的伤害中，以对眼睛的损伤最为严重，这也与激光的波长有关，可因波长不同对眼球作用情况不同，其损伤后果也不同。目前，激光技术已经融入我们的日常生活之中了，在未来的岁月中，随着不断的开发和研究，激光会带给我们更多、更新的应用。

第二节　紫外辐射所致职业病

一、职 业 接 触

紫外辐射（ultraviolet radiation），也称紫外线（ultraviolet ray），是一种波长小于可见光的电磁波，波长范围为10nm至400nm。波长小于200nm的紫外辐射不能在空气中传播，所以实际上可导致紫外辐射效应的只涉及200nm以上紫外辐射。根据其生物效应的不同，分为近紫外线（UV-A）、中紫外线（UV-B）、远紫外线（UV-C）。其中近紫外线，波长在315nm以上，可以穿透玻璃，可以直达肌肤的真皮层，对人体具有黑斑效应，可用于矿石鉴定、舞台装饰、验钞、诱杀蚊虫等场所。中紫外线，波长在280~315nm，对人体具有红斑效应，能促进体内矿物质代谢和维生素D的形成，多用于健身美容、促植物生长等。远紫外线，波长在280nm以下，无法穿透透明玻璃、塑料，短时间照射即可灼伤皮肤、黏膜，多用于医院、餐饮、学校、家用碗柜等场所杀菌。波长越短，穿透能力越差，但对人体的皮肤、黏膜伤害能力越强。

紫外线来自各种光源，包括自然光源和人工光源。其中自然光主要是太阳光，而人工光源则多见于紫外光灯、电弧焊等。接触大量日光反射紫外线的人群主要是户外工作者，尤其是在高山、冰川、雪地、沙漠、海面等环境下工作人员。臭氧层是太阳紫外线辐射的主要吸收带，但是随着环境污染导致臭氧层的破坏，地表表面紫外线辐射将逐渐增强。夏天、正午、海拔越高等情况下紫外线指数较高；冰川、雪地对紫外线的反射强，会大大增加紫外线辐射量。接触人工光源产生的紫外线的人群主要是电焊作业及其辅助工种、其他接触紫外线辐射作业人员，医院、餐饮、学校等场所意外接触杀菌紫外线灯导致角膜结膜炎也较为常见。

短期接触大量紫外辐射可导致人体皮肤、眼局部急性损伤，长期接触则可能导致白内障、皮肤癌。目前现行我国职业病诊断标准中涉及紫外辐射的主要是职业性急性电光性眼炎（occupational acute electric ophthalmia），也称紫外线角膜结膜炎（kerato-conjunctivitis caused by ultraviolet rays）和职业性白内障（occupational cataract）。紫外辐射所致晶状体损伤改变无特异性，我国国内紫外辐射导致职业性白内障暂未见病例报道。而急性电光性眼炎则较为多见，其特点为起病急、多为群发、发生率较高、病例多、大多数预后好。除职业接触所致外，近年来由于医院、餐饮、学校等公共场所大量使用紫外线杀菌灯，意外暴露导致了多起群体性发病。本书重点介绍职业性急性电光性眼炎（紫外线角膜结膜炎）。

二、致 病 机 制

急性电光性眼炎（紫外线角膜结膜炎）主要为短期接触大量紫外辐射导致人体眼角膜结膜的局部急性损伤。这种损伤多为紫外线的光电性损害，以波长短的紫外线造成的损害较强。波长短的紫外线穿透能力差，波长在280nm以下的UV-C无法穿透大部分的透明玻璃及塑料，日光中含有的短波紫外线穿过大气层后几乎无法到达地面，因此太阳光导致眼炎只发生在特定环境的作业人员中，如高山、冰川、雪地、沙漠、海面等。而人工光源中如电焊弧光、杀菌紫外线灯等均产生大量短波紫外线，防护不当或意外接触，可在短时间内导致人体眼角膜结膜的急性损害。国内外研究表明：紫外线波长越短，穿透力愈差，眼角膜表面吸收率愈高，波长短于290nm的紫外线几乎完全被角膜组织吸收，其中角膜上皮吸收最多。Pitts（1970）证明紫外线角结膜炎的最大效应波长是270nm。我国李树贤（1987）实验证明280nm紫外线对兔角膜上皮损伤最严重。

角膜吸收大量紫外辐射，辐射可使角膜内水分子分解，产生大量自由基，造成生物大分子的损伤。其损伤机制包括：①自由基对DNA的损伤是通过碱基损伤，核糖损伤或磷酸基损伤等不同层次机制；②脂类过氧化作用与生物膜的损伤：生物膜主要由脂质和蛋白质组成，脂质中含量最多的是磷脂，在有氧条件下电离辐射水反应产生各种氧自由基和活性氧，可造成生物膜中饱和与不饱和的脂肪酸的比例失衡，改变膜的刚柔特性，增加膜的通透性，导致膜的正常生理功能下降，甚至发生结构崩解；③自由基对蛋白质的损伤：脂质的过氧化产物醛类物质，可造成蛋白质中巯基和氨基的氧化膜损伤，自由基也可直接造成蛋白质的损伤；④使角膜上皮的 Na^+-K^+-ATP 酶失活，导致细胞代谢障碍。

急性电光性眼炎角膜组织细胞损害的主要病理表现为：①当小剂量照射时，角膜组织的早期变化为细胞核的有丝分裂受到抑制；②较大剂量的照射则导致细胞核破裂：首先见到的是细胞核肿胀，继则染色质溶解，正常染色质凝集成块与核膜粘连，随后核膜破裂，染色质散布于胞浆中，最后细胞体肿胀，坏死脱落，细胞核与细胞浆产生嗜伊红反应；③角膜上皮与前弹力膜的组织黏附能力丧失，整个角膜上皮层脱落，而留下基底细胞，而角膜前弹力层及后弹力层一般无变化。结膜上皮细胞外层脱落，基底细胞退行性变，多形核细胞和浆细胞浸润，上皮下结缔组织透明样变性。

我国《角膜上皮损伤临床诊治专家共识（2016年版）》中，借助角膜荧光素染色，将角膜上皮损伤病变程度进行分级。①轻度：角膜上皮点状缺失；②中度：角膜上皮大范围缺失糜烂融合成片；③重度：角膜上皮大范围缺损或者角膜基质溃疡形成。

辐射损伤的严重程度、潜伏期的长短均决定于所吸收紫外辐射能量的总量，其影响因素很多，除波长、能量、照射时间、照射距离、照射角度以外，某些先天或后天因素也可造成影响，例如各种类型角膜上皮和基底膜营养不良、角膜神经功能异常、眼炎症等基础病变。

从紫外线暴露到角膜上皮细胞坏死脱落、出现临床症状，这是一个累积的过程，也就是急性电光性眼炎的潜伏期，也称无痛期。角膜是人体非常敏感的组织，神经纤维形成致密的神经丛，并终止于上皮细胞之间，对紫外线最为敏感的角膜上皮细胞最先出现坏死脱落，损伤达到一定程度时角膜浅层的神经末梢暴露从而引发疼痛、畏光、流泪等刺激症状及角膜知觉减退、瞳孔缩小、眼睑痉挛等。角膜上皮细胞再生能力很强，一般停止暴露后1~2天即可恢复。如果角膜基层及血管受损则不易复原，甚至导致角膜永久损伤，但在角膜神经功能正常的情况下急性电光性眼炎患者罕见角膜永久损伤者。

长波紫外线可穿透角膜，可被晶状体吸收，长期慢性暴露可致晶状体混浊甚至形成白内障。当紫外辐射照射强度很大时可有少量波长315nm以上的UV-A穿透角膜、晶状体等到达并损伤视网膜，部分激光可有此效果。人体紫外线暴露导致角膜炎时，其暴露剂量同时可导致其他暴露部位损伤，例如结膜炎、皮肤红斑、皮疹等。职业接触人群如防护不当易反复出现电光性眼炎，可出现慢性结膜炎等眼部慢性炎症，翼状胬肉的发生率也较高。

三、临床表现

急性电光性眼炎（紫外线角膜结膜炎）的临床特征为眼部受紫外线照射后经过一段潜伏期出现剧烈的眼疼痛、畏光、流泪、异物感；查体可见到上下眼睑及相邻的颜面部皮肤潮红，结膜充血或伴有球结膜水肿；放大镜或裂隙灯显微镜下见角膜上皮脱落，荧光素染色阳性。

在眼部受紫外线照射后到出现症状通常有个潜伏期，也称无痛期。潜伏期的长短决定于所吸收紫外辐射能量的总量、强度及时间。潜伏期最短的约半小时，最长不会超过 24 小时，大部分在 3~12 小时发病。职业接触人群多在下班后发病。

电光性眼炎的症状表现为眼部刺激症状，尤其是角膜、结膜刺激症状。轻症患者，仅有轻度眼部不适，如眼干、眼胀、轻度异物感及灼热感等，休息后可自行缓解。重者眼部异物感及灼热感加重，并出现剧烈眼痛、视物模糊、高度畏光、流泪、眼睑痉挛等。如无合并感染等并发症，轻症患者症状持续时间不会超过 24 小时，几乎所有患者症状持续时间不会超过 48 小时。

体格检查时可见上下眼睑及相邻的颜面部皮肤潮红，重者可见红斑，结膜充血或伴有球结膜水肿，放大镜或裂隙灯显微镜下见角膜上皮点状或片状脱落，角膜知觉减退，瞳孔痉挛性缩小，短期的视力下降等。职业接触人群长期反复的紫外线照射，电光性眼炎反复发生，可引起慢性睑缘炎和结膜炎等眼部慢性炎症，体格检查时可见结膜缺乏弹性和光泽，伴色素沉着，翼状胬肉的发生率也较高。

电光性眼炎最主要的辅助检查为角膜荧光素染色后在放大镜或裂隙灯显微镜下观察角膜上皮脱落情况，并可划分角膜上皮损伤程度。①轻度：角膜上皮点状缺失；②中度：角膜上皮大范围缺失糜烂融合成片；③重度：角膜上皮大范围缺损或者角膜基质溃疡形成。角膜上皮损伤程度分级、相应模型图及荧光素染色后裂隙灯检查示例可见图 7-1。电光性眼炎患者角膜损伤均为弥漫性、双眼对称，大部分为轻度或中度，未见重度角膜损伤报道；如无合并感染等并发症，48 小时内大部分患者角膜荧光素染色可转为阴性。前节光学相干断层扫描（anterior segment optical coherence tomography，AS-OCT）可显示角膜上皮层缺失的范围和程度，角膜共焦显微镜则可帮助判断角膜神经形态特征及分布规律。

国内相关调查报告显示电焊工中晶状体混浊的检出率多在 10% 以上，但我国国内紫外辐射导致职业性白内障暂未见病例报道，目前仍缺乏临床经验总结。一般认为紫外辐射所致晶状体损伤改变无特异性，难以鉴别老年性白内障、其他非电离放射性白内障，也难以区分紫外线为生活接触、职业接触；物理因素所致白内障主要表现在晶状体后囊下及后囊下皮质、前囊及前皮质的变性混浊。

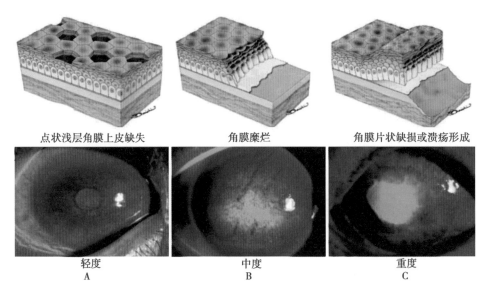

点状浅层角膜上皮缺失　　　　　角膜糜烂　　　　　角膜片状缺损或溃疡形成

轻度　　　　　　　　　中度　　　　　　　　　重度
A　　　　　　　　　　B　　　　　　　　　　C

▲ 图 7-1　角膜上皮损伤程度分级模型图及对应裂隙灯检查法观察图像

［图片出处：中华医学会眼科学分会角膜病学组，我国角膜上皮损伤临床诊治专家共识（2016 年版），中华眼科杂志 2016，52（9）：644-648.］

四、诊断与鉴别诊断

目前我国国家职业卫生标准中关于从事接触紫外线辐射的作业人员相关职业病诊断标准有两个：《职业性急性电光性眼炎（紫外线角膜结膜炎）诊断标准》（GBZ 9—2002）、《职业性白内障诊断标准》（GBZ 35—2010）。紫外辐射导致职业性白内障暂未见病例报道，目前仍缺乏临床经验总结，本书仅介绍职业性急性电光性眼炎的诊断与鉴别诊断、治疗、预防等。

根据上述诊断标准，电光性眼炎是眼部受紫外线照射所致的角膜结膜炎。电焊作业人员及所有从事接触紫外线辐射的作业人员皆可发生。职业性急性电光性眼炎的诊断原则为：根据眼部受到的紫外线照射的职业史，以双眼结膜、角膜上皮损害为主的临床表现，参考作业环境调查，综合分析，排除其他原因引起的结膜角膜上皮的损害，方可诊断。

该标准中，眼部受到紫外线照射于 24 小时内出现下列任何一项表现者，可列为观察对象：轻度眼部不适，如眼干、眼胀、异物感及灼热感等；睑裂部球结膜轻度充血；角膜上皮轻度水肿，荧光素染色阴性。有紫外线接触史，并具有下列表现者即可诊断为职业性急性电光性眼炎（紫外线角膜结膜炎）：眼部异物感、灼热感加重，并出现剧痛，畏光，流泪，眼睑痉挛；角膜上皮脱落，荧光素染色阳性，放大镜或裂隙灯显微镜下观察呈细点状染色或有相互融合的片状染色；并可见到上下眼睑及相邻的颜面部皮肤潮红；结膜充血或伴有球结膜水肿。

职业性急性电光性眼炎的诊断重点为是否有角膜损伤。有眼刺激症状、体征，但荧光素染色阴性，提示无角膜上皮损伤脱落，则考虑列为观察对象；荧光素染色阳性，提示角膜上皮脱落，才能考虑诊断。

鉴别诊断：主要与其他原因导致的结膜角膜上皮损害相鉴别。常见角膜损伤原因：外伤性角膜损伤，如酸性、碱性化学物质以及热物质等损伤角膜；感染性角膜损伤；泪膜功能异常引起的各种类型干眼症；眼部药物、佩戴角膜接触镜、手术等导致的角膜损伤等。详细询问病史，接触紫外线辐射史、眼部药物、配镜、手术史等，结合眼科检查，可予鉴别。

五、治 疗

电光性眼炎患者的治疗原则主要为暂时脱离紫外线作业，予以止痛、防止感染、减少摩擦、促进角膜上皮修复之治疗。促进角膜上皮修复可使用人工泪液、小牛血去蛋白提取物眼液或凝胶、生长因子类眼液、自体血清治疗等。眼痛难忍，必要时可予局部使用丁卡因滴眼液、眼膏等对症处理。眼部损伤严重时可予抗生素眼液防治感染。观察对象须观察病情至脱离紫外线 24 小时。

我国《角膜上皮损伤临床诊治专家共识（2016 年版）》中，根据角膜上皮损伤程度的不同，可选择不同的眼部治疗方案进行联合干预。①轻度损伤：日间局部使用人工泪液、小牛血去蛋白提取物眼液、生长因子眼液点眼，夜间使用抗生素眼膏或凝胶。②中度损伤：在轻度损伤治疗方案的基础上，夜间加用小牛血去蛋白眼用凝胶，局部可加压包扎或使用治疗性角膜接触镜。③重度损伤：自体血清点眼或小牛血去蛋白眼液或凝胶点眼；考虑手术介入，包括羊膜覆盖、临时或永久性睑裂缝合；抗生素眼液预防感染；上皮反复剥脱糜烂者可考虑准分子激光治疗性角膜切削术或角膜上皮清创术。

职业性急性电光性眼炎患者，应脱离接触紫外线作业或休息1~2天，重者可适当延长休息时间，一般不超过1周。

六、预 防

职业性急性电光性眼炎病情大多相对较轻，预后好，但发病率较高。目前患电光性眼炎的最常见工种为电焊工及其辅助工。徐岩等在电焊紫外辐射对工人危害及防护措施现况调查，对北京、广东4家大型车辆制造工厂的828名电焊工及辅工进行现况调查时发现89.6%的作业人员在最近一年内发生过电光性眼炎，每月发生电光性眼炎2.6次，晶状体混浊检出率为15.8%，与其他国内的相关报道类似。用人单位可以采用自动焊接或半自动焊接代替传统人工焊接方式，减少工人接触紫外辐射的机会。电焊车间的作业人员，如电焊工及其辅助工，应加强职业健康教育，做好自身防护，应穿戴防护面罩、护目镜、防护服以及设置焊接隔离屏障等。接触大量日光反射紫外线的人群主要是户外工作者，尤其是在高山、冰川、雪地、沙漠、海面等环境下工作人员，应调整工作时间，尽量避免在正午等光照强烈期间从事户外工作，应做好自身防护如穿戴护目镜、防护服、涂抹紫外线防护用品等。

电焊弧光所产生的紫外线辐射是致眼紫外线伤最多、最直接的原因，但是随着杀菌紫外线灯在医院、餐饮、学校、家用碗柜等场所的使用越来越普遍，由于使用不当造成的相关场所人员意外接触杀菌紫外线灯导致角膜结膜炎也较为常见，尤其是导致非职业人群如学生等群体性发病继而引发社会问题。在医院、餐饮、学校安装杀菌紫外线灯时应将开关与普通照明开关分开安装，使用明显标志予以区分，必要时紫外线灯开关应加装安全联锁装置，相关工作人员加强教育、严格管理。

七、案 例 分 析

某餐厅员工共 21 人。男性 11 人，女性 10 人，年龄 18~52 岁。

1. 职业史及职业病危害因素接触史　因某餐厅试营业，全体员工在当天下午 3 时至晚上 6 时，工作并就餐。该餐厅紫外线开关与普通照明开关连在一起，有标志，但工作人员开灯时误操作，将所有开关全部打开，共有 6 根紫外线灯管。21 名员工均被紫外线照射约 3 小时。

2. 临床表现　所有员工结束试营业后陆续发病。发病时间最短的 4 小时，最长的 8 小时。其中大部分集中在 5~6 小时。先出现眼干、眼胀、轻度异物感及灼热感等症状，部分患者眼部异物感及灼热感加重，并出现剧烈眼痛、视物模糊、畏光、流泪、眼睑痉挛等。查体：眼睑及相邻的颜面部皮肤潮红，结膜充血，伴有球结膜水肿。有 4 人症状较明显，但角膜荧光素染色提示仍为轻度角膜损伤，未达中度或重度。

3. 实验室及辅助检查　荧光素染色后裂隙灯显微镜下可见角膜散在点状或弥漫点状着色提示角膜上皮损伤。21 人 42 眼均角膜荧光素染色阳性。

4. 治疗　所有患者均已脱离紫外线；予局部冷敷以缓解疼痛、充血和不适，嘱避光、避免揉眼等。重要治疗原则为防止感染、减少摩擦、促进角膜上皮修复，眼痛明显的予止痛。交替使用玻璃酸钠滴眼液（角膜宁）、红霉素眼膏等，部分予地卡因滴眼止痛。初步处理后症状均有一定缓解，次日复查大部分患者症状减轻或消失，48 小时后均痊愈，角膜荧光素染色转阴。

5. 诊断　急性电光性眼炎。

6. 案例分析　所有员工暴露于餐厅紫外线后起病，表现先出现眼干、眼胀、轻度异物感及灼热感等症状，部分患者眼部异物感及灼热感加重，并出现剧烈眼痛、视物模糊、畏光、流泪、眼睑痉挛等。查体：眼睑及相邻的颜面部皮肤潮红，结膜充血，伴有球结膜水肿。辅助检查示 21 人 42 眼均角膜荧光素染色阳性。根据《职业性急性电光性眼炎（紫外线角膜结膜炎）诊断标准》（GBZ 9—2002）。符合急性电光性眼炎诊断。

第三节　可见光和近红外线

一、职业接触

可见光辐射又称光合有效辐射，是能产生人眼视觉响应的电磁辐射，根据人眼的视觉响应界定，不同波长可见光能产生不同视觉色彩，可根据视觉色彩将可见光划分为紫光（380～450nm）、蓝光（450～495nm）、绿光（495～570nm）、黄光（570～590nm）、橙光（590～620nm）、红光（620～780nm）等波段。对人眼视觉最灵敏的单色光是波长 550nm 附近的绿光。可见光能透过地球大气，其透射窗口也称大气光学窗口。可见光主要应用于遥感技术和通信技术。硅探测器是最常用的可见光探测器。近红外区域是人们最早发现的非可见光区域。随着新技术的开展，随着与近红外光谱仪相关的计算机学、化学计量学、近红外光谱分析学和现代电子技术的发展而逐渐成熟起来。当今近红外光谱分析已经在石油化工、制药、食品加工、农业和纺织工业等领域得到了广泛的应用。

二、致病机制

可见光均可通过角膜和晶状体达到视网膜，此为可见光的主要吸收部位。只要进入眼内光能的 5%，视网膜就有色觉。视网膜黄斑色素对可见光的吸收高峰为 450nm。视网膜对 460nm 的蓝光比对 520nm 的绿光更为敏感，蓝光可使感受蓝光区的视锥细胞发生永久性的消失，此谓"蓝光危害"。近红外线对人体的损伤主要表现在它的热辐射作用上，使用过量，会造成眼睛的光照性角膜炎、温热性光化学视网膜损伤和皮肤的红斑与灼伤。长久性的损伤包括白内障的形成、视网膜变性及皮肤老化的加速，当波长大于 1400nm 时，入射辐射几乎全部被角膜和房水吸收，造成眼睛内部损伤。这种损伤在很长时间内难以恢复，这是因为眼睛晶状细胞更新速度很慢。

三、临床表现

可见光和近红外线的危害主要包括灼伤、红斑效应、白内障等。

1. 视网膜 可见光对视网膜的致伤中，以500nm以下波长的可见光危害最大，损伤部位多在视网膜色素上皮层。典型表现为水肿、充血、出血以至于视网膜移位、穿孔，最后导致中心盲点和疤痕形成、视力急剧下降。近红外线引起的视网膜灼伤主要有两种情况，表现为高强度急性（一次性）暴露灼伤或低强度慢性累积暴露灼伤。视网膜灼伤仅限于黄斑部，轻度损伤者黄斑颜色发暗，数周内暗区减退，视力恢复。重度损伤黄斑部水肿呈灰白色，出现小出血点及渗出质。

2. 角膜 可见光和近红外线几乎全部透过角膜，可使角膜损伤。角膜表面受热是损伤的主要原因。角膜表面痛觉神经末梢对温度十分敏感，温度升高10℃就引起角膜的疼痛。

3. 晶状体 近红外线主要为晶状体所吸收而致白内障。一般经反复照射10年以上后缓慢出现。最初在晶状体后极部皮质浅层发生空泡，以后逐渐发展成点状、线状或彼此交接缠绕成不规则的格子样混浊，形如蜘蛛网，或呈盘状混浊，边界不整齐，有金色结晶样闪光；然后混浊慢慢沿轴部向内扩展一定距离，呈典型板层状排列；最后混浊发展到晶状体全部。当后极发生混浊时，在晶状体前囊下同时也发生板层分离及囊皮呈片剥脱，有时剥脱囊皮的游离端打卷而浮荡于前房水内。这种前囊膜状剥脱是热性白内障的临床典型特征，可用于作为鉴别诊断的依据。

四、诊断与鉴别诊断

根据接触史、临床表现以及眼科检查作出诊断。视网膜损伤应与其他原因所致中心性浆液性脉络膜视网膜炎、黄斑部出血、黄斑部囊性变性、黄斑裂孔等相鉴别；白内障应与起始于后极部后囊下皮质的白内障相鉴别，包括辐射性、微波性、电击性、挫伤性等白内障。

五、治 疗

口服维生素C、维生素B_1、维生素B_2、维生素E等。晶状体完全混浊者，可施行白内障摘除术，如有条件可同时行人工晶体植入术。

六、预 防

对过量可见光辐射的防护主要采用太阳镜，太阳镜减少光的辐射主要通过镜片材料的吸收或表面的反射实现。对近红外线的眼辐射防护是采用真空环境下镀反射或金属膜层，膜层最常用的金属是银、金、铝和铜。

七、案 例 分 析

患者，男性，26 岁，群众。

1. 危害因素接触史　观看核爆炸闪光。

2. 临床表现　出现视物灰暗、模糊、变形，隔 4 小时后出现双眼红痛，畏光，流泪，第 2 天双眼刺激症状减轻，但视物仍不清。查体：右眼视力 0.6，左眼视力 0.4，眼睑缘轻度潮红，角膜（－），结膜轻度充血。

3. 实验室及辅助检查　裂隙灯检查：右眼黄斑区水肿，左眼黄斑区见两圆形凝固坏死病灶，反光点外各有一蓝褐色外环和一灰暗的内环，环约 1/3PD（视盘直径），稍高于网膜，水肿较右眼明显。Amsler 表（阿姆斯勒方格表）：波状变形。

4. 治疗　经碘化钾合剂、B 族维生素治疗 4 天后，患者右眼视力 0.6，左眼视力 0.6，黄斑水肿加重，色素紊乱，中心视野见暗点，加用醋酸可的松口服治疗。第 14 天患者右眼视力 1.2，左眼视力 1.2，中心暗点较前缩小，加用高渗盐水球结膜下注射。约 3 周后患者视力及眼底渐好转，至出院时右眼视力 1.5，左眼视力 1.2，右眼中心部有少许色素沉着，左眼色素较右眼多，水肿消失，中心暗点及变视症变消失。

5. 诊断　双眼视网膜黄斑烧伤。

6. 案例分析　可见光辐射对眼部多部组织可造成损伤，本例患者主要出现视网膜黄斑损伤为主，导致中心盲点出现。经积极治疗后症状好转，中心暗点消失，但亦有病例遗留永久性暗点。治疗原则以促进水肿渗出吸收，控制炎症和减轻瘢痕形成为主，治疗效果较好。

第四节　激　　光

一、职 业 接 触

激光是在物质的原子或分子体系内，因受激辐射的光得到放大的一种特殊光源，它具有方向性强、亮度大、单色性好和相干性的特征。激光作为一种新型光源，已广泛应用于各种领域，如军事和航天事业上用于激光雷达、激光通讯、激光测距、激光制导、激光瞄准等；医学上用于眼科、外科、皮肤科、肿瘤科等多种疾病的治疗等，此外，也用于工业加工、科学研究等。现今，从事激光作业的人员与日俱增，激光器的种类也不断增多，激光所带来的损伤也不容忽视。

二、致病机制

1. 光化学效应　激光辐射的光量子由生物组织有选择地被吸收而产生光化学效应。生物大分子接受激光能后，可使蛋白质、核酸变性、酶灭活、表现为杀菌效应、经斑反应和色素沉着等现象。

2. 生物热效应　激光作用于生物体会使其局部温度升高，称为激光生物热效应。激光照射生物组织时，激光的光子作用于生物分子，分子运动加剧，与其他分子的碰撞频率增加，由光转化为分子的动能后变成热能，热能先储存在直接受照射的部分组织中，然后逐渐传给周围组织，可在几毫秒甚至更短的时间内使局部组织温度升高 200~1000℃，为此将造成蛋白质变性，生物组织表面收缩、脱水、组织内部因水分蒸发而受到破坏，造成组织凝固坏死，当局部温度急剧上升达几百摄氏度甚至上千摄氏度时，可以造成照射部分炭化或汽化。

3. 机械压力效应　激光所具有的动能可产生一定的光压。当激光辐照生物组织后，组织因产热、蒸发膨胀，温度升高的同时压力增加，使组织发生机械性破坏。

4. 电磁场效应　激光亦为电磁波，生物组织大小分子在电磁场作用下，随频率的变化而转动、颤动，以致与生物分子间直接作用产生振动、热和产生自由基等效应，从而使组织细胞水肿，造成损伤。

5. 生物学效应　激光所产生的以上几种效应间互相转化，相互作用，激光的生物学效应与其波长、强度和生物组织受照射部位对激光的反射、吸收及热传导特性等因素有关。

三、临床表现

激光对组织器官的损伤因波长不同而各异，主要损伤的靶器官是眼睛和皮肤。

（一）激光对眼睛的损害

1. 角膜　角膜上皮细胞对紫外线最为敏感，照射早期就有疼痛、畏光等不适症状，表现为急性角膜炎和结膜炎。一旦激光伤及角膜基层，形成乳白色的混浊斑，即很难恢复。

2. 晶状体　长波紫外和短波红外激光可大量被晶状体吸收。波长在 320~400nm 波段的长波紫外线，被晶状体吸收，可使之混浊导致白内障。

3. 视网膜　激光对视网膜的损伤程度，决定于激光的波长、发射角、时间、方式、曝光强度以及视网膜成像大小、视网膜和脉络膜的色素数量和瞳孔直径诸因素等。激光对视网膜的损伤典型表现为水肿、充血、出血，以至于视网膜移位、穿孔，最后导致中心盲点和疤痕形成，视力急剧下降。

（二）激光对皮肤的损害

激光对皮肤的伤害程度，取决于激光器类型、波长、强度、时间、受照面积、皮肤色素、表皮的厚度、辐照区及周围血管的分布状态。轻度的皮肤损伤表现为红斑反应和色素沉着。随着辐照剂量的增加，可出现水疱，以至于皮肤褪色、焦化、溃疡形成。遭受大功率激光辐射时，也能透过皮肤使深部器官受损。

（三）激光对神经系统的影响

强烈的激光辐照可致人体出现神经功能紊乱，可出现头疼、乏力、困倦、激动、记忆力衰退、注意力不集中、心悸等不适症状。

（四）其他影响

激光辐射还可以损伤细胞膜，影响儿童发育，造成妇女经期紊乱以及男性性功能减退等。

四、诊断与鉴别诊断

目前我国激光伤害的病例少，多系意外照射事故，以科研、教学人员为多。可根据接触史、临床表现以及眼科检查作出诊断。

五、治　疗

激光受伤的患者保持安静，并平卧，充分休息，眼睛避光保护。如有出血、渗出，采取妥善措施，促使吸收。可使用维生素、能量制剂，必要时采用糖皮质激素治疗。也可采用活血、化淤、消肿的中药治疗。

六、预　防

对激光的防护应包括激光器、工作室环境及个体防护三方面。

（一）激光器的安全措施

激光器的放置和固定需牢靠，光束应该被封闭，光学元件应该能阻挡杂散光，在实验场所安置光束隔离器，可选择安装联锁装置，并设有专人检查和维修制度。

（二）工作室环境

工作室内不得有反射、折射光束的设备、用具和物件，室内需设有排风设施，采光宜充足；对于操作区和危险带要有醒目的警告牌，无关人员禁止入内，控制人员进入激光区域。

（三）个体防护措施

严禁裸眼直视激光束，防止靶点光斑反射光伤眼。使用安全防护目镜前，须经专业人员鉴定、确认，定期测试防护效果。穿防燃工作服。工作人员就业前和在岗期间和离岗时应作健康检查，以眼睛和皮肤为重点。

<h2 align="center">七、案 例 分 析</h2>

患者，女性，30 岁，群众。

1. 危害因素接触史　右眼被蓝色激光照射。

2. 临床表现　自诉右眼眼前黑影遮挡。入院查体：视力左眼 1.0，右眼 0.04；双眼矫正视力无提高；双眼眼压和前节正常。左眼后节未见明显异常。右眼玻璃体轻度混浊，视盘色淡界清，眼底视乳头凹陷和视盘的比值（C/D）约 0.3，黄斑区可见一大小约 1/5PD 全层裂孔，透见脉络膜。

3. 实验室及辅助检查　荧光素眼底血管造影术（FFA）：右眼黄斑全层裂孔；黄斑光学相干断层扫描（OCT）：右眼黄斑中心凹神经上皮全层缺失，黄斑全层裂孔，直径 356μm，裂孔周边视网膜囊样水肿。

4. 治疗　行右眼闭合式玻璃体切割+内界膜剥除+气液交换+C_3F_8 气体注入术。术后给予营养神经、活血化淤等对症支持治疗。

5. 诊断　右眼黄斑灼烧，右眼黄斑裂孔。

6. 案例分析　激光可引起多种多样的黄斑病变并导致不可逆的中心视力降低，急性期表现为视网膜黄色斑点、出血或裂孔，损伤周边视网膜水肿；尽管部分患者视力能够自发改善，但绝大多数患者需要治疗。治疗上以营养神经、活血化淤和手术治疗为主，此例患者治疗后视力改善不明显，可能是因为激光热能损伤直接导致黄斑裂孔，即使通过手术使黄斑裂孔闭合，但中心凹处光感受器细胞和视网膜色素上皮永久缺失，因此患者视力难以改善，治疗效果不明显。

（刘移民、林毓嫱、陈育全、张程）

<h2 align="center">参 考 文 献</h2>

1. 金泰廙，王生，邬堂春，等. 现代职业卫生与职业医学. 北京：人民卫生出版社，2011.

2. 李宗勇，董庆彦. 光辐射与人类健康现代物理知识. 2004（5）：7-8.

3. 王籁兰，刚葆琪. 现代劳动卫生学. 北京：人民卫生出版社，1993.

4. 何凤生，王世俊，任引津. 中华职业医学. 北京：人民卫生出版社，1998.

5. 阎晓丽，克拉拉. 中学生群体发生电光性眼炎临床分析. 眼外伤职业眼病杂志，2006，28（9）：661-663.

6. 中华医学会眼科学分会角膜病学组. 我国角膜上皮损伤临床诊治专家共识（2016 年）. 中华眼科杂志，2016，52（9）：644-648.

7. 徐岩，宫曼漫，等. 电焊紫外辐射对工人危害及防护措施现况调查. 北京大学学报（医学版），2012，44（3）：448-453.

第八章 其他职业伤害所致疾病

第一节 概 述

职业伤害（occupational injuries）是指在生产过程中，由于外部因素直接作用而引起躯体的突发性意外损伤。而国际劳工组织（ILO）的决议中对职业伤害的定义是指由职业事故引起的任何身体伤害、疾病甚至死亡。物理因素职业伤害与法定职业病不同，常见物理因素职业伤害涉及的人群主要为青壮年，主要是没有前兆而发生物体打击、机械伤害、高处坠落、车辆伤害、电击伤害等物体以重力、机械能、热能等形式伤及人体造成的伤害事故；而职业病是劳动者在职业活动中暴露于职业病危害因素一定时间后产生的疾病。

国际劳工组织于 2002 年 5 月 24 日在日内瓦发表公报称：全球每年发生工伤事故 2.7 亿起，其中造成人员死亡的有 36 万起，大约有 1.2 万童工在这些事故中丧生。在英国和美国，用于工作相关事故的经济成本约占 GDP 的 1%。美国国家安全局统计，1997 年美国发生 380 万人次职业伤害，共造成经济损失 1300 亿美元，美国平均每天约有 16 人死于职业事故。在英国，2005—2006 年间，因雇佣工人发生职业伤害与职业病而造成经济损失达 12 亿~13 亿英镑。2002 年英国因职业事故而致死人数为 226 人，因职业事故引起重伤人数为 28426 人。加拿大每年约有 855 名从业人员死于职业事故，平均每天 2 人，到 2005 年已增至平均每天 3 人；在全球范围内，职业伤害所造成的直接经济损失相当于全球国民经济总产值的 4%。由职业事故和职业危害所造成的财产损失、赔偿、工作日损失、生产中断、培训和再培训、医疗费用等损失，约占全球国内生产总值的 4%。行业分布中，以建筑行业占的比例最高，其次是制造业。区域分布中，在生产性事故死亡人数上，亚洲占 57%，非洲占 15%，拉美与加勒比海为 8%，中东国家为 8%，东欧国家为 6%，亚洲和非洲是两个事故高发区。其中，中国（20%）和印度（13%）是两个国家所占比很大。

我国 2004 年死于工伤的人数高达 13.6 万人，其中大部分是农民工，特别是矿山开采、建筑施工、危险化学品 3 个农民工集中的行业，农民工死亡人数占总死亡人数的 80% 以上。根据我国《企业职工伤亡事故分类标准》（中华人民共和国标准 GB 6441—86）规定，机械损伤、烧伤、电击伤等为主要伤害因素。

根据受伤程度将职业伤害分为轻伤（指损失工作日低于 105 日的失能伤害）、重伤（指相当于损失工作日等于和超过 105 日的失能伤害）和死亡。失能伤害分为三类：①暂时性失能伤害，指受伤害者暂不能从事原岗位工作的伤害；②永久性部分失能伤害，指受伤害者肢体或某些器官部分发生功能不可逆丧失的伤害；③永久性全失能伤害，指除死亡外，受伤造成完全残废的伤害。

我国按照《生产安全事故报告和调查处理条例》，将安全生产事故分为一般事故、较大事故、重大事故、特别重大事故四个等级，具体判断标准如下：

（1）一般事故：指造成 3 人以下死亡，或者 10 人以下重伤（包括急性工业中毒，下同），或者 1000 万元以下的直接经济损失的事故。

（2）较大事故：指造成 3 人以上 10 人以下死亡，或者 10 人以上 50 人以下重伤，或者 1000 万元以上 5000 万元以下直接经济损失的事故。

（3）重大事故：指造成 10 人以上 30 人以下死亡，或者 50 人以上 100 人以下重伤，或者 5000 万元以上 1 亿元以下直接经济损失的事故。

（4）特别重大事故：指造成 30 人以上死亡，或者 100 人以上重伤，或者 1 亿元以上直接经济损失的事故。

其他常见的分类方法还有：

根据职业伤害受伤部位不同可分为：颅脑；眼部；鼻；面颌部；耳；口；颈部；胸部；腹部；腰部；脊柱；上肢；腕及手；下肢；踝及足。

根据职业伤害的性质进行分类：电击伤；挫伤/轧伤/压伤；倒塌压埋伤；辐射损伤；割伤/擦伤/刺伤；骨折；化学性灼伤；撕脱伤；扭伤；切断伤；冻伤；烧伤；烫伤；中暑；冲击。

根据职业伤害发生方式分类：碰撞（人撞固定物体，运动物体撞人，互撞）；撞击（落下物、飞来物）；坠落（由高处坠落平地，由平地坠入井道，坑洞）；跌倒；坍塌；淹溺；灼伤；火灾；辐射；爆炸；中毒（吸入有毒气体，皮肤吸入有毒物质，经口）；触电；接触（高低温环境，高低温物体）；掩埋；倾覆。

第二节　机械性损伤

职业性外伤不仅造成劳动者身体和精神损伤，引起暂时或永久性劳动力丧失，甚至导致死亡，给家庭、社会和国家带来不良影响，而且造成巨大的经济损失。职业性外伤亦称职业性损伤，一般指生产过程中存在的危险因素使人体组织结构受到损伤或使某些器官功能异常，并使受伤人员立即中断工作的一切伤亡。

机械性损伤（mechanical trauma）指机械性致伤因子造成人体组织结构的损伤。在职业性外伤中，机械性损伤是最常见的一种。

一、职业接触

凡在工作中可能受到外力的机械作用者均有发生机械性损伤的机会，机械制造工、采矿工、建筑工等为机械性损伤的高危人群。在我国的矿山中，以煤矿工人发生的伤亡事故较为多发；非矿山企业中，建筑施工伤亡事故屡有发生。

二、致病机制

机械性损伤一般是工作环境中机械性物质接触人体所致。从动力学角度来看，创伤的原因是动能对人体的不利作用。能量从相对较高的系统，通过直接接触或某种介质，传输到相对较低的人体生物系统，导致人体组织结构的连续性破坏。致伤物的作用强度与致伤物的重量和运动速度有关。在受伤机体方面，创伤形成的基础是组织固有的抗裂强度。取决于组织细胞间质的成分，如胶原、黏多糖、糖蛋白等。受到相同暴力作用时，抗暴强度较小的组织比强度较大者容易发生创伤。例如：在相同的打击下，皮下组织比皮肤易受伤，肌肉比肌腱易受伤，肝脏和脾脏比胃肠易受伤等。生产中使用大量的机械，如加工机械、木工机械、起重机械、厂内运输机械等。机械伤害是人们在操作或使用机械过程中，因机械故障、设计不合理或操作人员的不安全行为等原因造成人体受到强大机械能伤害，不包括车辆、起重机械引起的伤害。表现为受害人被搅、碾、挤、压，或者被弹出的物体重击。轻者为皮肉伤，重者则致残或危及生命。

三、临床表现

机械性损伤的临床表现与受伤的种类、受伤的程度和部位等有关。轻者可仅有皮肤和（或）软组织损伤，重者如颅脑外伤等则可危及生命。临床上，受伤患者除可有局部表现外，还可出现全身性反应。

1. 局部表现可出现疼痛、肿胀或淤斑，较重者可有组织器官功能障碍。如骨折、脱位致肢体不能活动，损伤性气胸致呼吸异常等。开放性损伤可有伤口和创面，并可有异物存留。

2. 全身表现可有体温升高、呼吸加快或缓慢、呼吸困难、脉搏加快或微弱、血压下降、尿量减少等。严重者出现损伤性休克，意识障碍，急性肾衰竭和多系统器官衰竭等。

四、诊断与鉴别诊断

根据受伤病史和受伤后局部组织损伤的临床表现（如疼痛、肿胀、伤口、出血、功能障碍等）以及全身性反应（如虚脱、休克、昏迷等），可以作出有损伤存在的一般诊断。进一步诊断损伤的性质，如骨折、脱位、颅内出血、内脏破裂、血气胸等，尚须依据这些损伤的症状和体征，以及血液和尿液的化验、X线、超声波、CT，MRI等特殊检查。

五、治　疗

1. 现场急救通常包括维持正常通气、伤口止血、包扎、固定和搬运等。对严重损伤者应首先抢救生命，重点对呼吸和循环的急救。如呼吸、心跳骤停，应立即采取人工呼吸和胸外按压等复苏措施。有呼吸道阻塞、活动性出血、休克时，因立即就地先行抢救。对开放性损伤的伤口，需要无菌敷料包扎，以防再污染。发生骨折时，应予固定。

2. 局部治疗

（1）闭合性损伤：对软组织挫伤和关节扭伤者，可先冷敷、后热敷，并给予外用药及物理疗法等。闭合性骨折或脱位，先复位后固定。闭合性内脏破裂、颅内出血致颅压增高者，应紧急手术。

（2）开放性损伤：可按清洁、污染和感染三类伤口分类处理。清洁伤口在清创后直接缝合，多能达到一期愈合。污染伤口需用清创术后，使之转变为清洁伤口，争取达到一期愈合。伤后超过8h且污染较重的伤口清创术后，可施行伤口缝合加引流或延期缝合。感染伤口通过换药使伤口达到二期愈合。

3. 全身治疗

（1）呼吸支持：保持呼吸道通畅，及时清除口、鼻等上呼吸道分泌物，吸入氧气；必要时施行气管插管和气管切开，进行机械通气。发生急性呼吸窘迫综合征时，应及时给予处理。

（2）循环支持：可用平衡盐液、全血、血浆和血浆代用品等补充血容量，以防治休克。危重病人应进行心电监护，及时处理各种心律失常。

（3）保护肾功能：严重损伤时应注意尿量变化，积极防治急性肾衰竭，及时纠正水、电解质和酸碱平衡失调。

（4）止痛和防治感染：疼痛较剧者，可酌情给予镇痛药；严重损伤和开放性污染或感染伤口患者应尽早使用抗生素，开放性损伤应常规使用破伤风抗毒血清（未曾作预防接种者）或类毒素（已作过预防接种者）。

（5）营养供给：能进食者可给予含丰富蛋白质、较高热量、易消化吸收的食物。不能进食者可采用完全胃肠内营养和完全胃肠外营养支持方式，提供营养。

六、预 防

1. 加强机械设备的安全管理，定期检查及维修，可有效减少不安全状态与不安全行为。

2. 提供必要的警示信息，对危险部位给予文字、声音、颜色、光等信息提示，提醒工人注意安全。

3. 安装安全防护装置，杜绝或减少机械设备在正常工作期间，或故障状态下，甚至在操作者失误情况下发生的人身或设备事故。

4. 各种操作机械人员必须经过专业培训，掌握机械设备性能的基础知识和操作技能，经考试合格持证上岗。严禁无证人员开机动设备。

5. 在上岗作业时，工人需严格按照机械设备的操作安全守则进行操作，不得违章作业。同时正确使用劳动防护用品。

七、案 例 分 析

患者，男性，26岁。

1. 危害因素接触史 机器挤压及高处坠落。

2. 临床表现 1小时前饱餐后工作中被造纸机挤压并被摔在地下（落差4m），现场有呕吐物，意识尚清，被急送来院。查体：T 35.5℃，R 25次/分，P 106次/分，BP 70/40mmHg；体质消瘦，急性病容，呼之能醒，面色苍白，大汗淋漓，四肢厥冷，口周有呕吐物，右侧下颌部肿胀，触之有骨擦感，颈无抵抗，胸廓对称，呼吸活动度减弱，叩清音，两肺呼吸音减弱，心脏检查无异常，腹部平坦，无肠型及蠕动波，全腹压痛无反跳痛，无移动性浊音，右侧骨盆明显压痛，双大腿、右小腿明显肿胀畸形，反常活动，骨擦感。

3. 实验室及辅助检查 腹部B超：肝脏被膜不光滑，肝肾夹角有积液。胸片：右侧气胸，肺组织压缩40%，伴胸腔积液，左侧第六肋骨骨折，左侧胸腔积液伴肺挫伤。X线提示：下颌骨、右侧髂骨、双侧耻骨上下肢、右侧肱骨、双侧股骨、右侧胫腓骨都存在骨折。

4. 治疗　紧急建立静脉通路，扩容、补液、输血，1.5h 后，BP 110/60mmHg，无尿，腹部 B 超：肝脏被膜不光滑，肝肾夹角有积液，拟诊肝破裂。逆行膀胱注入 0.9% 氯化钠注射液，发现膀胱破裂。急诊行剖腹探查术，术中证实膀胱底部一长 12cm 裂口，肝脏前面有一长 5cm 裂口，予以缝合处理，安返病房。

术后 12h，患者逐渐出现呼吸困难，并进行性加重，血氧饱和度下降。两肺听诊：左肺呼吸音减弱，右肺无呼吸音。胸片：右侧气胸，肺组织压缩 40%，伴胸腔积液，左侧第六肋骨骨折，左侧胸腔积液伴肺挫伤。行胸腔诊穿，右侧穿出深褐色浑浊液体，左侧为血性液体。急行右侧锁骨中线第二肋间、腋中线第六肋间胸腔闭式引流术，左侧腋中线第六肋间胸腔闭式引流术，当时右侧引出液体 700ml，左侧引出 900ml，呼吸困难缓解。

术后 24h，患者再次出现呼吸困难，咳粉红色泡沫样痰和痰中带血，血氧饱和度下降，两肺听诊呼吸音均减弱。胸片：两肺均存在不同程度的实变，提示两肺挫伤。经吸痰和面罩加压给氧无缓解，急行气管切开术，清除口腔及气管内分泌物，予以机械通气，并辅以呼气末正压通气，及时清除痰液，保持呼吸道通畅，病情逐渐好转，3 天后停呼吸机，患者生命体征平稳。

伤后第 5 天，进食水后，右侧闭式引流管引流液出现混浊加重，左侧无变化，服亚甲蓝后，从引流管中流出，证实食管破裂，存在食管胸膜瘘。造影显示食管瘘在食管入膈肌处，因时间较长，无手术机会，行保守治疗。此间 X 线提示：下颌骨、右侧髂骨、双侧耻骨上下肢、右侧肱骨、双侧股骨、右侧胫腓骨都存在骨折，暂且给予简单固定或牵引处理。此后，给予禁食水，每天 2 次胸腔灌洗，抗感染，维持电解质平衡。为保证营养充足，伤后第 7 天应用肠外营养，2 周后透视下置胃管进入十二指肠，改用肠内营养乳剂，5 周行左股骨干切开复位内固定术，7 周行右股骨干、右胫腓骨切开复位内固定术，十周食管胸膜瘘闭合，进流食。十二周患者痊愈出院。

5. 诊断　重度挤压伤，创伤性休克，多发骨折，肝破裂，膀胱破裂，气胸，胸腔积液，两肺挫伤，食管破裂。

6. 案例分析　患者餐后被滚动的机器挤压，此时膀胱充盈，猛烈的挤压造成膀胱破裂；右侧胸部受力较重，出现肋骨骨折，造成肝脏的破裂；饱餐后胃胀满，瞬间外力使呼吸屏蔽，食管上端闭锁，来自胃内的压力向食管传导，应力集中到食管下端，造成食管下端破裂形成食管胸膜瘘。一般患者，食管下端破裂，患者首先表现胸背部疼痛，易引起医生的警觉。本病例当时病情危重，处于休克状态，只注重了胸腹及四肢的挤压情况，数天后患者进食后才发现，提示我们今后工作中遇到饱餐后腹部受到挤压的患者，应早期警惕食管破裂的可能。

双肺重度挫伤造成创伤性湿肺，胸腔及肺泡都出现大量的渗出液，严重影响气体交换功能，如不及时采取措施，患者会"窒息"死亡。早期行气管切开打开气道，并辅以呼气末正压通气给氧，使外来的机械压力大于组织间隙的渗透压力，可减少创伤和炎性渗出，及时清除分泌物，保持呼吸道通畅是改善通气的关键。

肠外营养及肠内营养是保障患者救治成功的基础。为保证水电解质的平衡及营养支持，前两周我们实施了肠外营养，后在透视下成功将胃管置入十二指肠内，实施肠内营养，维持了原消化道内环境，避免了空肠造瘘术，减轻了患者的痛苦。

第三节　烧　　伤

一、职业接触

根据近代医学的研究，引起烧伤的原因可概括为热力、化学物质、电流及放射线四类，由其引起的损伤分别称为热力烧伤、化学烧伤、电烧伤和放射烧伤。其中最多见者为热力烧伤。本节重点讨论热力因素所致的烧伤。高温的气体、液体和固体接触人体均可引起热力烧伤，例如：①火焰。②热液体，如沸水、沸油、钢水等。③热气体，如蒸气、热空气等。④热固体，如炽热金属、热炉灰等。⑤激光，皮肤受到激光照射后，由于吸收了激光的能量，使被照射处温度升高而发生烧伤。平时可见于医用激光在超过安全阈值的情况下出现热损伤；战时见于激光武器损伤。在以上热力烧伤的成因中，习惯上将火焰所致的损伤称为烧伤（burn），将沸水所致的损伤称为烫伤（scald）。

二、致病机制和临床表现

热力烧伤的热能不仅对局部组织造成损伤，对全身亦可引起不同程度的损害。现分述如下：

（一）热能对局部组织的损伤

在热能的作用下，烧伤区组织、细胞可发生不同程度的形态、功能和代谢的变化。皮肤在受到热力作用后，其损伤的程度因热源的强度和接触皮肤的时间而异。一般认为，造成正常人体皮肤烧伤的温度阈为45℃，热能愈高，作用时间愈长，组织损伤亦愈重。主要表现为：表皮轻度损伤时角质层疏松呈分层状，表皮细胞及细胞核肿胀，这可能是由于质膜与核膜的脂蛋白损伤，使其通透性发生改变，水进入细胞及细胞核内所致。稍重者呈渐进性坏死。更重者则呈凝固性坏死。真皮胶原纤维常凝固呈束状或融合成片，呈嗜双色性（即带点嗜碱性），其嗜酸性染色性能则减退。毛囊扭曲，周围上皮细胞坏死，有时形成缺口或裂隙，汗腺管腔消失，变为无腔的上皮圆柱。皮脂腺可破裂。血管内皮肿胀、变性，排列疏松而致血管内血栓形成及血管通透性水肿、渗出性出血。

高热对呼吸道黏膜亦可造成直接损伤，损伤的程度取决于吸入空气的温度和持续时间。轻者黏膜上皮细胞变性，重者发生凝固性坏死。通常湿热空气比干热空气的损伤作用严重，尤易发生下呼吸道和肺的损伤，这是因为蒸气所含的热能远比干热空气所含的热能为高。同样，速度很快的火焰比静止火焰厉害。在核战争中，由于吸入光辐射高温热气流导致肺和气道的热性损伤，大量患者可能发生呼吸道烧伤，并在短时间内甚至在救治前大批死亡。

上述细胞损伤的原理因致伤热源的强度而异。细胞脂类在45℃即有细胞物理性状的改变，因而推测此时热对细胞的作用是损伤细胞表面的脂蛋白膜；但较高温度的烧伤，细胞的损伤不限于质膜的脂蛋白结构；高热可使细胞内蛋白质变性、凝固，导致细胞坏死、炭化，亦可抑制细胞内酶的活性而影响细胞的活力。

（二）热能对全身损害

热能除对局部组织造成损伤外，还可引起全身性损害。例如，吸入蒸气时，主动脉内血液温度可增高 $8.8 \sim 12.6$ ℃，且上升迅速、下降缓慢，引起比皮肤烧伤更广泛、更严重的溶血，毛细血管通透性增高，肺泡壁毛细血管破裂，出血及显著水肿而致血液循环障碍和内脏损害，高强度的热能甚至可将血流的温度提高到足以对心、脑产生直接的热效应而导致死亡。

三、诊断与鉴别诊断

根据皮肤接触以沸水、火焰、燃烧的煤和汽油、沸液、蒸气等热力因素后所产生的急性皮肤损害，如红斑、水疱、焦痂等即可诊断。最常用的分类法是根据损伤的面积和深度。我国通常采用新九分法评估烧伤面积（见表8-1），而烧伤深度采用三度四分法（见表8-2）。烧伤的深度通常是通过体检确定，由于单次检查可能很难精确地确定烧伤深度，因此几天后进行重复检查可能是必要的。

分级标准

1. 轻度灼伤 具备以下任何一项者：

1）1%以上的Ⅰ度灼伤。

2）10%以下的Ⅱ度灼伤。

2. 中度灼伤 具备以下任何一项者：

1）10%~30%的Ⅱ度灼伤。

2）Ⅲ度及Ⅲ度以上灼伤总面积在10%以下。

3. 重度灼伤　具备以下任何一项者：

1）Ⅱ度及Ⅱ度以上灼伤总面积>30%且<50%。

2）Ⅲ度及Ⅲ度以上灼伤总面积在10%~20%。

4. 特重度灼伤　具备以下任何一项者：

1）Ⅱ度及Ⅱ度以上灼伤总面积在50%以上。

2）Ⅲ度及Ⅲ度以上灼伤总面积在20%以上。

表8-1　新九分法

部位	面积%
头颈	9（1×9）
双上肢	18（2×9）
躯干	27（3×9）包括会阴
双下肢	46（5×9+1）

表8-2　三度四分法

Ⅰ度	表皮层	红斑，轻度红、肿、痛、热，感觉过敏，无水疱、干燥
浅Ⅱ度	真皮浅层	剧痛，感觉过敏，水疱形成，水疱壁薄，基底潮红、明显水肿
深Ⅱ度	真皮深层	可有或无水疱，撕去表皮见基底潮湿、苍白，上有出血点，水肿明显，痛觉迟钝。数日后如无感染可出现网状栓塞血管
Ⅲ度	全层皮肤，累及皮下组织或更深	皮革样，蜡白或焦黄炭化，感觉消失，干燥，痂下水肿，可出现树枝状静脉栓塞

四、治　疗

烧伤严重程度与致伤物作用于机体的时间密切相关，时间越长，烧伤越深，因此，现场抢救要争取时间迅速脱离致伤源，有效的现场救护是可以使伤情减轻的。火焰烧伤衣服着火，应迅速脱去燃烧的衣服，或就地卧倒打滚压灭火焰，或以水浇，或用衣、被等物扑盖灭火。切忌站立喊叫或奔跑呼救，以防增加头面部及呼吸道损伤。热液烫伤应立即将被热液浸湿的衣服脱去。热力烧伤后立即用冷水或冰水湿敷或浸泡伤区，可以减轻烧伤创面深度，并有止痛效果。患者脱离现场后，应注意对烧伤创面的保护，防止再次污染。可用就近可得的医疗器材，如纱布敷料、三角巾、中单或用清洁被单、衣服等进行简单包扎。在现场对烧伤创面简单处理时，应初步估计烧伤面积和深度。除很小面积的浅度烧伤外，创面不可涂有颜色的药物（如汞溴红、甲紫等），以免影响后续治疗中对烧伤创面深度的判断和清创。对Ⅱ度烧伤的水疱一般不予清除，大水疱仅作低位剪破引流，保留水疱皮的完整性，它是Ⅱ度烧伤创面很好的保护膜。

烧伤患者伤后多有不同程度的疼痛和躁动，应适当地镇静止痛。对轻度患者可口服止痛片或肌注哌替啶、吗啡等。大面积烧伤患者由于伤后渗出、组织水肿，肌注药物吸收较差，多采用药物稀释后静脉用药，药物多选用哌替啶或与异丙嗪合用。应慎用或不用氯丙嗪，因该药用后使心率加快，影响休克期复苏的病情判断，且有扩血管作用，在血容量未补足时，易发生休克。

烧伤患者在伤后2天内，由于毛细血管渗出加剧，导致血容量不足。其严重程度与伤后时间、烧伤严重程度密切相关。烧伤面积小，发生血容量不足的程度轻，且可自身代偿；当烧伤面积大至一定程度，机体代偿失调时，患者发生低血容量性休克。轻者口服含盐饮料可以防治，重者则需静脉补液，并尽快送到就近的烧伤中心救治。

五、预　　防

1. 加强安全教育，增强安全意识，严格企业管理，落实规章制度。对职工要强化安全教育，严格遵守规章制度，杜绝违章操作。对违章指挥、违章作业者要追究责任，严格考核。发生事故后，要认真分析事故原因，从中汲取经验教训。

2. 加快技术改造，提高设备及生产工艺水平。先进的生产设备及工艺，可以提高自动化水平，减少工人直接接触高温、高压等危险因子的机会，能有效降低工业烧伤的发生率。加强设备检修维护，保障设备安全运行，避免设备事故造成的人身伤害。

3. 加强劳动保护，普及急救知识。对各工种工人要按要求配置劳保用品，工作时必须穿戴隔热、绝缘的衣帽、手套和鞋。工种现场要有必要的防护措施。避免工人疲劳带病上岗。普及烧伤急救知识，一旦发生烧伤事故，立即展开自救、互救，通过迅速正确灭火、冷水降温、保护烧伤创面等现场急救措施，减轻损伤程度，为治疗创造有利条件。

六、案　例　分　析

患者，男性，18岁。

1. 危害因素接触史　高压乙炔火焰烧伤。

2. 临床表现　右手被高压乙炔火焰烧伤后5小时伴右手背及前臂背侧皮

下积气 4 小时入院。查体：患者意识清楚，生命体征正常。右手掌侧及背侧约有 1%烧伤创面，表皮已烧焦，基底以红白相间为主，周缘红润，有少量渗出。第 3 掌指关节掌侧有一直径约 1cm 创口，创周组织烧焦炭化，内有鲜血喷出；第 3 掌指关节处指浅屈肌腱部分苍白外露。右手背及前臂背侧皮下积气。右中指两侧、无名指桡侧、示指尺侧感觉缺失且血管搏动消失，右中指末梢血运差。右手背及前臂挠背侧触之有握雪感。

3. 实验室及辅助检查　彩色超声多普勒检查提示：右中指两侧、无名指桡侧、示指尺侧固有动脉无血流通过。

4. 治疗　于伤后第 3 天行右手掌侧扩创及坏死组织和异物清除术。术中见盲腔范围自第 3 掌指关节掌侧沿第 3 掌骨头两侧通向背侧。切除创周炭化坏死组织，沿中指浅屈肌腱向近端切开掌腱膜约 3cm，见其下有大量细沙样黑色颗粒，第 3 掌骨两侧指掌侧总动、静脉及神经断裂缺损，第 3 指浅屈肌腱部分损伤，第 2，3 蚓状肌和第 1，2 骨间掌侧肌以及第 2，3 骨间背侧肌部分坏死。清除坏死组织及异物后，用周围软组织覆盖创口。为预防中指缺血坏死，未行手背侧及前臂扩创。伤后 10 天，右手背出现面积为 0.5cm×0.5cm～3.0cm×2.5cm 共 4 处皮肤干性坏死。伤后 16 天换药时清除此 4 处坏死皮肤，最大一处创面位于第 3 掌指关节背侧，右中指血运尚可。于伤后 18 天再次行右手背及前臂清创，术中见深筋膜下盲腔延及整个手掌背侧，大部分深筋膜坏死，2～5 指指伸肌腱部分坏死，大部分坏死组织已开始分离，其下肉芽组织形成。右手背及前臂浅筋膜下盲腔范围为掌指关节至前臂后中 1/3 处，脂肪组织出现薄层坏死，呈深黄色，质硬，尚未液化。深、浅筋膜下形成的 2 层盲腔腔壁布满异物颗粒。清除坏死脂肪组织、深筋膜、肌腱及异物，严密止血，充分冲洗，无张力逐层缝合可缝合的深筋膜及皮肤，皮肤缺损处行自体游离皮片移植。伤后第 5 周，患者伤口愈合，创面完全封闭。

5. 诊断　高压气体火焰烧伤。

6. 案例分析　该类烧伤发生于金属切割过程中，因操作不当或割把故障或其他原因，导致高压（0.2～0.4MPa）进入高压（0.15MPa）乙炔或丙烷导管，气体混合引起爆炸，瞬间喷射火焰导致人体烧伤。该火焰具有温度高（中心温度可达 3000℃）、速度快、方向性强、压强大、作用时间短等特点。损伤程度及特点因火焰作用的方向及时间不同而各异。高压火焰穿透衣物，遇皮肤阻力向四周扩散导致皮肤烧伤；穿透皮肤及皮下组织后，沿皮下疏松组织扩散造成皮下气肿及深筋膜烧伤；穿透深筋膜后，沿肌间隙扩散导致肌间隙肌深筋膜和肌肉组织烧伤，严重者可造成神经、血管以及骨关节损伤。因此，该类烧伤具有多层性特点，以入口为中心向四周扩散，除创口周围有一定面积的皮肤烧伤外，还合并不同层面的皮下和（或）深筋膜下气肿、异物分布。气肿范围往往大于皮肤烧伤面积，且与皮肤烧伤创面的长轴方向基本一致。各层损伤的程度由入口至远端逐渐减轻。盲腔内异物多为氧化的金属颗粒、炭化的衣物以及残存烟雾等。

此类烧伤应在发生感染前及早清创，及时封闭创面。遇特殊情况如感染、组织损伤严重及异物难以一次性清除，或清创过重造成远端缺血坏死等，切勿急于求成，应分次手术封闭创面。如有血管损伤，术中要予以修复，以防术后血管破裂出血。应保护好重要神经的连续性，以便神经功能得以恢复；对已断裂神经，早期暂不行Ⅰ期修复，待伤口愈合 1~3 个月后，再次手术吻合神经或行神经移植。注意预防厌氧菌感染，联合应用敏感抗菌药物。合并深筋膜缺损及肌肉损伤者，应早期行功能训练，预防肌肉组织粘连。

第四节　电　击　伤

电击伤是指人体与电源直接接触后电流进入人体，造成机体组织损伤和功能障碍，电击伤可分为"电击"与"电伤"两部分。所谓电击，是指电流通过人体内部，破坏人的心脏、呼吸系统与神经系统的正常功能，严重时将危及生命；而电伤则是指由电流的热效应、化学效应或机械效应对人体造成的伤害。

一、职　业　接　触

电工、高压电器操作人员、建筑行业的金属结构工、发电厂工作人员和维修工为电损伤的高危人群。美国 2006 年的统计数据显示，电击每年导致约 500~1000 人死亡，占到烧伤科住院人数的 3%~5%。在建筑业中，电击伤亡事故仅次于"高处坠落"，居第 2 位。其类型主要包括：高压电、低压电、使用手持电动工具触电、雷击等环境因素导致的电击。长期以来，煤矿井下机电事故的死亡人数也居高不下，从近期的统计数据看，煤矿井下机电事故的死亡人数就占煤矿事故死亡总数的 1.5%，而从各种典型案例分析得出结论，触电事故在机电事故中所占比例最高。触电事故是煤矿井上、井下都较易发生的事故，尤其突出的是在煤矿井下。

二、致　病　机　制

电击伤的病因是电。人体为导电体，接触电流后，即成为电路的一部分。电流通过入口迅速向体内邻近组织扩散导电，电流可致细胞内外离子平衡失调，并产生电流、电渗、电热等反应，从而导致组织器官损害。电击伤的程度取决于电流的性质、强度、频率、电压、接触部位的电阻、接触时间以及电流在体内的径路等。

1. 电流的性质和频率　交流电所引起损伤比直流电严重，人体对交流电耐受性比直流电差。高压直流电会引起单块肌肉收缩，使触电者迅速弹开，所以触电时间较短。相反交流电要 3 倍危险于直流电，因为交流电可引起肌肉强直性收缩，更使人体触电后不易摆脱。当手接触到电流时，手臂屈肌收缩，使得触电者紧握电流，延长了触电时间。人体对 15～50Hz 的低频交流电耐受力最差，其中 50～60Hz 的 110～220V 交流电对心脏有很强的作用，易引起心室颤动而立即死亡。

2. 电流的强度　电流强度不同，对人体损伤的结果差异很大（见表 8-3）。通过人体的电流越强，对人体造成的影响亦越大。根据焦耳-楞次定律：$Q = 0.241I^2Rt$ [Q 为热量（cal），I 为电流强度，R 为组织电阻，t 为接触电流时间]。即热量的产生与电流强度、组织电阻及接触电流时间成正比。

表 8-3　不同强度电流对人体的损伤

生理效应	电流（mA）
刺痛感	1～4
放开电流-儿童	3～4
放开电流-女性	6～8
放开电流-男性	7～9
骨骼肌抽搐	16～20
呼吸肌麻痹	20～50
心室颤动	50～120

3. 电压的高低　电压越高，电能越大，致伤的可能性也越大。根据欧姆定律：电流=电压/电阻，电压越高，流经人体的电流量也越大，机体受到的损害亦越严重。36V 以下是安全电压；220V 电压可造成心室颤动；1000V 以上电流可使呼吸中枢麻痹而致死；220～1000V 之间的致死原因则两者兼有。高电压尚可使脑组织出现点状出血、水肿软化。

4. 触电部位电阻　在一定的电压下，进入机体的电流强度与触电部位的电阻成反比。人体各组织的电阻按大小依次为骨、脂肪、皮肤、肌腱、肌肉、神经、血管、血液、淋巴液和脑脊液。在上述各组织中，各种不同成分的电阻亦不相同，如皮肤的电阻主要集中在角质层，手胼胝的电阻可达 100 万 Ω。各组织含水量及血流量不同时，电阻也会有很大变化。如干燥的皮肤电阻可达 10 万 Ω/cm^2；潮湿皮肤的电阻则大大下降，为 2 万～3 万 Ω/cm^2，甚至为 1000Ω/cm^2。皮肤和电极紧密接触时，电阻亦可下降到 1000Ω/cm^2 以下。皮肤和接触的电极面积的大小、通过电流的种类对电流的阻力也有重要影响。1cm² 手指皮肤对直流电电阻为 500000Ω，而对交流电电阻则为 15000Ω。15cm² 皮肤对直流电电阻为 6000Ω，对交流电电阻则为 2000Ω。身体各组织的电阻和其他导体一样，随着温度的变化而有所改变，即温度升高后电阻相应升高。另外，各活组织的电阻随着血流的通过而改变，并随着电压的升高而降低。

5. 触电时间　电流对人体的损害程度与电源接触时间的长短有关。通电时间越长，对机体造成的损害越严重。在高压电路中，一般都有自动开关及断电等保护装置，当发生短路时即会自动断电。如 10kV 电路，自动断电时限不会超过 0.5 秒。所以，实际上人体触电受伤时真正触电时间均以秒计算。触电时间不足 25 毫秒，不引起电击伤。高压电流通过人体时间小于 0.1 秒，不至于引起死亡，超过 1 秒，可能导致死亡。

6. 电流的热效应　人体触电后，在电流的"入口"和"出口"处最明显的损伤是高温引起的烧伤，尤其是高压电引起的组织烧伤最严重，其中大部分为高压放电产生电弧，局部温度可达 3000℃ 以上，组织瞬间炭化。引起电烧伤的理论，最经典的是根据焦耳-楞次定律解释电流通过组织产热，前面已经述及。一般活细跑在 60℃ 时持续 1 秒即可发生蛋白质变性而死亡。血管电阻低，极易被电热灼伤，使局部血管壁发生变性和血栓形成。血管损伤和血栓形成是引起局部组织进行性坏死和继发出血的重要原因之一。

7. 电流通过人体途径　在人体触电过程中，身体各组织并不像金属导体紧密连接在电路中，而是电流必须首先克服皮肤的电阻，才有电流通过其他组织，这些组织形成互相并无严格绝缘关系、串联和并联混杂的电路。在这种情况下，电流通过身体的途径不仅仅取决于各种组织的电阻，而且和身体形成电路时的最高电位（入口）和最低电位（出口）之间的位置，以及身体是否还接触其他低电位的导体有关。过去曾认为，电流在人体内呈直线最短距离的传导或取电阻最小途径通过。实际上，电流通过人体的实际途径难以捉摸。根据电流在机体传导途径中引起的肌肉收缩、神经传导功能障碍（如心脏电传导系统紊乱、周围神经麻痹等），可判定电流的通过途径。凡电流通过心、脑等重要脏器往往有生命危险。

三、临床表现

1. 全身表现　全身损伤又称电击伤。轻者仅出现惊恐、四肢软弱、面色苍白、头晕、心悸等；重者出现休克、心室颤动或呼吸、心跳骤停。

2. 局部表现　主要表现为电接触烧伤。常有入口和出口两个伤面，入口往往比出口严重。皮肤烧伤面积不大，多呈椭圆形，但实际破坏较深、较广，可达肌肉、骨骼或内脏。创面早期呈灰黄色或焦黄色，中心稍下陷，严重者组织炭化、凝固。早期从外表难以确定损伤范围和严重程度。24~48 小时后，周围组织开始发红、肿胀，炎症反应和深部组织水肿较一般烧伤为重。伤后 1 周左右开始逐渐出现组织坏死，继发性出血、感染等。重者出现成群肌肉坏死、骨骼破坏和肢体坏死。除电接触烧伤外，也可因电弧或电火花引起烧伤。

3. 并发症和后遗症　触电时肢体急剧抽搐可造成骨折和脱位；因为意识丧失或肌肉收缩被弹离电源，导致跌倒或高处坠落，可伴有脑外伤、胸、腹部外伤等复合伤；局部组织烧伤可致继发感染；肢体组织大块坏死，血管损伤和血栓形成，可影响肢体血液循环，造成肢体坏死；组织大量坏死和肌红蛋白血症，可引起高血钾和急性肾衰竭。电休克恢复后，病人短期内尚有头晕、心悸、耳鸣、听觉和视力障碍等，多能自行恢复。枕叶与颞叶的永久性损害可致失明或耳聋的后遗症。电流通过头部者，可发生白内障，靠近电击部位一侧的眼睛更易患白内障。电击伤会导致患者不同程度的心肌损害，其心肌损伤多是可逆的，部分重型患者血清心肌酶难以恢复，甚至会发生急性心肌梗死。神经心理方面的后遗症也很常见，包括行为改变，注意力下降等。一些在触电之前没有人格和情绪方面障碍的人在电击后出现了易怒、沮丧、愤怒、攻击行为等。电流入口常见的是永久性的周围神经损伤，如单神经元病和多发神经元病。另外电击后的疼痛后遗症也很常见，常采用对症治疗，疗效并不满意，早期积极进行心理干预，可取得满意效果。

四、诊断与鉴别诊断

根据患者工作现场触电史和临床表现，常可明确诊断。要注意问清触电史，是高压电击伤还是低压电击伤，电击伤的部位（入口、出口）、范围等。鉴别诊断的要点是排除心源性和其他疾病引起的心脏骤停和呼吸停止。需要强调指出的是，对触电者一定要做到诊断和抢救同时进行，一边抢救一边继续检查。切忌不必要的过多检查而耽误治疗时机。

五、治　疗

1. 发现触电患者后，立即切断电源或用绝缘物体将患者与电源分离再行施救。如发现病人呼吸、心跳停止应立即进行心肺复苏。对于呼吸、心跳停止时间较长的病人也要尽最大努力抢救，要有超长 CPR 的准备。

2. 尽早诊断、抢救致命并发症，如骨折、颅脑外伤、腹部闭合性损伤等短时间可致死性的合并伤。

3. 对于轻症患者，严密观察下卧床休息数日一般即可恢复。及时发现并纠正心律失常、水、电解质和酸碱失衡。

4. 组织大量坏死者宜增加补液量以防治休克，同时用适量的碱性溶液和渗透性利尿剂防止急性肾衰竭。

5. 常规注射破伤风抗毒血清，及早选用有效抗生素，尤其注意防治厌氧菌感染。

6. 局部处理一般采用暴露疗法，同一般烧伤。肢体水肿较重者，尽早进行筋膜腔切开减压，以防肢体坏死。电接触烧伤应尽早切除坏死组织，若情况允许，可采用一次性切除植皮，切除范围尽可能彻底。视创面情况进行自体游离植皮或皮瓣植皮。应用负压封闭引流创面可明显提高植皮皮片成活率。

7. 肢体全部坏死或严重感染需要截肢者不宜过于保守，坏死组织需要彻底切除，以免术后导致感染或出血而再次截肢。

8. 高压氧治疗对生命体征稳定的患者越早实施越好，特别是在脑水肿发生前进行高压氧治疗，可改善脑组织供氧，促进脑功能恢复，减少后遗症。

六、预　防

大力宣传安全用电，严格执行安全操作规程和安全用电制度。普及触电的抢救方法，增强民众自救互救意识。电器设备的安装和使用，必须符合国家标准，并应定期检查和维修，避免带电作业。高压电流周围应配置防护栅栏，并要有明显的警示标志。

七、案例分析

患者，男性，41 岁。

1. 危害因素接触史　1 小时前工作时被 220 伏的工业用电击伤。

2. 临床表现　双肩部疼痛、肿胀伴活动受限，无跌倒，无昏迷，无呼吸困难。查体：双肩部肿胀，双侧均无方肩畸形，触诊肩关节盂无明确空虚感，双肩各向活动度均明显受限，Dugas 征不配合，未行特殊检查及处理。2 小时后双上臂至肘部后方出现紫色淤斑，1 周后双肩活动仍受限，无方肩畸形，查 Dugas 征阳性。

3. 实验室及辅助检查　肩部 X 线检查，结果见双肩关节前脱位（喙突下脱位）伴双侧肱骨大结节撕脱性骨折（见图 8-1）。进一步行 MR 检查，除见上述变化外，还伴有局部肌肉、软组织水肿，关节囊撕裂，肩袖局限性撕裂。

4. 治疗　手法复位，复位后复查 X 线片显示脱位的肱骨头已复位，但撕脱的肱骨大结节复位不满意，为早期恢复关节的功能，行双侧肩关节切开肱骨大结节复位内固定术（见图 8-2），术后随访至 3 个月，双侧肩关节功能恢复良好。

5. 诊断　电击伤、双肩脱位伴肱骨大结节骨折。

6. 案例分析　电击伤可引起骨骼肌的剧烈收缩，是导致肢体骨折或关节脱位的原因。电击的瞬间肌肉猛烈收缩，相当于在极短的时间内骨骼肌止点部位承受了极大的拉力，与间接的暴力作用方式不同，这种损伤源于电流的传导，往往患者未来不及反应，损伤就已经发生了，在受伤的瞬间甚至未感到疼痛，受伤之后信号传入中枢神经，才出现疼痛的感觉。本例患者自始至终神志清醒，否认有跌倒及撞伤等继发性损伤，这一点影响了医师的判断。因此对于此类意识清醒的患者，应根据其症状和体征，重点检查功能受限的肢体，同时重视影像学检查。此类延误诊虽然没有生命危险，但延误时间越长，肩关节功能的恢复可能就越差。

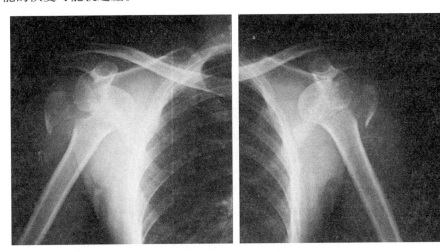

▲ 图 8-1　双肩关节前脱位（喙突下脱位）伴双侧肱骨大结节撕脱性骨折

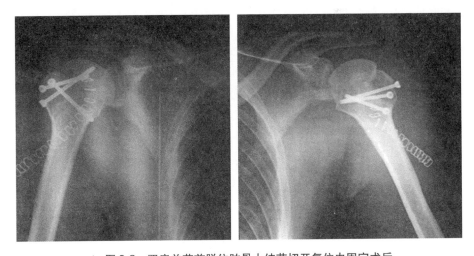

▲ 图 8-2　双肩关节前脱位肱骨大结节切开复位内固定术后

（缪荣明、房中华、张颖轶、吉洁、姚明莺、钱桂亮、吴艳艳）

参考文献

1. 陈灏珠，林果为，王吉耀主编. 实用内科学. 第 14 版. 北京：人民卫生出版社，2013.

2. 吴孟超，吴在德主编. 黄家驷外科学. 第 7 版. 北京：人民卫生出版社，2008.

3. 黎鳌主编. 黎鳌烧伤学. 上海：上海科学技术出版社，2001.

4. 谢秋幼，虞容豪，冉峰屹，等. 电击伤致脑损害的临床特点及高压氧治疗的作用. 临床神经病学杂志，2013，26（2）：133-135.

5. 朱维平，郭瑜峰，李梅等. 负压封闭引流技术在电击伤植皮创面上的应用. 感染、炎症、修复，2015，16（4）：236-238.

6. Spies C, Trohman RG. Narrative review：Electrocution and life-threatening electrical injuries. Ann Intern Med. 2006, 145（7）：531-537.

7. Tracy A Cushing. Electrical Injuries in Emergency Medicine. 2016 .

8. 戴繁林，张鹏，黄晓华等. 电击伤致双肩脱位伴肱骨大结节骨折病例分析及相关文献回顾. 中国骨与关节损伤杂志，2015，30（7）：777-778.

9. Enoch, S, Roshan, A, Shah, M. Emergency and early management of burns and scalds. BMJ（Clinical research ed.）. 2009, 338：b1037.

10. Tintinalli, Judith E. Emergency Medicine：A Comprehensive Study Guide（Emergency Medicine（Tintinalli））. New York：McGraw-Hill Companies. 2010：1374-1386.

11. Brunicardi, Charles. Chapter 8：Burns. Schwartz's principles of surgery 9th. New York：McGraw-Hill, Medical Pub. Division. 2010.

12. 张明珠，董运凤，张莹等. 高压气体火焰烧伤 42 例. 中华烧伤杂志，2011，27（4）：310-311.

13. 甄新乐，王国卿，牛占军. 全身重度挤压伤伴食管下段破裂 1 例. 中国基层医药，2011，18（s1）.

第九章　职业工效学

第一节　概　述

一、定　义

工效学（ergonomics）是研究人-机器设备-工作环境系统中三者之间关系，使之达到协调统一的一门综合性实用学科。1857年波兰人Jastrzebowski最早使用"工效学"这个词，强调劳动应花最小的气力，获取最丰硕的成果。工效学（ergonomics）的形成和发展已有一百多年的历史，英国是世界上开展工效学研究最早的国家，英国学者从希腊词"ergo"（工作，出力）和"nomics"（规律，正常化）组成这一名词，其含义为"工作的正常化"或"工作的自然规律"。由于理解和研究的侧重点不同，各国采用了不同的名称，如：人机学、人体工程学、人类因素学及人间工学等。随着生产水平的提高，传统职业危害得到部分缓解和控制，而由不良工效学因素所致的职业危害成为不容忽视的新型职业卫生问题，人们逐渐认识到工效学原理及其应用在提高劳动生产率、促进职业健康方面的作用，工效学在现代职业卫生研究和管理中逐渐引起关注和重视。

工效学研究范围很宽泛，涉及人的工作和生活等各个方面，基本任务可以概括为使机器适合于人，从大的方面来讲，也可以说使环境适合于人。而职业工效学是人类工效学应用的重要分支，以解剖学、心理学、生理学、人体测量学、工程学、社会学等多学科的理论知识为基础，以职业人员为中心，研究人—机器—设备环境之间的相互关系，旨在实现人在工作中的健康、安全、舒适，同时保持最佳工作效率。职业工效学的研究内容主要涉及工作过程中的生物力学，人体测量学，人—机器—环境等要素以及肌肉骨骼疾患为主的工效学相关疾患等方面。

二、工作过程的生物力学

生物力学（biomechanics）是将力学与生物学的原理和方法有机地结合起来，研究生命过程中不断发生的力学现象及其规律的科学，简单地说，就是研究生物与力学的有关问题。

（一）肌肉骨骼的力学特性

人体运动系统主要由肌肉、骨骼和关节组成，其中肌肉是主动部分，骨骼是被动部分，在神经系统支配下，通过肌肉收缩，牵动骨骼以关节为支点产生位置变化，完成运动过程。体力劳动是通过人体或人体某一部分的运动来实现的。骨骼肌是可以随人的意志进行收缩的肌肉。劳动时肌肉做功的效率与负荷大小有关，负荷过大，肌肉收缩时不能缩短或缩短很少，较多的化学能转变为热能，这种情况不但工作效率低，还容易引起肌肉或骨骼的损伤。负荷太小，肌肉收缩时用来做功的能量也很少，效率同样很低。骨是身体重要组成部分，主要功能是支持、运动和保护。人类的骨骼结构具有非常好的承受力的特性，但不同部位的骨骼对于压缩、拉伸、剪切等力的承受能力不同。青年人的骨骼强度比老年人高，男性比女性高约5%。软骨是一种结缔组织，具有较好的弹性和韧性，长骨的软骨具有吸收冲击能量和承受负荷的作用，关节软骨摩擦系数很低，对运动十分有利。

职业活动的肌肉做功大概可分为动态肌肉做功和静态肌肉做功。动态作业是在保持肌张力不变，即等张性收缩的情况下，经肌肉交替收缩和舒张，使关节活动来进行的作业。动态肌肉做功包括协调组织肌肉组，使它们在任务执行过程中完成同一个运动。这种类型的做功使营养素和氧气流到肌肉中来执行任务，相比于静态肌肉工作会有更长的执行任务的时间。大多数运动会涉及某种形式的动态肌肉做功，即使只是走路或躯干和上肢偶尔的运动。静力作业主要依靠肌肉等长性收缩来维持体位，使躯体和四肢关节保持不动所进行的作业。肌肉张力在最大随意收缩15%~20%以下时，心血管反应能克服肌张力对血管的压力，满足局部能源供应和清楚代谢产物的需要，作业可维持较长时间，而静力作业时肌张力往往超过该水平，造成局部肌肉缺氧、乳酸堆积，易引起疼痛和疲劳。静力作业的任务活动在日常活动中常见，但通常视为游离于身体组件之外的肌肉活动，存在于大多数的材料处理、环境、电子行业以及维修的任务中。

（二）劳动过程中的合理用力

为了完成生产或其他工作任务，劳动者在劳动过程中常常需要克服外界的重力、阻力等。此外，从事任何工作都需要保持一定的姿势或体位，工作人员还要克服人体各部位所产生的重力。根据生物力学基本原理，合理运用体力，可以减少能量消耗，减轻疲劳程度，降低慢性肌肉骨骼损伤的发病率，提高工作效率。

生产或工作中人体同时承受姿势负荷和外加负荷。采取站姿或坐姿工作时，既要注意避免人体整体重心的偏移，又要使人体各部分的重心尽量靠近脊柱及其延长线，以便减少姿势负荷。生产中用力要对称，这样可以保持身体的平衡与稳定，减少肌肉静态收缩，减轻姿势负荷，降低能量消耗。比如，将一定重量的书包由单肩背改为双肩背，氧的消耗减少将近50%。搬运同样的重量，平均分配在两手携带比用一只手拿着要轻松得多。从事不同的工作，要根据工作特点和工效学基本原理，采取巧妙的用力方式。有些工作中可以利用人体整体或某一部分的重力，以节省体力。例如，当工人需要向下方用力安装某种零件时，可以将工作台适当降低，利用身体重力向下按压，提高工作效率。使用工具打击物体时，可以运用关节在尽可能大的距离上运动，利用冲击力，提高工作效率。

三、人体测量学与应用

随着工业生产的发展，人们注意到机器、工具、仪表等的设计，需要符合人的生理特点，为此，要特别重视人体的尺寸参数，只有这样，才能使设计出的机器适合于人，便于使用，既能充分发挥机器的性能，同时还可以保护工人的身体健康。人体测量定义为"人体整体、部分及其能力的测量和研究"。

（一）人体测量的基本原理

人体测量技术依靠现今的方法来测量物理尺寸，可以应用于产品设计、服装、职业和娱乐环境。同时，对建立生物力学模型来预测人体运动、可达域、力量和空间需求也是至关重要的。在工效学实际应用中，人体测量的类型通常分为静态测量和动态测量两种。

静态测量又叫静态人体尺寸测量（static measurement of dimensions），主要测量身体的特定骨骼尺寸，是被测者在静止状态下进行的测量，站立或取坐姿。静态人体测量需要测定人体各个部分的参数，最基本的尺寸有119项。如有特殊需要，则需适当增加测量参数，比如为了设计航空供氧面罩，仅在口鼻周围就设20多个测点。有时根据实际需要还要对某些特定人群进行测量，获得相关人群的人体尺寸资料，如对士兵进行人体测量以确定某些武器设计参数或军服的尺寸等。

而动态或功能人体测量技术主要测量身体运动或进行肢体活动时运动的距

离和范围，是被测者在规定的运动状态下进行的测量，又称动态人体尺寸测量（dynamic measurement of dimensions）。这种方法测量的是人体或某一部分空间运动尺寸，即活动范围，又称功能人体尺寸测量（functional measurement of dimensions）。许多生产劳动是在运动过程中完成的，各种操作的准确性、可靠程度、做功效率以及对人体的影响等均与人体或某些体段的动态尺寸有密切关系。动态测量数据在生产场所的设计、布局以及机器设备的制造等方面都有重要应用价值。

（二）人体测量方法

人体形态参数的测量方法主要有两类，即直接测量法和间接测量法，也可按测量工具与受测对象的关系划分为接触测量法和非接触测量法。

直接测量法（接触测量法）按测量结果的形式又可分为两种，一种是采用传统的马丁氏人体测量仪，根据体表标志或骨性标志，直接对人体上选定部位的尺寸和围度等数据进行测量。另一种是对体表特征点的三维坐标数据进行数字化测量，即采用三维坐标测量仪器，对体表的形态特征点或骨性特征点的三维坐标数据进行测量。间接测量法（非接触测量法）是采用激光、全息摄影、计算机等现代技术，把受试者全身不同部位从不同角度扫描或摄录下来，然后再用软件进行处理，间接计算出数据。

除了形态参数，还有人体力学参数的测量。利用这些人体形态和力学测量，就可以获得人体尺寸数据，用于各种生产和生活中，显著提高生活质量和劳动生产率。

（三）人体尺寸及其应用

人体尺寸是工效学中一个非常重要的内容。人体尺寸用途非常广泛，如工作场所的设计和机器设备的制造，都是重要参考数据。人体尺寸不仅有国家和地区的差别，由于营养等原因，同一个地区的人在不同时代也不相同。根据人体尺寸这种变化特点，即使在同一国家或地区，人体测量工作也要间隔一定时间重复进行。1986年，中国开展了第一次中国成年人人体尺寸测量。但这些人体尺寸数据已非常滞后，而其他工效学基础参数数据更是基本空白，已严重影响到中国产品与工业设计和产业创新发展。2013年11月27日，新一轮"中国成年人工效学基础参数调查"正式启动，预计2018年5月底完成。

1. 人体的生理尺寸　人体的身高、坐宽、肩宽、手部活动范围、脚部活动范围、人体曲线等数据都是与之相关的产品设计的尺寸基础。人体尺寸数据一般呈正态分布。在进行人体尺寸测量分析时，我们通常需要计算出不同百分位数的人体尺寸，以满足不同设计需要。在工业生产中，机器、工具、工作场所等都要参照人体尺寸进行设计，人体尺寸通常有以下几种使用方式：

（1）适合于90%的人：最常见的设计是使产品适合于90%的人。所谓

90%的人并非是指从低到高或由高到低90%的人群，而是要求适合第5百分位数至第95百分位数的人。比如机器或中央控制室内的控制柜的设计，这种情况通常有若干个需要用手操纵的控制器。按照上述要求进行设计的时候，如果是站姿操作，控制器安放的最低位置应当使第95百分位数（较高的人群）的人不需弯腰就可以用手抓握，这样较低的人自然也不用弯腰即可操作；对于较高部位的控制器，安放位置应使第5百分位数（较低的人群）的人在正常情况下伸手即可抓握到，对于高于第5百分位数的人来说，操作更加容易。

（2）单限值设计：有些设计只需要一个人体尺寸的百分位数值作为上限值或下限值，称单限值设计。单限值设计有时需要取上限值，如门的高度，只要符合高身材的人的需要，低身材的人使用不会发生什么问题。在另外一些情况下，如工作场所为了防止肢体伸入危险区所采用的防护网的网孔直径，只要考虑身材小的人体尺寸即可，所以又称小尺寸设计。

（3）一般设计：有一类设计不是采用上限值或下限值，通常以第50百分位数的值作为设计依据，如门的把手高度，墙壁上电灯开关高度，一般是按照这种方式设计，这种情况多见于要求不高且适合于多数人使用的设计。

2. 功能修正量　根据人体数据使用准则，凡涉及人体尺寸的设计，必须考虑人的可能姿势、运动轨迹、着装等需要的设计裕度，所有这些设计裕度合计为功能修正量。有些工具使用起来感觉不舒服，可能是忽略了人体的功能修正量。人体测量的尺寸是人体裸身测量的结果，不包括人所穿的外衣等辅助尺寸，以及人体运动时的轨迹空间、操作时的手脚活动范围，实际设计时都要考虑这些因素的影响。例如，宾馆的走廊通常一般要求能满足两人正向相遇时正常通过，这个通道不仅是两个人的最大肩宽，还应包括冬天穿着衣服时的最大厚度，人体在走动时手臂的摆动空间，有时还要考虑拿着行李时的空间余量。这些都是设计时必须考虑的尺寸修正量。它们是产品是否能与人体生理相适应的一个重要标准，也是工效学在设计中的重要体现。

四、工效学相关疾患

劳动过程中的不利工效学因素不仅会影响工作效率，导致事倍功半，长期发展下去，还会给身体造成一定伤害，引起一系列急慢性疾患，如工作相关肌肉骨骼疾患、下肢静脉曲张、扁平足、滑囊炎等。其中，工作相关肌肉骨骼疾患作为最典型的工效学相关疾患，逐渐引起研究者和管理者的关注，该类疾患危害范围广，造成的疾病负担沉重，下节将从危险因素、发生机制、临床表现、评价方法、管理与预防等方面重点介绍工作相关肌肉骨骼疾患。

第二节　职业性肌肉骨骼疾患

一、概　　况

职业性肌肉骨骼疾患（work-related musculoskeletal disorders，WMSD），也称职业性肌肉骨骼损伤（work-related musculoskeletal injures），是一类与工作相关的慢性累积性疾患，涉及神经、肌肉、骨骼等各个系统，不良工效学因素是导致肌肉骨骼疾患的重要原因。近些年来，随着社会经济的日益发展，人们生活水平的提高，职业人群对自身的职业健康更加关注，大量的研究及流行病学调查均表明 WMSD 正严重威胁着这些人群的健康。美国劳工部（United States Department of Labor）将 WMSD 定义为：由于暴露于工作场所的相关危险因素所导致的肌肉、神经、肌腱、关节、软骨和椎间盘等的损伤疾病，包括扭伤、撕裂伤、腰背痛、腕管综合征、其他肌肉骨骼系统或结缔组织疾病，多由于重复或过度的身体反应或弯曲、攀爬、抓、扭曲引起。

世界劳工组织（International Labour Organization，ILO）于 2010 年将桡骨茎突腱鞘炎、手腕部慢性腱鞘炎、鹰嘴滑囊炎、髌前滑囊炎、上髁炎、半月板损伤、腕管综合征以及其他与工作活动相关的肌肉骨骼损伤 8 种肌肉骨骼系统的疾病列入职业病名单当中。目前将其列入职业病名单的国家和地区主要有美国、英国、德国、荷兰、瑞典、阿根廷、巴西、意大利、葡萄牙、罗马尼亚等。在我国该类疾患主要为工作相关疾患。

二、危　险　因　素

WMSD 的病因非常复杂，流行病学调查证实此类疾病与一系列的个人因素和职业因素有显著相关。个人因素为非职业因素，包括年龄、性别（女）、有急性外伤史、风湿性关节炎、糖尿病、激素紊乱和维生素缺乏等。职业性因素包括身体负荷因素、职业环境（振动、冷暴露）因素和心理（应激、组织管理）因素。其中的身体负荷因素又可以细分为反复/持续用力、静态负荷、不良姿势等。通常来说，WMSD 是由以上多个因素共同作用的结果，然而，具体病因机制尚未得到一致结论，有待进一步研究。

目前国际上调查 WMSD 及其危险因素的工效学测量工具已经有一定的发展。根据其评价方式的特点，主要可分为三类：

1. 自评法　自评法是指将相关问题列入调查表或直接与作业人员交谈，作业人员自主完成回答，如问卷调查法、访谈法等。问卷法在流行病学调查中有较大优势，其优点是可以直接使用，而且用途广泛，收集信息的能力强大。

很适合用于大样本量人群的信息采集，并且花费较少。但问卷法往往不够精确，可信度较差，主观影响因素较多。目前，国际上应用较为普遍的主要有北欧肌肉骨骼问卷调查表（nordic musculoskeletal questionnaire，NMQ）和荷兰肌肉骨骼问卷调查表（dutch musculoskeletal questionnaire，DMQ）。此外，还有专门适合中国职业人群的肌肉骨骼疾患调查问卷（china musculoskeletal questionnaire，CMQ）。

2. 观察法　此类方法最为常见的就是检查表，而且可以直接用于劳动现场观察。这类方法的优点是花费较少，而且便于调查人员在调查现场使用。缺点是使用的对象较为有限，最适用于静态作业或简单模式重复性作业。此外，此类调查的评分由当时使用此表的专业调查员一人决定，带有很大的个人主观性。比较经典的检查表有 OWAS 姿势分析法（ovako working posture analysis system，OWAS）、快速上肢评价法（rapid upper limb assessment，RULA）、全身快速评价法（rapid entire body assessment，REBA）、工作内容量表法（job content questionnaire，JCQ）等。

3. 直接测量法　直接测量法是三类方法中获得研究对象的信息最为精准的方法，包括最常用到的肌电图（electromyographic，EMG），也包括角度计（goniometer）等。此类方法加入了计算机辅助后，应用性渐渐增强。直接测量方法类给研究提供了相当详细的细节信息，但是其需要的仪器配备花费非常高。其对数据存储的容量要求很大、对场地的要求很高并且分析数据非常耗费时间，这都使得它们不适用于大样本测量和长时间的数据采集。因此，此类方法更适合用于实验室研究。

三、发生机制

工作相关肌肉骨骼疾患是一类慢性累积性疾患，主要由肌肉、肌腱、神经等部位的反复损伤引起。

1. 肌肉损伤　肌肉收缩时主要利用体内糖分解产生的化学能，这个过程会产生乳酸等副产物，并由血液运输排出体外。而持续长时间的肌肉收缩会减少血液流动，导致乳酸等物质不能被及时清除，蓄积在体内。这些物质的积累就会刺激肌肉，引起疼痛。

2. 肌腱损伤　肌腱是连接肌肉和骨骼的肌纤维束。肌腱的损伤通常与重复或频繁的工作活动和不良的工作姿势有关，主要分为两类：一类为有腱鞘的肌腱损伤，以手、腕部居多。腱鞘的内壁含有能产生光滑液体润滑肌腱的细胞，而手的重复或过度运动可能会导致润滑系统出现故障，不能产生足够的液体，或产生润滑性差的液体。这些故障造成肌腱和护套之间的摩擦，导致肌腱区域的炎症和肿胀。反复发作的炎症导致纤维组织形成。纤维组织使腱鞘增厚，肌腱运动受到阻碍，称为腱鞘炎。

另一类为无腱鞘的肌腱损伤，主要发生在肩部、肘部和前臂。当肌腱反复紧张，可发生部分纤维撕裂，导致肌腱增厚，凹凸不平，引起炎症。在某些情况下，如肩部，肌腱穿过骨间狭窄的间隙，其间有一个充满黏液的囊，用于防止摩擦。而当肌腱越来越厚和凹凸不平时，黏液囊会受到大量的摩擦而发炎，引起滑囊炎。

3. 神经损伤　神经传递来自大脑的信号，控制肌肉的活动。神经同样可以传递温度、痛觉和触觉等信息，并控制身体的功能，如出汗、流涎。神经被肌肉、肌腱和韧带所包围，重复的动作和不良的姿势会使神经周围组织肿胀，压迫神经，影响神经功能。

四、临床表现

疼痛是 WMSD 最典型的症状。肌肉骨骼疾患还可表现为关节僵硬，肌肉紧张，患处红肿。某些情况，工人还可能会有麻木、皮肤变色和手汗减少的症状。WMSD 的症状由轻到重缓慢进展。早期，疼痛和疲劳发生在工作期间，在夜间和休息日消失，并不降低工作绩效；随后，疼痛和疲劳发生在倒班早期，在夜间持续，重复工作能力降低；最后，在休息时间也会发生酸痛、乏力、虚弱，难以入睡。

五、管理与预防

WMSD 的治疗通常包括限制剧烈运动、冷敷/热敷缓解疼痛、适当锻炼、药物治疗和手术治疗等手段。此外，为了预防和控制职业性肌肉骨骼疾患的发生，世界各国也陆续颁布了一系列管理规定，包括相关的标准、指南和法律，如《工作场所工效学检查要点》《工作系统设计的人类工效学原则》《NIOSH 重量推荐限值》《NIOSH 提举指数》等。我国也从工业设计规范角度建立了许多关于人类工效学设计方面的国家标准。但总体来说，该类疾患还未得到有效控制，有待深入研究致病机制，寻找更加有效的干预手段，减少 WMSD 的发生。

（何丽华、王菁菁）

参考文献

1. 牛侨. 职业卫生与职业医学. 北京：人民卫生出版社，2007.

2. 孙贵范. 职业卫生与职业医学. 北京：人民卫生出版社，2012.

3. 刘志坚. 工效学及其在管理中的应用. 北京：科学出版社，2002.

4. PamelaMcCauleyBush，布什，陈善广. 工效学基本原理、应用及技术. 北京：国防工业出版社，2016.

5. 杨磊，VH. Hildebrandt，余善法，等. 肌肉骨骼疾患调查表介绍附调查表. 工业卫生与职业病，2009（1）：25-31.

6. 袁志伟，唐仕川，王生，等. 工效学负荷评价方法研究进展. 环境与职业医学，2015，32（9）：887-891.

7. Radjiyev A，Qiu H，Xiong S，et al. Ergonomics and sustainable development in the past two decades（1992-2011）：Research trends and how ergonomics can contribute to sustainable development. Applied Ergonomics，2015，46（3）：67-75.

8. Wilson J R. Fundamentals of systems ergonomics/human factors. Applied Ergonomics，2014，45（1）：5.

9. Wilson J R，Carayon P. Systems ergonomics：Looking into the future-editorial for special issue onsystems ergonomics/human factors. Applied Ergonomics，2014，45（1）：3-4.

10. Salvendy G. Handbook of human factors and ergonomics. New Jersey：John Wiley & Sons，1997.

国家职业卫生（物理因素）标准名称及编号

标准名称	标准编号
1	职业性中暑诊断标准 Diagnostic Criteria of Occupational Heat Illness	GBZ 41—2002
2	职业性减压病诊断标准 Diagnostic criteria of occupational decompression sickness	GBZ 24—2006
3	职业性高原病诊断标准 Diagnostic criteria of occupational high altitude disease	GBZ 92—2008
4	职业性航空病诊断标准 Diagnostic criteria of occupational aeropathy	GBZ 93—2010
5	职业性手臂振动病的诊断 Diagnosis of occupational hand-arm vibration disease	GBZ 7—2014
6	职业性激光所致眼（角膜、晶状体、视网膜）损伤的诊断 Diagnosis of occupational laser induced eye (cornea, lens, retina) injuries	GBZ 288—2017
7	职业性急性电光性眼炎（紫外线角膜结膜炎）诊断标准 Diagnostic Criteria of Occupational Acute Electric Ophthalmia (Kerato-Conjunctivitis Caused by Ultraviolet Rays)	GBZ 9—2002
8	职业性白内障诊断标准 Diagnostic criteria of occupational cataract	GBZ 35—2010
9	职业性冻伤的诊断 Diagnosis of occupational frostbite	GBZ 278—2016
10	职业性噪声聋诊断标准 Diagnostic criteria of occupational noise-induced deafness	GBZ 49—2007
11	职业性爆震聋诊断标准 Diagnosis of occupational explosive deafness	GBZ/T 238—2011